U0199144

《甘肃省超声标准化切面扫查及测量规范》编委会

主　编　聂　芳　兰州大学第二医院

副主编　李天刚　甘肃省妇幼保健院

王小锋　兰州大学第二医院

陈斌娟　兰州大学第二医院

编　委　王　挺　兰州大学第二医院

李　燕　兰州大学第二医院

叶　娜　兰州大学第二医院

杨　丹　兰州大学第二医院

王　婷　兰州大学第二医院

李　静　兰州大学第二医院

郭方舟　兰州大学第二医院

沈雪娇　兰州大学第二医院

马　青　兰州大学第二医院

吴　娟　兰州大学第二医院

甘肃省超声标准化切面扫查及测量规范

主编　聂　芳

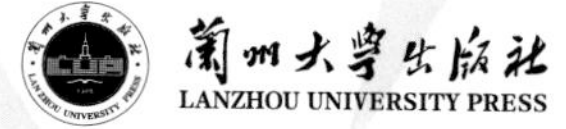

图书在版编目（CIP）数据

甘肃省超声标准化切面扫查及测量规范 / 聂芳主编
. -- 兰州 : 兰州大学出版社, 2022.12
ISBN 978-7-311-06429-7

Ⅰ. ①甘… Ⅱ. ①聂… Ⅲ. ①超声波诊断—技术操作规程—甘肃 Ⅳ. ①R445.1-65

中国版本图书馆CIP数据核字(2022)第244043号

责任编辑　陈红升
封面设计　汪如祥

书　　名　甘肃省超声标准化切面扫查及测量规范
作　　者　聂 芳　主编
出版发行　兰州大学出版社　(地址:兰州市天水南路222号　730000)
电　　话　0931-8912613(总编办公室)　0931-8617156(营销中心)
　　　　　0931-8914298(读者服务部)
网　　址　http://press.lzu.edu.cn
电子信箱　press@lzu.edu.cn
印　　刷　兰州银声印务有限公司
开　　本　710 mm×1020 mm　1/16
印　　张　10.75
字　　数　180千
版　　次　2022年12月第1版
印　　次　2022年12月第1次印刷
书　　号　ISBN 978-7-311-06429-7
定　　价　58.00元

前　言

随着超声医学的迅速发展、超声亚专业的细化，超声诊疗技术越来越多地服务于临床需求。规范扫查和标准化切面是超声诊疗同质化、精准化的前提和基础。为持续推动检查结果互认，提升超声报告的同质化、规范化，我们立足于广大超声医师的实际需求，组织兰州大学第二医院超声团队编写，并会同甘肃省医学会超声分会、甘肃省超声医疗质控中心、甘肃省医师协会超声分会部分专家共同审核完成《甘肃省超声标准化切面扫查及测量规范》一书，旨在通过超声各亚专业标准切面的解析及测量规范，为广大超声医师，特别是为基层超声医师的日常诊疗工作提供指导和帮助。

本书包括腹部超声、心脏超声、妇产超声、浅表超声、血管超声等五部分内容，图文并茂、详略得当，不仅直观地呈现了超声标准化切面的声像图，同时还逐一解析了标准切面的探查技巧及测量规范。

编写过程中，我们力求为超声医师提供有效快捷的帮助，参考了国内外大量文献及规范指南，使本书内容覆盖相对全面，具备很强的实用性和针对性。限于时间仓促，书中难免有疏漏之处，恳请同行及广大读者批评指正。

甘肃省超声医疗质控中心

甘肃省医学会超声分会

甘肃省医师协会超声分会

兰州大学第二医院超声医学中心

2022年12月

目　录

一、腹部超声

（一）肝脏标准切面及测量

1.肝左叶纵切面（经腹主动脉）

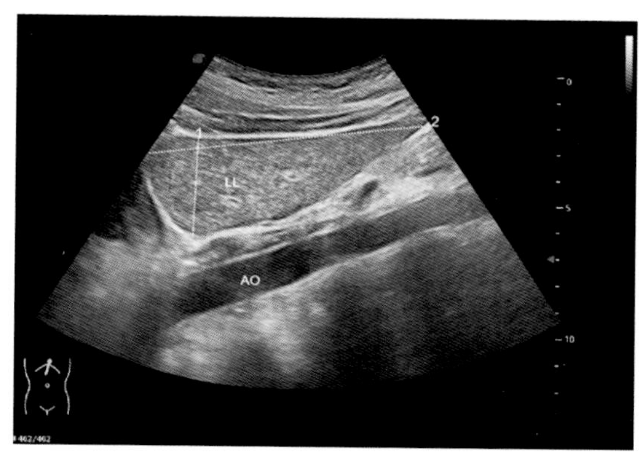

图1–1 肝左叶纵切面（经腹主动脉）

LL:肝左叶 AO:腹主动脉 1:肝左叶前后径 2:肝左叶上下径

观察要点：

重点观察肝左叶、上方膈肌、腹主动脉长轴，测量肝左叶前后径、上下径。

测量参数及正常值：

上下径：肝左叶最下缘至横膈内缘间的最大垂直距离（与肝前部表面接近平行）。

前后径：与上下径垂直，肝左叶前后缘包膜间的最大垂直距离。

成人肝左叶上下径≤9 cm；成人肝左叶前后径≤6 cm。

2.肝左叶纵切面（经下腔静脉）

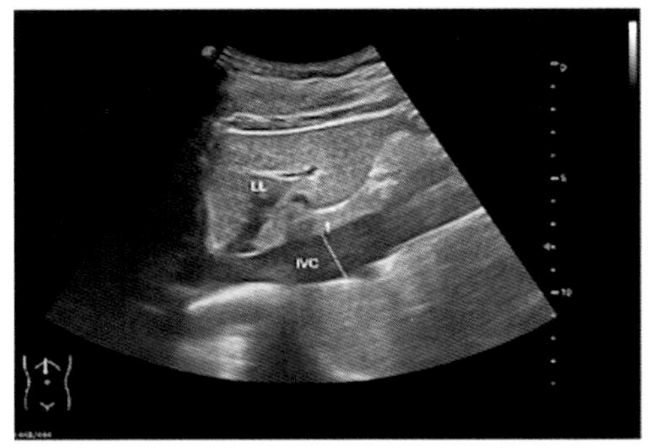

图1–2　肝左叶纵切面（经下腔静脉）

LL:肝左叶　IVC:下腔静脉　1:下腔静脉管径

观察要点：

重点观察肝左叶及后方下腔静脉，测量下腔静脉管腔内径。

测量参数及正常值：

正常情况下，下腔静脉管径不应超过2 cm，当发生布加综合征、右心衰竭等疾病时，可见下腔静脉扩张达2.5 cm以上。

3.肝左叶横切面（经门静脉左支矢状部）

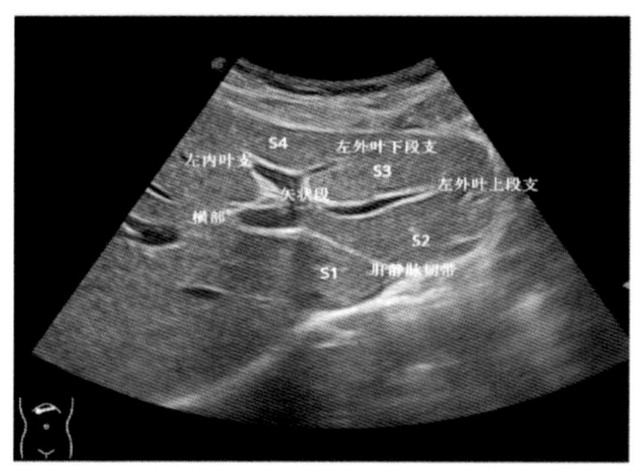

图1–3　肝左叶横切面（经门静脉左支矢状部）

观察要点：

重点观察肝左叶、门脉左支，部分肝右叶及肝尾状叶。此切面需显示门静脉左支“工字”结构，正确识别肝S1、S2、S3、S4。

4.肝左叶横切面（经门静脉左支）

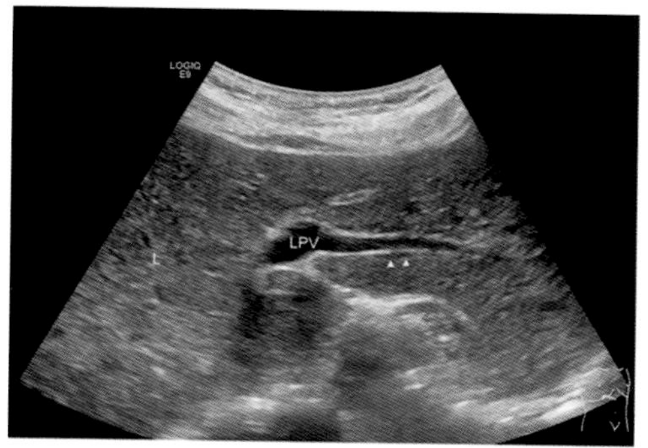

图1–4　肝左叶横切面（经门静脉左支）

L:肝脏　LPV:门静脉左支　▲:左肝内胆管

观察要点：

重点观察门静脉左支及与其伴行的左肝内胆管。正常情况下，左肝内胆管内径不大于2 mm。发生胆道梗阻时，左肝内胆管扩张与门静脉呈平行管征。

5.肝左叶横切面（肝静脉韧带、肝正中裂、肝圆韧带）

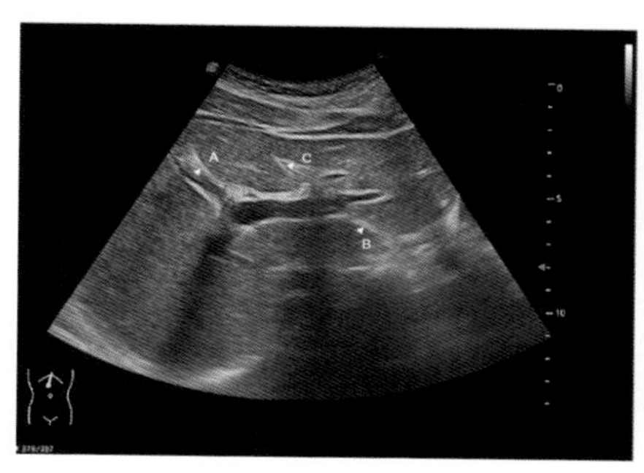

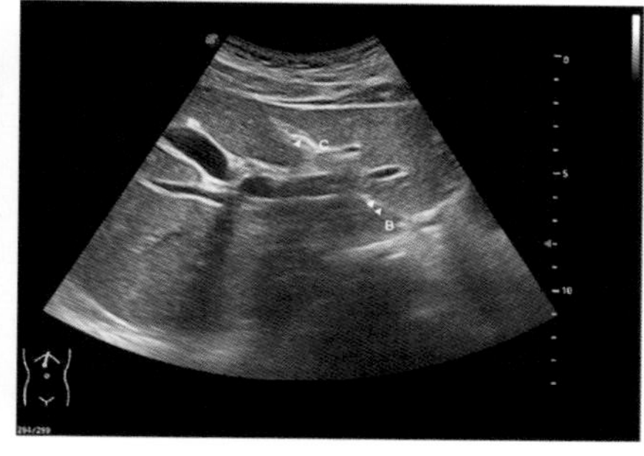

图1–5　肝左叶横切面（肝静脉韧带、肝正中裂、肝圆韧带）

A:肝正中裂　B:肝静脉韧带　C:肝圆韧带

观察要点：

重点观察肝左叶、肝正中裂、肝静脉韧带及肝圆韧带。掌握上述解剖部位的临床意义：肝正中裂相当于胆囊窝中线与下腔静脉左缘的连线，其内有肝中静脉通过，将肝脏分为左半肝和右半肝；肝静脉韧带是胎儿期静脉导管闭锁后的遗迹，为肝尾状叶的定位标志；肝圆韧带是胎儿期脐静脉闭锁后的遗迹，当门脉高压时可在此处观察到重新开放的脐旁静脉。

6.第一肝门切面

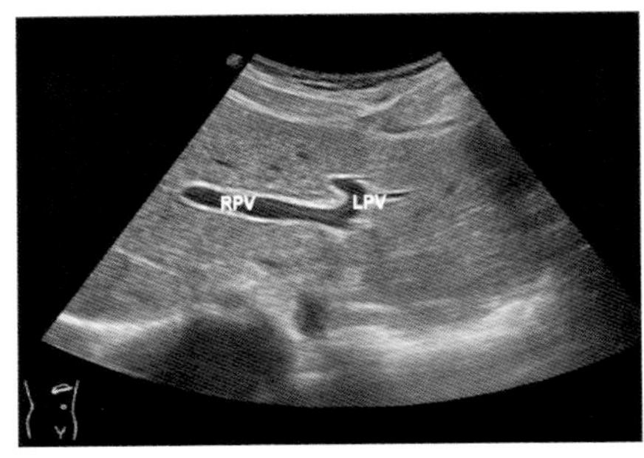

图1-6　第一肝门（经剑突途径）

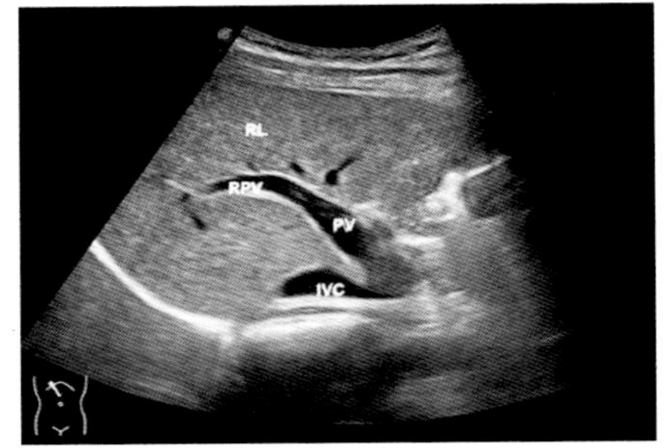

图1-7　第一肝门（经右肋间途径）

PV:门静脉　RPV:门静脉右支　LPV:门静脉左支　IVC:下腔静脉　RL:肝右叶

观察要点：

重点观察门静脉及其左右分支，可配合彩色多普勒检查明确门静脉及其分支的血流情况。

7.第二肝门斜切面

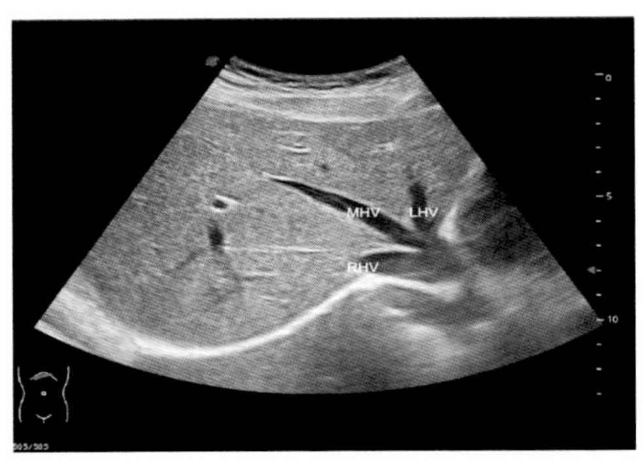

图1-8　第二肝门斜切面

MHV:肝中静脉　RHV:肝右静脉　LHV:肝左静脉

观察要点：

重点观察肝左内叶、肝左静脉、肝中静脉、肝右静脉及第二肝门处，可配合彩色多普勒检查明确肝内静脉的血流情况。

8.门静脉主干

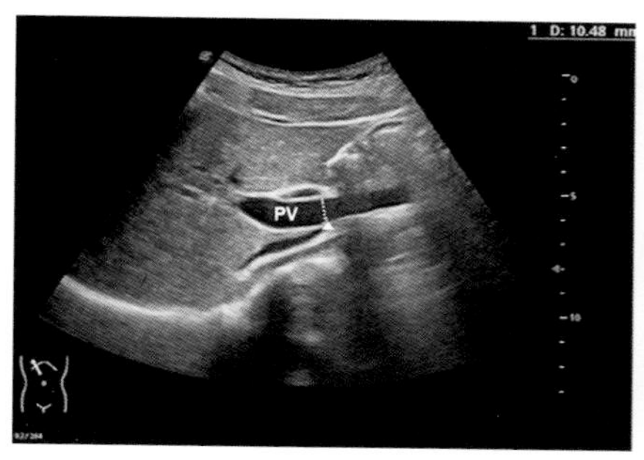

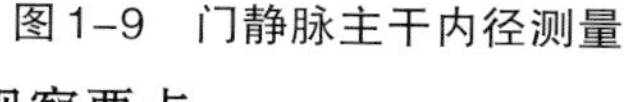
图1-9　门静脉主干内径测量

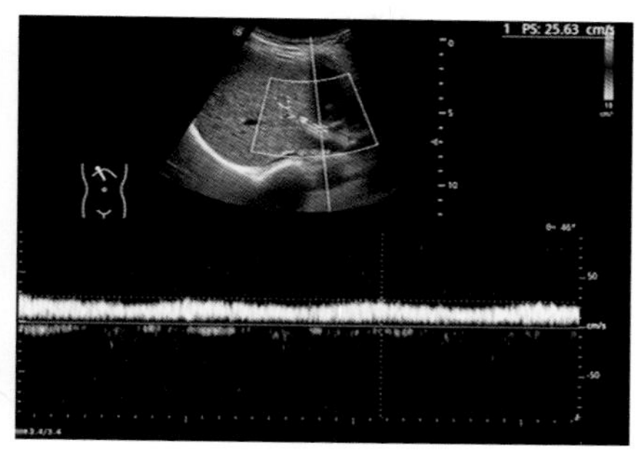

图1-10　门静脉主干血流速度测量

观察要点：

重点观察门静脉，测量门静脉主干的管腔内径，利用彩色多普勒测量门静脉的血流速度。

测量参数及正常值：

门静脉主干内径：在下腔静脉前方垂直于管壁测量内壁距离（内缘—内缘）；

门脉主干彩色多普勒检查的要求：血流填充良好；彩色取样框大小适宜；取样容积置于管腔中央；多普勒角度校正与门脉主干方向一致。

成人门静脉主干内径≤1.3 cm；成人门静脉流速值：15～26 cm/s。

9.肝右前叶肋间切面（右肝内胆管）

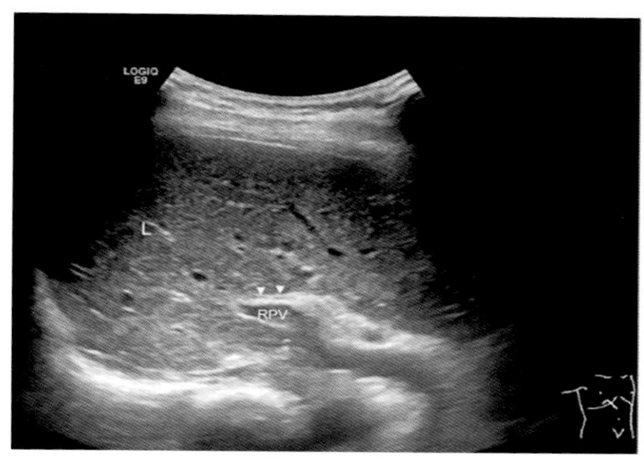

图1-11　肝右前叶肋间切面显示右肝内胆管

L:肝脏　RPV:门静脉右支　▲:右肝内胆管

观察要点：

重点观察右肝内胆管。正常情况下，右肝内胆管内径不大于2 mm。发生胆道梗阻时，右肝内胆管扩张与门静脉呈平行管征。

10.肝右前叶肋间切面

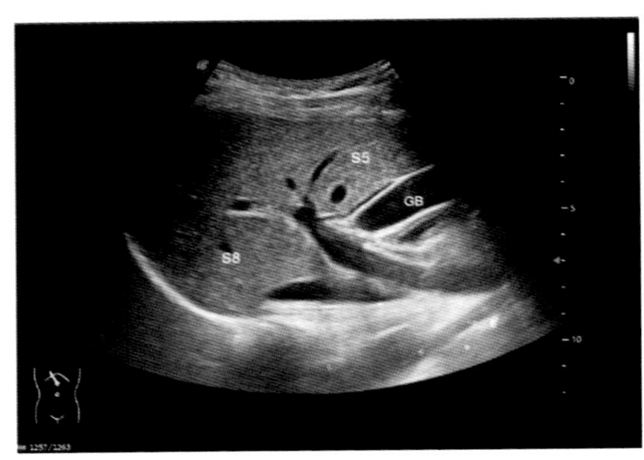

图1-12　肝右前叶肋间切面

观察要点：

重点观察门静脉右前支及其分支，门静脉右前上段支对应肝S8，右前下段支对应肝S5。

11.肝右后叶肋间切面

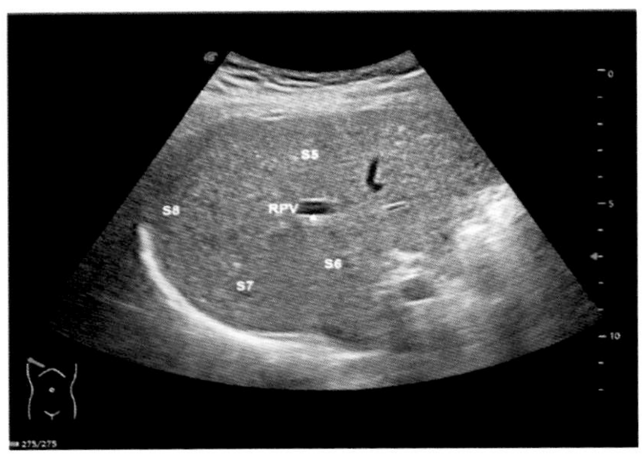

图1-13　肝右后叶肋间切面

RPV：门静脉右支

观察要点：

重点观察肝右叶、门静脉右后支及其分支，通常门静脉右后上段支对应肝S7，右后下段支对应肝S6。

12.肝右肾矢状切面

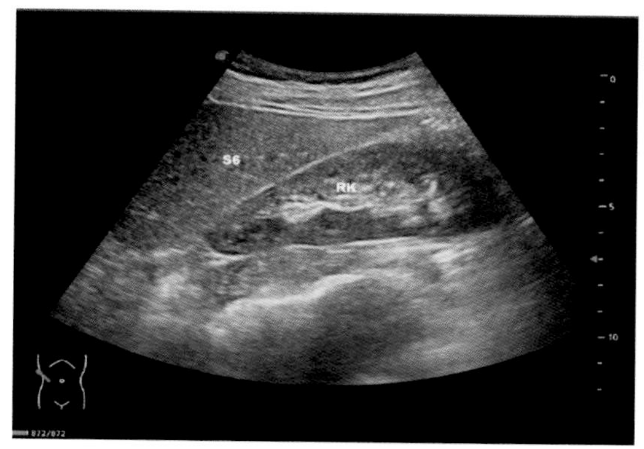

图1–14　肝肾切面

观察要点：

重点观察肝肾隐窝，肝右后叶及膈肌顶部，观察膈肌上下有无胸腔积液及腹水。

13.肝右叶肋缘下斜切面

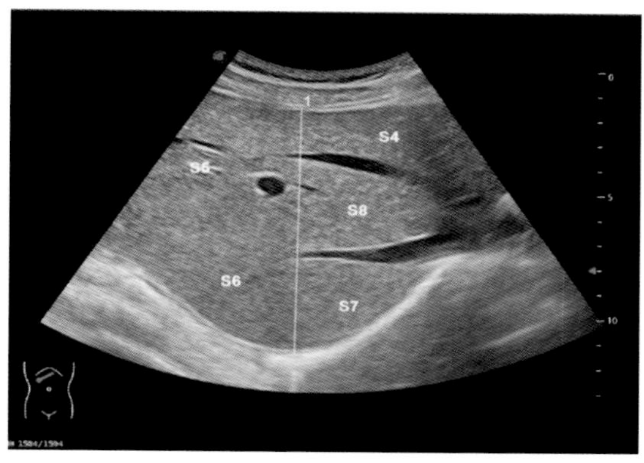

图1–15　肝右叶肋缘下斜切面

观察要点：重点观察肝右叶及膈顶区、正确识别肝S4、S5、S6、S7及S8，此切面还需掌握肝右叶最大斜径的测量。

测量参数及正常值：

肝右叶最大斜径：自肝表面至横膈内缘间最大垂直距离；成人肝右叶最大斜径≤14 cm。

（二）胆囊及肝外胆管标准切面及测量

1.胆囊标准切面

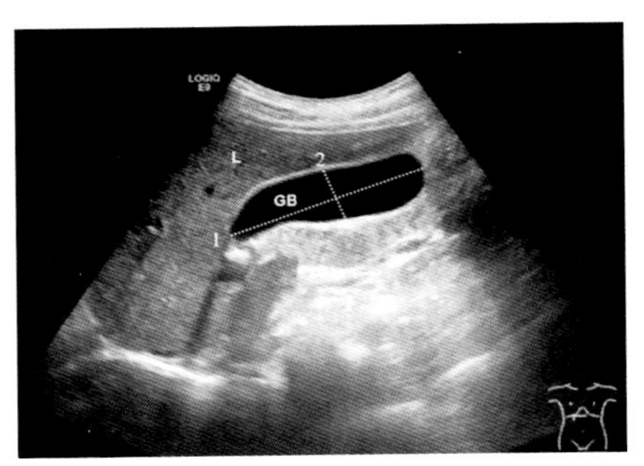

图1–16　胆囊长轴切面

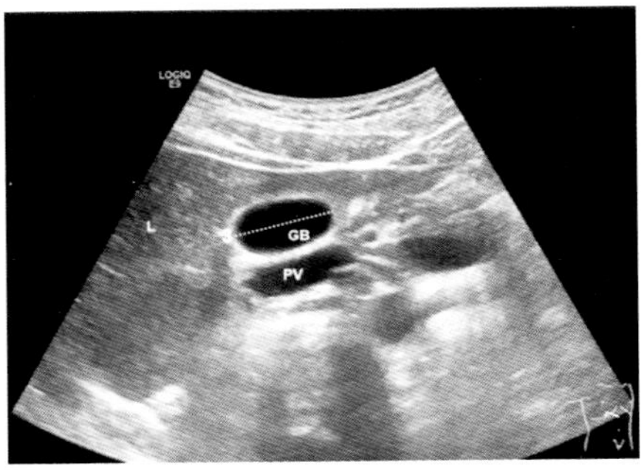

图1–17　胆囊短轴切面

GB:胆囊　L:肝脏　PV:门静脉　1:胆囊长径　2:胆囊横径　3:胆囊宽径

观察要点：

重点观察胆囊体部、颈部、底部、胆汁的透声情况及胆囊壁。

测量参数及正常值：

长径：测量自颈部至底部的内壁间距离，如胆囊折叠明显，应分段测量并相加；

横径：在与胆囊长轴垂直方向测量胆囊最宽处内壁间距离（由于个体差异大，判断胆囊大小多以横径为主）；

宽径：一般不需测量，在脂餐实验时需测量该值。

成人：长径≤9.0 cm，横径≤4.0 cm；儿童：长径≤7.0 cm，横径≤3.5 cm。

胆囊肿大应仔细扫查胆囊颈部是否结石嵌顿；当胆囊肿大并肝内、外胆管扩张时，则需仔细扫查胆总管下段及胰头周围是否存在占位性病变。

2. 胆囊壁测量切面

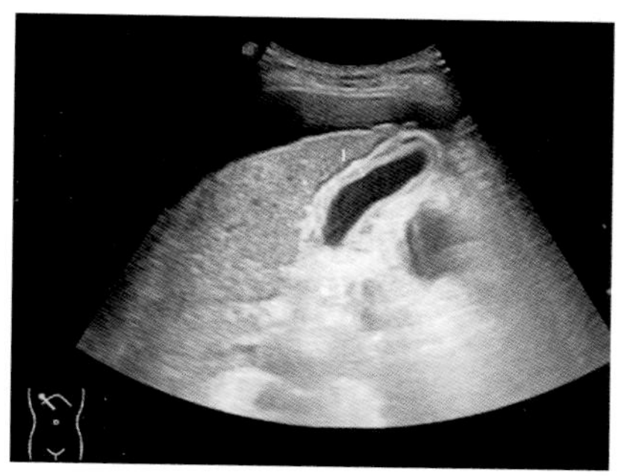

图 1–18 胆囊壁测量

测量参数及正常值：

胆囊壁增厚时需要测量其厚度，标尺垂直于胆囊体部，测量胆囊前壁内外壁间的距离。正常胆囊壁厚度≤0.3 cm。胆囊壁增厚应鉴别胆囊腺肌症、胆囊炎、胆囊癌以及肝硬化低蛋白血症引起的胆囊壁增厚。

3. 胆囊脂餐实验

临床需要了解胆囊收缩功能时，可采用简便的脂餐试验。

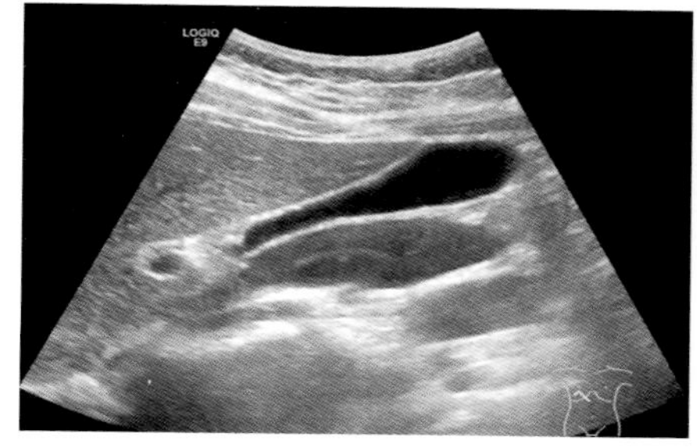

图 1–19　空腹胆囊

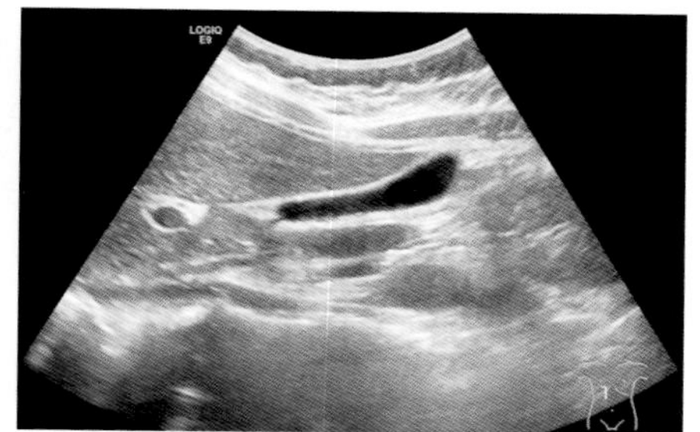

图 1–20　餐后胆囊

测量参数及正常值：

空腹测量并记录胆囊的长径、横径、宽径，让受检者进食高脂高蛋白食物后 45～60 min，同一医师在同一切面测量并记录胆囊的三个径线。计算胆囊排空指数 $EF=(V_0-V_t)/V_0\times100\%$［$V_0$ 为餐前胆囊体积，V_t 为餐后胆囊体积，$V=\pi/6.$（长径×宽径×横径）］。

$EF\geq1/2$，胆囊收缩功能良好；

$1/2>EF\geq1/3$，胆囊收缩功能尚可；

1/3＞EF≥1/5，胆囊收缩功能欠佳；

EF＜1/5，胆囊收缩功能差。

4.肝外胆管切面

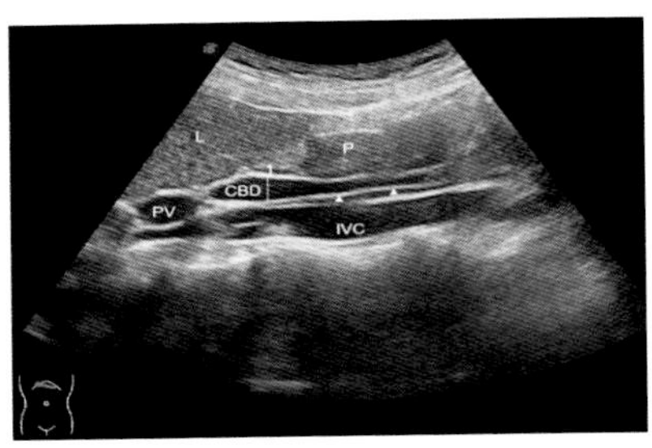

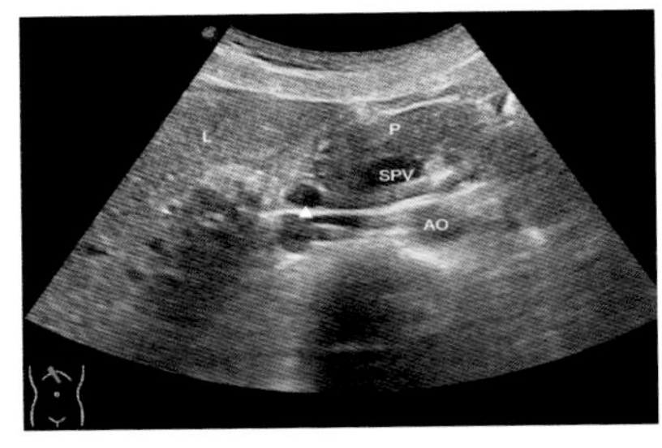

图1–21　肝外胆管长轴切面　　图1–22　肝外胆管短轴切面

L：肝脏　PV：门静脉　IVC：下腔静脉　CBD：肝外胆管　▲：肝外胆管　P：胰腺

SPV：脾静脉　AO：腹主动脉　1：肝外胆管内径测量

观察要点：

重点观察门静脉、肝总管及肝外胆管长轴管壁及管腔，测量肝外胆管的内径。

测量参数及正常值：

于肝外胆管上段1～2厘米处测量肝外胆管最宽纵切面的管腔内径（内缘—内缘）；成人肝外胆管内径≤0.8 cm；儿童肝外胆管内径≤0.4 cm。

（三）胰腺标准切面及测量

1.胰腺长轴切面

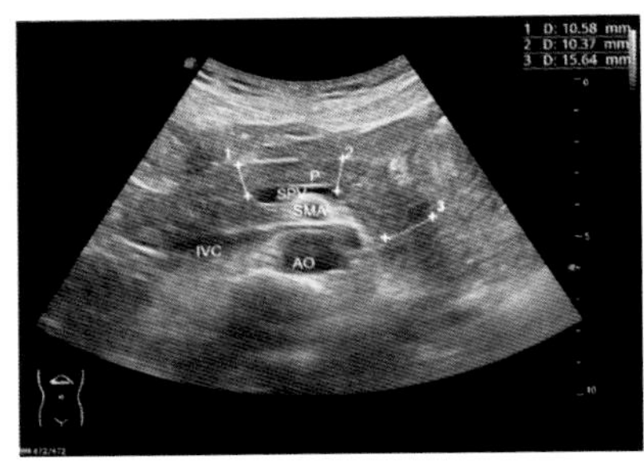

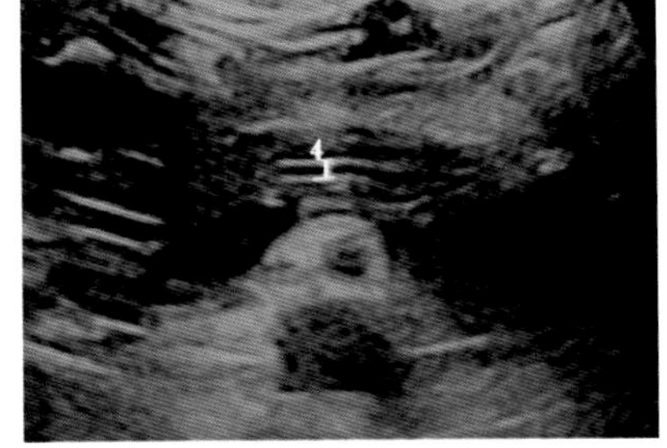

图1–23　胰腺长轴　　图1–24　主胰管测量

P：胰腺　SPV：脾静脉　SMA：肠系膜上动脉　IVC：下腔静脉　AO：腹主动脉

1：胰头厚度　2：胰体厚度　3：胰尾厚度　4：主胰管内径

观察要点：

重点观察胰腺头部、体部、尾部及后方的脾静脉。彩色多普勒有助于更加清晰地显示及鉴别胰腺后方脾静脉。

测量参数及正常值：

头部厚度：下腔静脉前方测量，自腺体前缘至后缘垂直于水平线测量最大前后径；

体部厚度：肠系膜上动脉前方测量，自腺体前缘至后缘垂直于水平线进行测量；

尾部厚度：脊柱左侧缘前方测量，自腺体前缘至后缘垂直于水平线进行测量；

胰管内径：胰体部或管腔最宽处，垂直于前后管壁进行内壁间测量；

成人胰头厚度<3 cm，胰体厚度<2.5 cm，胰尾部厚度<2.5 cm；胰管内径≤2 mm。

2.胰腺头部纵切面

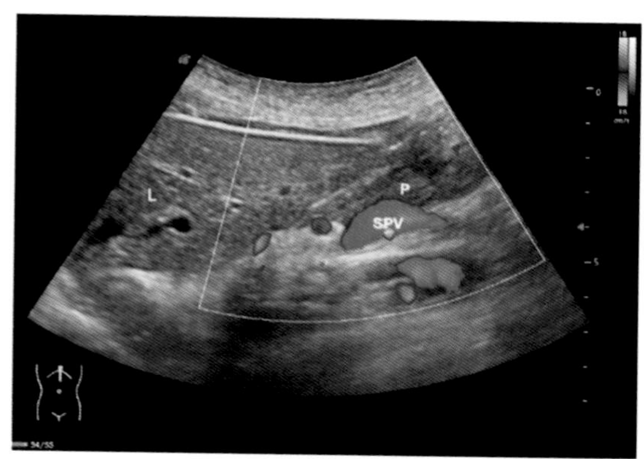

图1-25 胰腺头部纵切面

P:胰头　SPV:脾静脉　L:肝左叶

观察要点：

重点观察胰腺头部、钩突部及后方的脾静脉。

3.经脾门显示胰腺尾部长轴切面

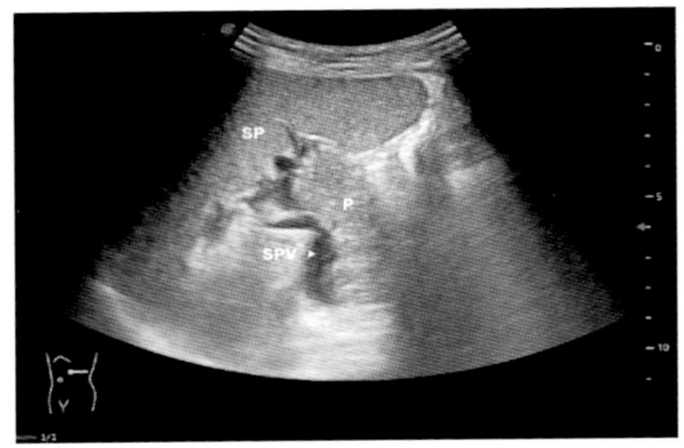

图1-26　脾静脉前方胰尾切面

SP:脾脏　SPV:脾静脉　P:胰腺

观察要点：

重点观察胰腺尾部有无异常。

（四）脾脏标准切面及测量

脾脏长轴切面

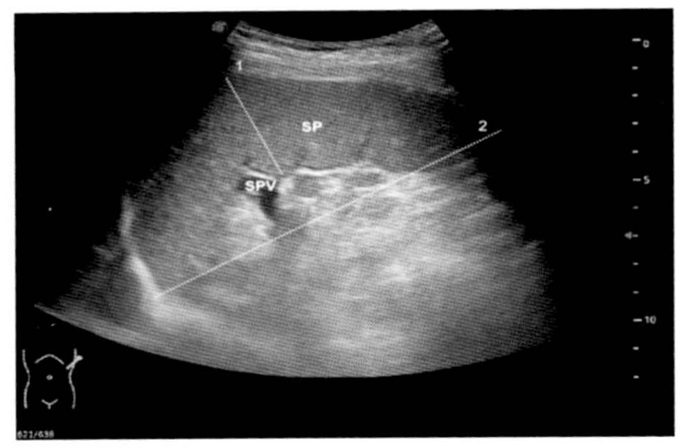

图1-27　脾脏长轴切面

SP:脾脏　SPV:脾静脉　1:脾脏厚度　2:脾脏长度

观察要点：

重点观察脾脏的大小、形态、回声及脾门部的血管，测量脾脏长度及厚度，利用彩色多普勒进一步观察脾静脉管腔内血流情况，并完成脾静脉前方胰尾部补充扫查。

测量参数及正常值：

长度：测量脾脏上极至下极之间的距离；厚度：测量脾门至对侧弧形包裹顶点的垂直距离；

成人脾脏长度≤12 cm；成人男性脾脏厚度≤4 cm；成人女性脾脏厚度≤3.8 cm；脾面积指数＜20 cm^2（脾面积指数=（最大长径×脾门厚径）/2）。

（五）双肾、膀胱标准切面及测量

1.肾脏冠状切面及短轴切面

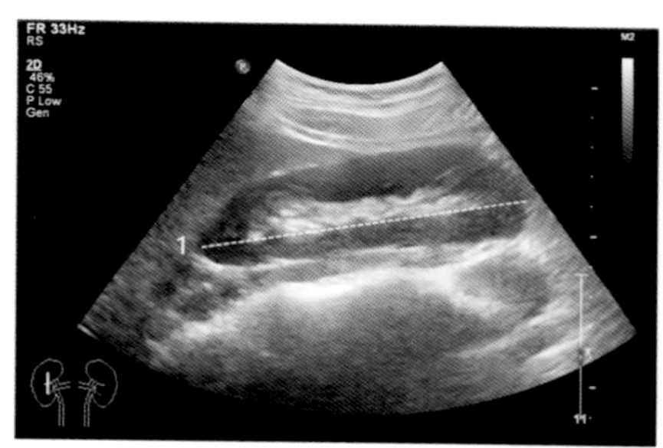

图1–28　肾冠状切面测量肾脏长径

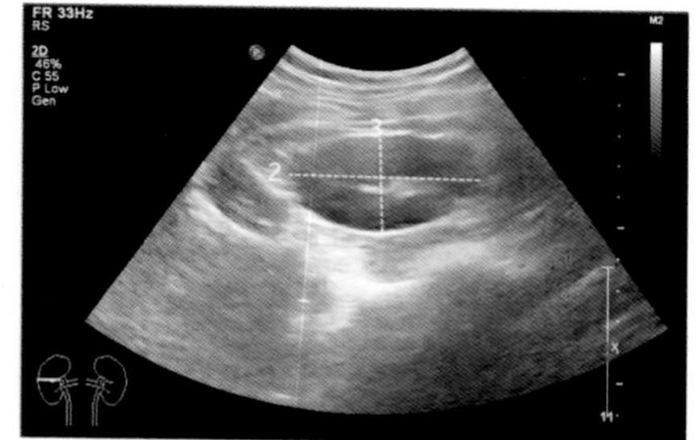

图1–29　肾门短轴切面测量肾脏宽径及厚径

1:长径　2:宽径　3:厚径

观察要点：

观察肾脏大小、形态、实质回声、集合系统是否分离及血流分布情况，是否有占位性病变及弥漫性病变。

测量参数及正常值：

最大长径：经肾脏的长轴切面测量肾上极至下极的距离；

宽径：经肾门处短轴切面测量肾门处至最外侧被膜的距离；

厚径：经肾门处短轴切面测量肾脏前侧被膜至后侧被膜的距离；

成人肾脏正常参考值：长径10～12 cm，宽径5～6 cm，厚径4～5 cm。

2.膀胱矢状切面及横切面

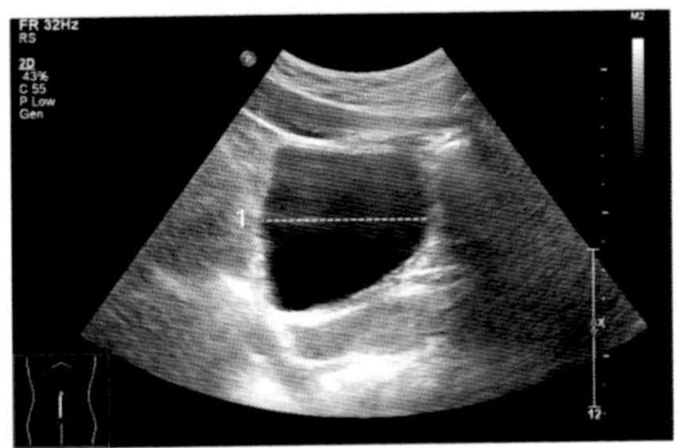

图1-30　经腹壁膀胱矢状面

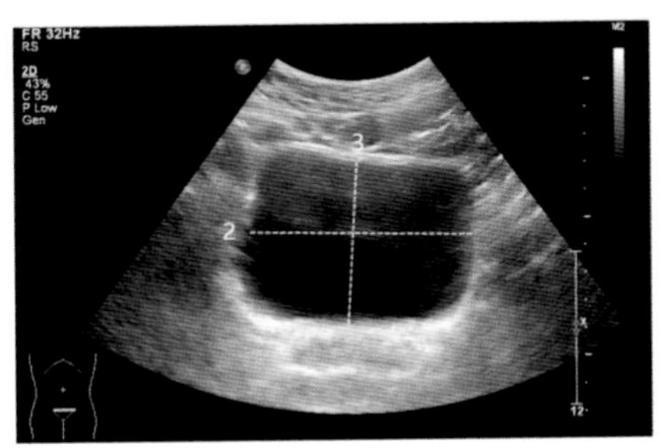

图1-31　经腹壁膀胱横切面

1:上下径　2:左右径　3:前后径

观察重要点:

观察膀胱壁的厚度、连续性及腔内是否有占位性病变，测量残余尿。

测量参数及正常值:

膀胱壁厚度：调整声束与测量部位垂直，测量膀胱壁最大厚度。

膀胱壁的厚度是可变的，充盈时厚度<0.3 cm，空虚时略增厚可达0.5 cm，无论充盈或空虚，膀胱壁厚度>0.6 cm时应视为病变。

膀胱容积估算：于膀胱最大横切面测量左右径、前后径；最大纵切面上测量上下径。膀胱容积估算公式为：左右径×前后径×上下径×0.5 cm^3。正常膀胱容量为350～500 ml，残余尿量<10 ml。

（六）前列腺、精囊腺标准切面及测量

1.经腹前列腺纵切面及横切面

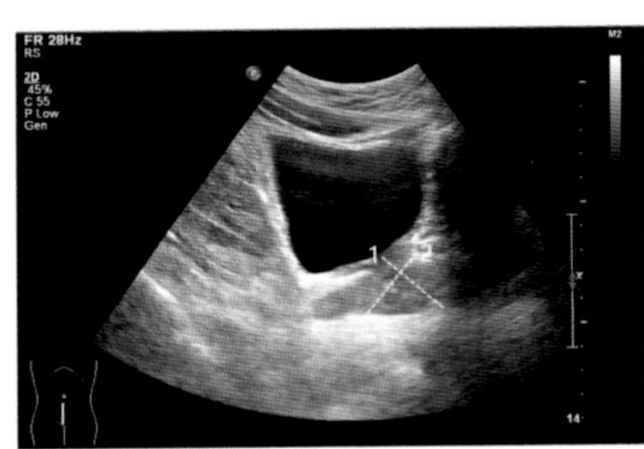

图1-32　经腹壁前列腺长径及厚径

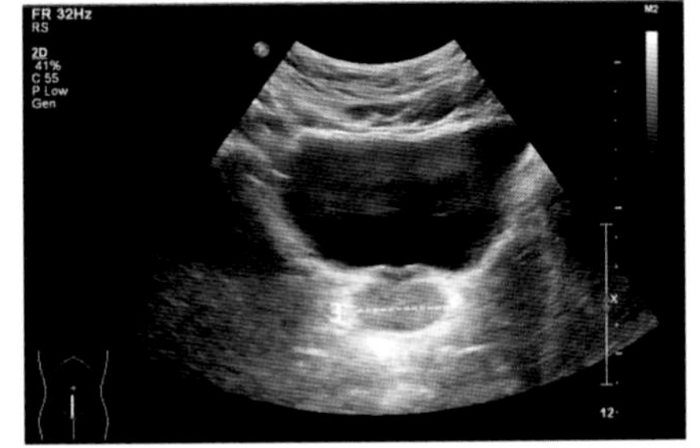

图1-33　经腹壁前列腺宽径

1:长径　2:厚径　3:宽径

2. 经直肠前列腺纵切面及横切面

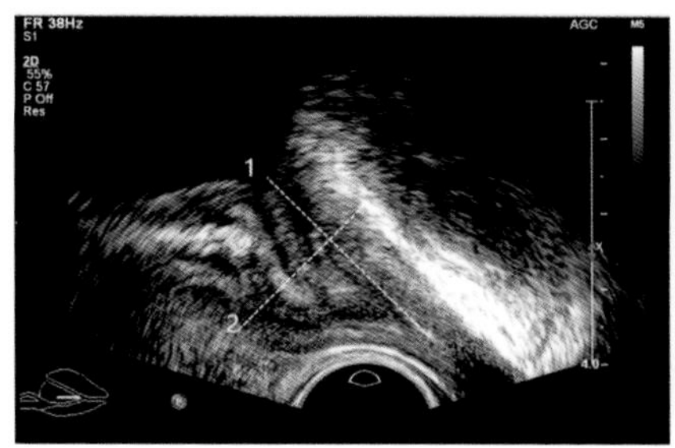

图1–34　经直肠前列腺长径及厚径

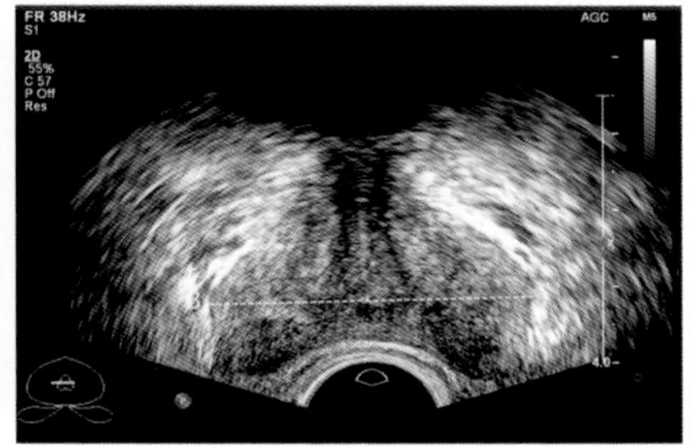

图1–35　经直肠前列腺宽径

1:长径　2:厚径　3:宽径

观察要点：

观察前列腺大小、包膜完整性、是否有占位性及弥漫性病变等。

测量参数及正常值：

上下斜径（长径）：经直肠正中矢状面测量其上下最大径；

横径（宽径）：经直肠最大横断面测量最大横径；

前后径（厚径）：经直肠矢状面测量最大厚度；

成年男性前列腺正常值：长径为3.0～4.0 cm，横径为4.0～4.5 cm，厚径为2.5～3.0 cm。前列腺的正常值与年龄有关系，年轻人前列腺的宽径可以很大，甚至超过5 cm。前列腺重量计算方法：长径×宽径×厚径×0.52（g）。

3. 经直肠精囊腺横切面

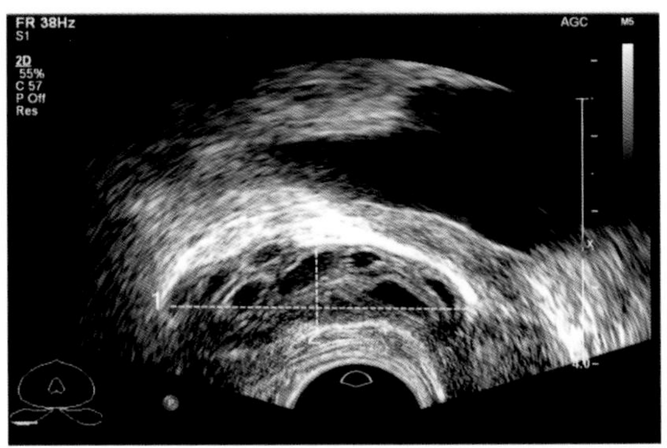

图1–36　经直肠右侧精囊测量

1:长径　2:宽径

观察要点：观察精囊腺的大小、形态、是否有占位性病变等。

测量参数及正常值：精囊的测量在矢状旁断面显示精囊最大长径和宽径，以底部中点到颈部中点的连线作为长径，在连线的中点测量宽径。正常精囊腺长径为4～5 cm，宽径为1.5～2 cm。

（七）胃、十二指肠标准切面及测量

常用检查体位有站立位、坐位、平卧位、侧卧位等。可以依据检查部位来选择合适的检查体位，以便助显剂能更好充盈检查部位，排除气体干扰。

1.胃、十二指肠正常切面及测量

(1) 贲门及食管下段切面（平卧位，探头置于剑突下左季肋部）

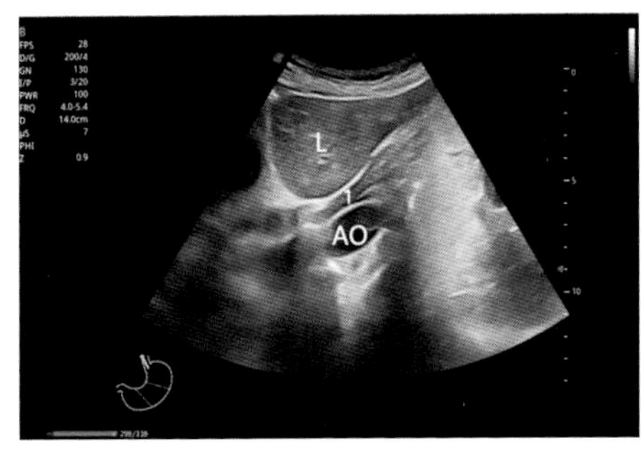

图1-37　贲门及食管下段长轴切面

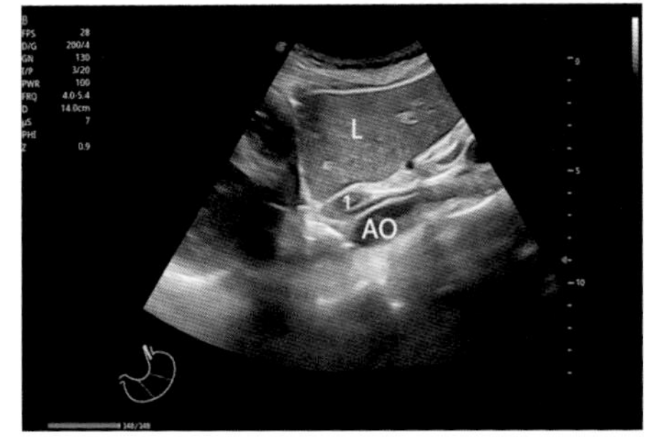

图1-38　贲门及食管下段短轴切面

L:肝左叶　AO:腹主动脉　1:贲门

观察要点：

口服助显剂时观察助显剂在管腔内通过情况，管壁的层次、厚度以及管腔的内径、前后径、左右径。

测量参数及正常值：

贲门管内径，长轴切面贲门管充盈时，一般为0.5～1.2 cm，≤1.5 cm；贲门管壁厚度，一般为0.3～0.5 cm，≤0.6 cm。

(2) 胃底部切面（平卧位，探头置于剑突下偏左、左肋间）

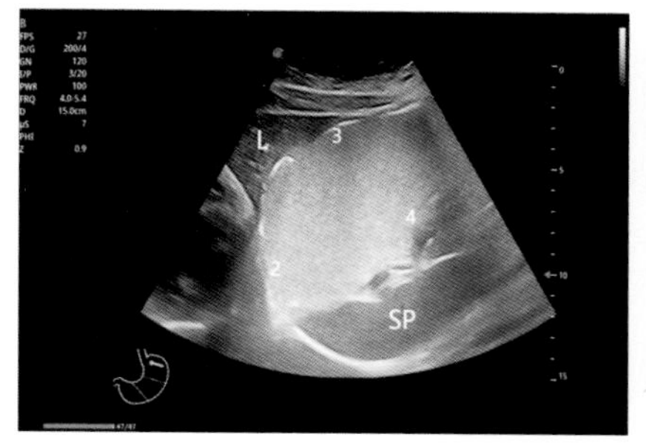

图1-39　胃底切面（剑突下偏左扫查）

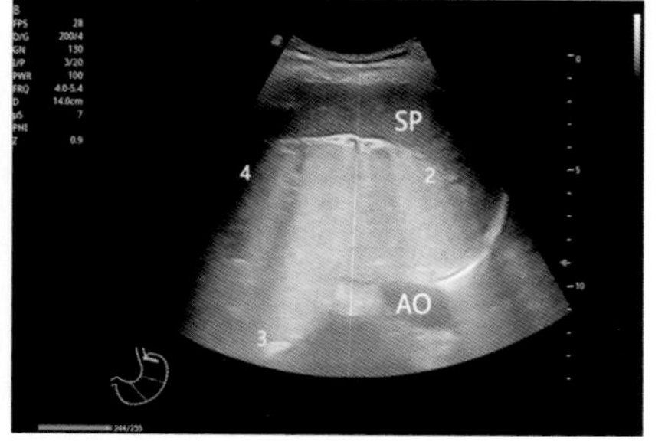

图1-40　胃底切面（左侧肋间斜切）

L:肝左叶　AO:腹主动脉　SP:脾脏　2:胃底　3:胃小弯　4:胃大弯

观察要点：

胃底形态呈椭圆形或半月形，观察胃底部胃壁有无增厚、有无占位性病变以及有无胃底静脉曲张等。

测量参数及正常值：

胃腔充盈500～600 ml助显剂时，胃底胃壁厚度为0.3～0.5 cm。

（3）胃体部切面（右侧卧位、平卧位，探头置于上腹部）

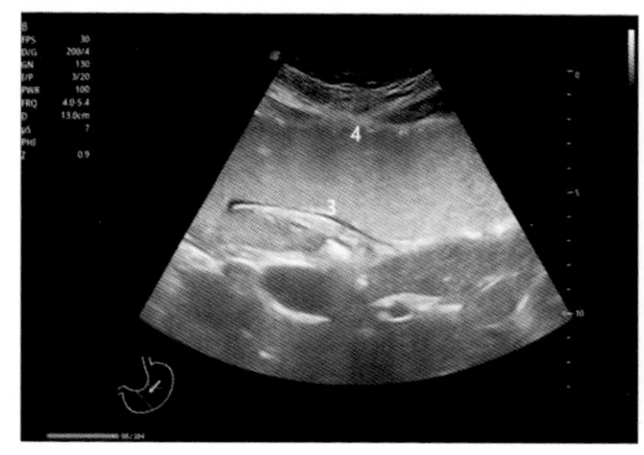

图1-41　胃体部胃大、小弯长轴切面

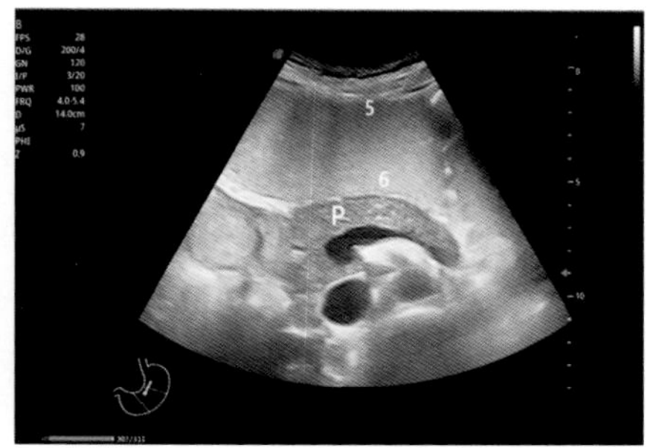

图1-42　胃体部前、后壁长轴切面

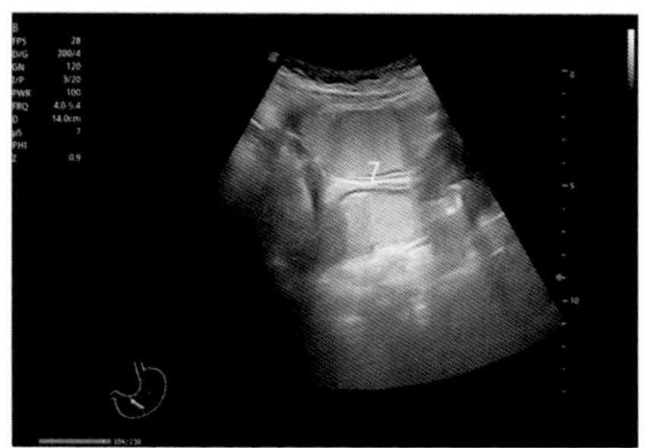

图1-43　胃角部横切面

P:胰腺　3:胃小弯　4:胃大弯　5:前壁　6:后壁　7:胃角

观察要点：

胃体长轴切面形态呈长椭圆形，胃角部横切面呈“双环”征或“8字”征，观察胃体部胃壁层次是否清晰，胃壁有无增厚、黏膜面有无溃疡凹陷、有无占位性病变等。

测量参数及正常值：

胃腔充盈500～600 ml助显剂时，胃体及胃角胃壁厚度为0.3～0.5 cm。

（4）胃窦部及十二指肠球部切面（平卧位、右侧卧位，探头置于右上腹部）

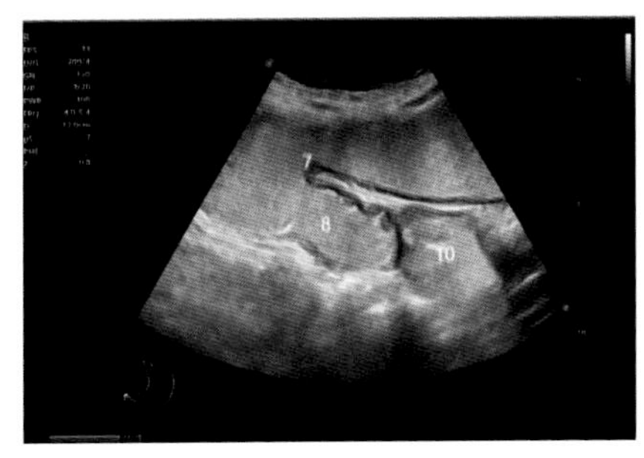

图1-44　胃窦长轴切面

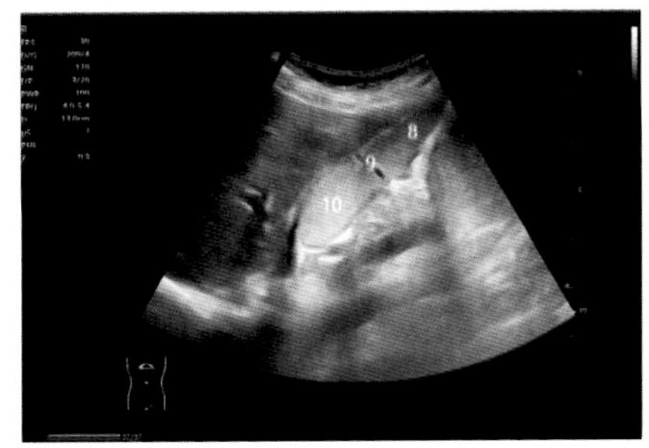

图1-45　胃窦、幽门孔、十二指肠球部长轴切面

7:胃角　8:胃窦　9:幽门孔　10:十二指肠球部

观察要点：

胃窦长轴切面形态呈斜长形，动态观察胃窦蠕动波以及助显剂从胃窦腔通过幽门孔进入十二指肠球部的情况，胃窦部胃壁层次是否清晰，胃壁有无增厚、黏膜面有无溃疡凹陷、有无占位性病变等。

测量参数及正常值：

胃腔充盈500～600 ml助显剂时，胃窦胃壁厚度为0.4～0.6 cm。

（5）十二指肠切面（平卧位，探头置于右上、中上腹部）

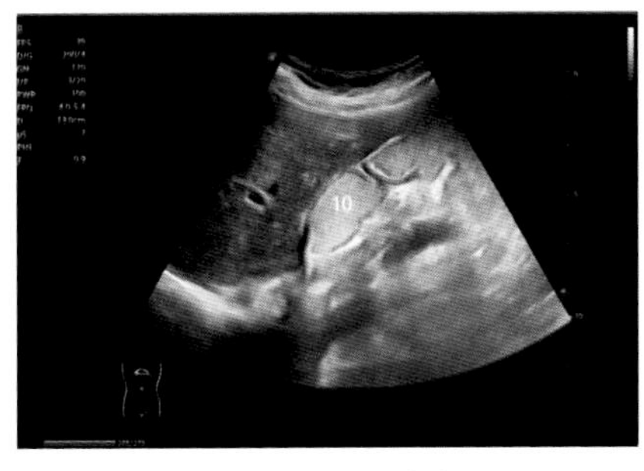

图1-46　十二指肠球部切面

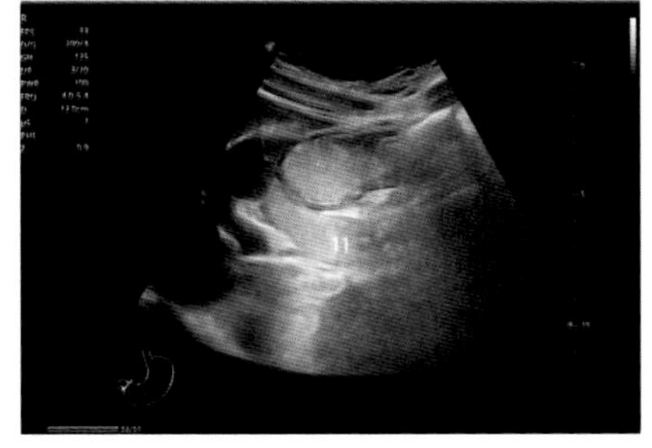

图1-47　十二指肠降部切面

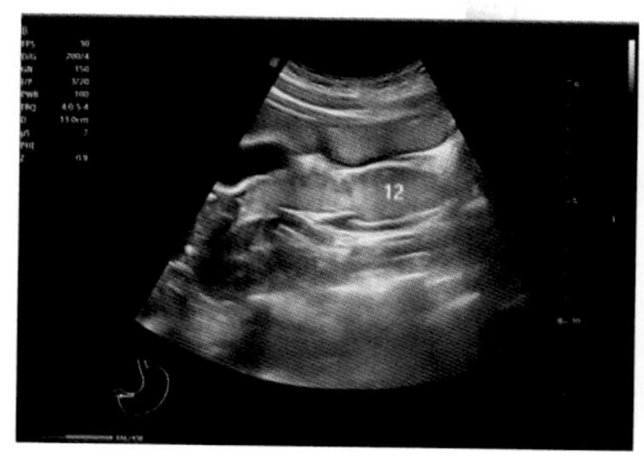

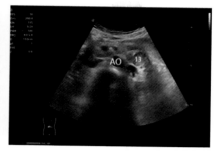

图1-48　十二指肠水平部切面

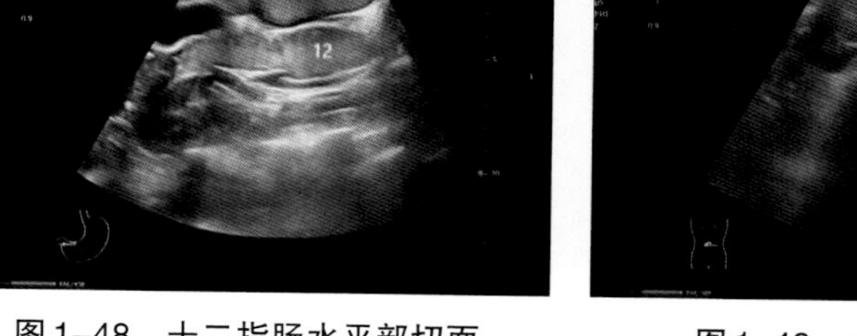

图1-49　十二指肠升部切面

10：十二指肠球部　11：十二指肠降部　12：十二指肠水平部　13：十二指肠升部

观察要点：

十二指肠球部、降部、水平部及升部的助显剂充盈情况，观察十二指肠肠壁层次是否清晰，肠壁有无增厚、黏膜面有无溃疡凹陷、有无占位性病变等，肠腔有无扩张及狭窄等。

测量参数及正常值：

十二指肠球部面积：正常充盈时为3.0～5.0 cm²，＜3.0 cm²为面积变小；

十二指肠肠腔内径：正常充盈时，内径为2.0～3.0 cm，＞3.0 cm为扩张；

十二指肠肠壁厚度：正常肠壁厚度为0.2～0.3 cm。

2. 胃的病灶切面及测量

胃疾病种类繁多，对不同疾病需要有标准的测量方法，便于病灶的随访对比。

（1）胃溃疡

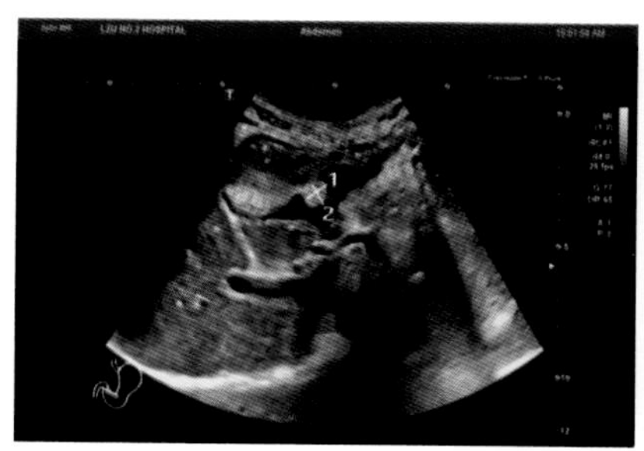

图1-50　溃疡的直径1和深度2

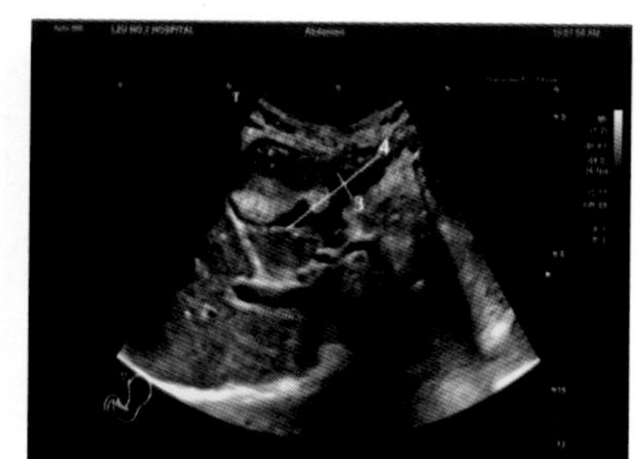

图1-51　溃疡周边增厚胃壁的厚度3及范围4

观察要点及测量：

溃疡呈凹陷状，形态规则，左右较对称，周围胃壁增厚，回声减低，层次清晰。需要测量溃疡的直径和深度，以及溃疡周边增厚胃壁的厚度及范围。

（2）胃炎

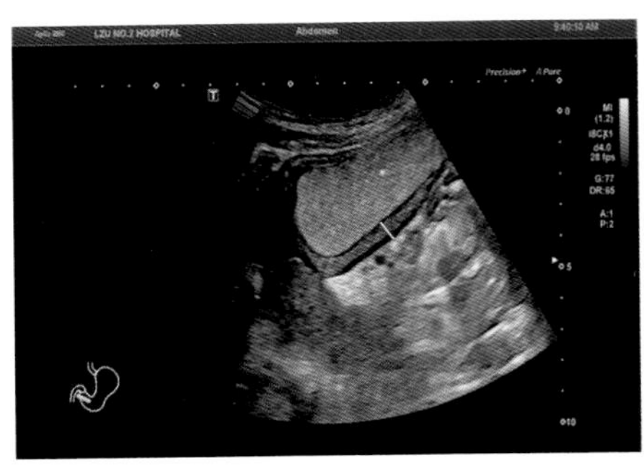

图1-52 （急性）胃壁的整体厚度

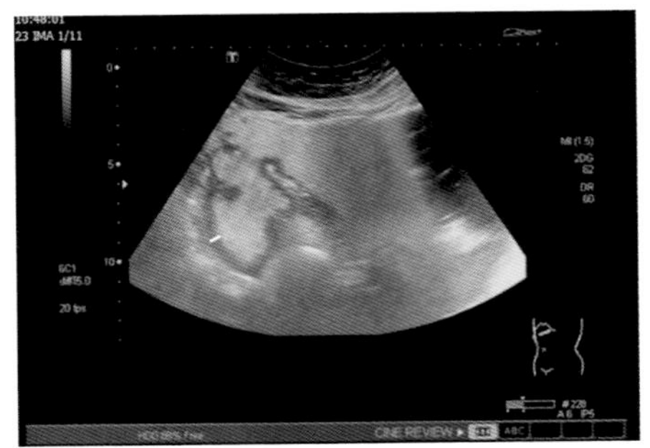

图1-53 （慢性）胃壁的整体厚度

观察要点及测量：

胃炎分为急性胃炎和慢性胃炎，急性胃炎胃壁增厚明显，回声减低，层次清晰，以黏膜和黏膜下层增厚为主，可伴黏膜微小凹陷，上腹疼痛明显。慢性胃炎表现为黏膜毛糙，回声减低，胃壁呈局限性或弥漫性稍增厚。需要测量胃壁的整体厚度。

（3）胃癌

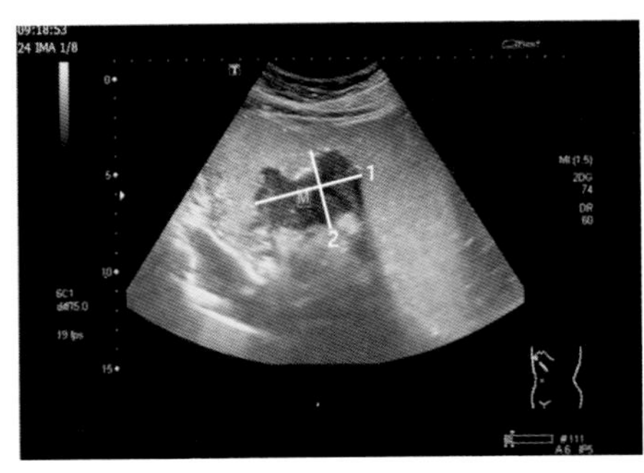

图1-54 病灶的长径1及厚径2

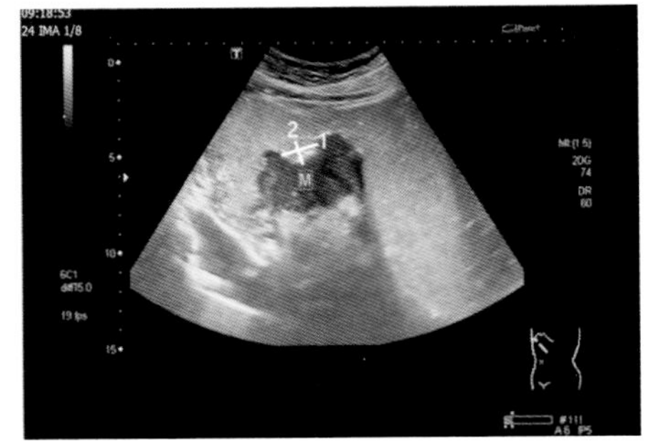

图1-55 病灶溃疡的直径1和深度2

观察要点及测量：

进展期胃癌表现为胃壁局部或弥漫性增厚，厚度≥0.5 cm，回声减低，层次显示不清。需要测量病灶的长径及厚径，以及病灶伴有溃疡时溃疡的直径和深度。

（4）胃黏膜下病变（例：胃间质瘤）

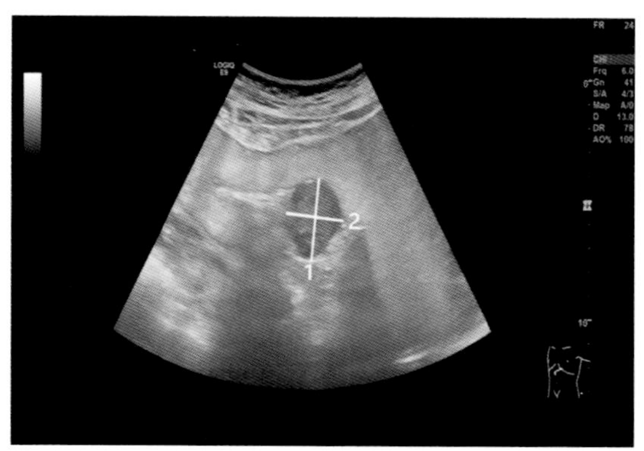

图 1–56　病灶显示最大切面长径 1 与短径 2

观察要点及测量：

观察胃黏膜下病变的位置、回声特点、起源于胃壁的哪一层结构以及有无溃疡形成。需要测量病灶显示最大切面的长径与短径。

（5）胃食管反流

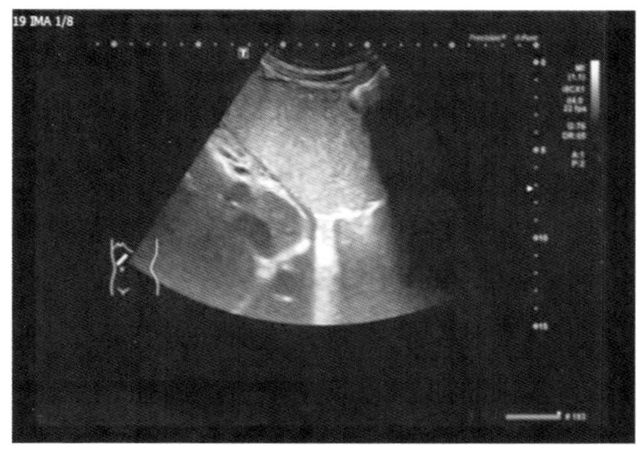

图 1–57　测量食管裂孔间隙宽度

观察要点及测量：

胃食管反流时观察助显剂沿着“胃–贲门–食道”途径间断反流至食道下段。

需要测量反流时食管裂孔处反流束的宽度（<2 cm）。

参考文献

［1］杜起军，崔立刚．超声正常值测量备忘录［M］．北京：人民军医出版社，2013.

［2］Homeida M，Roberts CJ，Halliwell M，et al. Ultrasonic measurement of liver size［J］.Br Med J，1976；2（6051）：1561.

［3］S Sullivan，N Krasner，R William. The clinical estimation of liver size：a comparison of techniques and an analysis of the source of error［J］.Br Med J，1976；2（6043）：1042-1043.

［4］张梅．超声标准切面图解［M］．北京：人民军医出版社，2013.

［5］Sirli R，Sporea I. Ultrasound examination of the normal pancreas［J］.Med Ultrason，2010；12（1）：62-65.

［6］Zamboni GA，Ambrosetti MC，D'Onofrio M，et al. Ultrasonography of the pancreas［J］.Radiol Clin North Am，2012；50（3）：395-406.

［7］Di Serafino M，Vitale V，Severino R，et al. Pediatric ultrasonography of the pancreas：normal and abnormal findings［J］.Ultrasound，2019；22（3）：261-272.

［8］周永昌，郭万学．超声医学［M］．北京：人民军医出版社，2011.

［9］张梅．超声标准切面图解［M］．北京：人民军医出版社，2013.

［10］岳林先，陈琴．阴囊超声诊断附睾丸超声造影图谱［M］．成都：四川科学技术出版社，2013.

［11］中国医师协会超声医师分会．腹部超声检查指南［M］．北京：人民军医出版社，2013.

［12］周永昌，郭万学．超声医学［M］．第6版．北京：人民军医出版社，2015.

［13］杜文华．前列腺及精囊疾病的彩色多普勒超声检查［J］．临床超声医学杂志，2001，（1）：36-40.

［14］中国医药教育协会超声专委会胃肠超声学组，中国胃充盈超声检查专家共识［J］．肿瘤预防与治疗，2020，33（11）：817-827.

［15］陆文明．临床胃肠疾病超声诊断学［M］．西安：第四军医大学出版社；2004.

二、心脏超声

（一）超声心动图正常标准切面及测量

1.胸骨旁左心室长轴切面

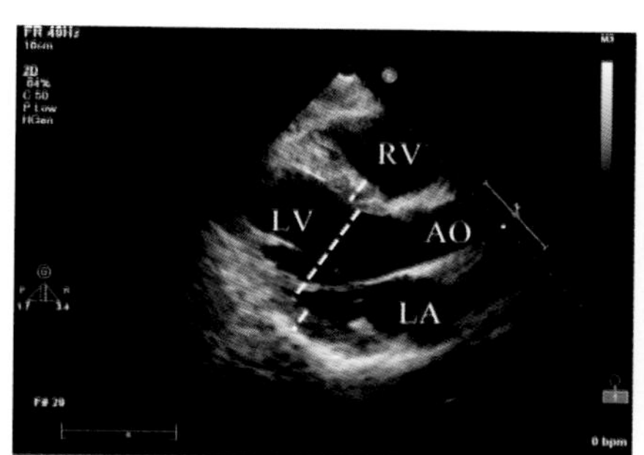

图2-1　舒张末期测量左室前后径、室间隔及左室后壁厚度

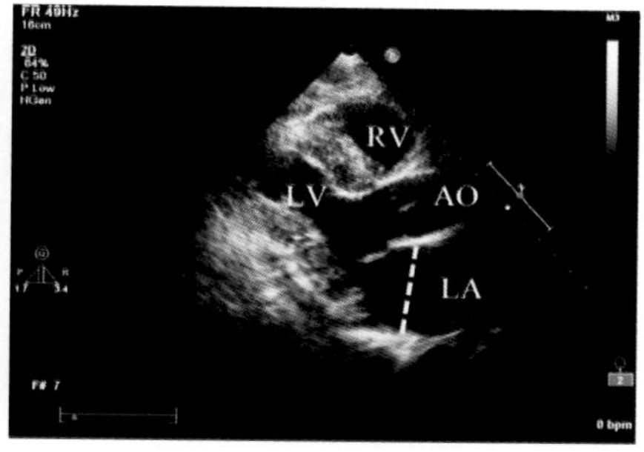

图2-2　收缩末期测量左房前后径

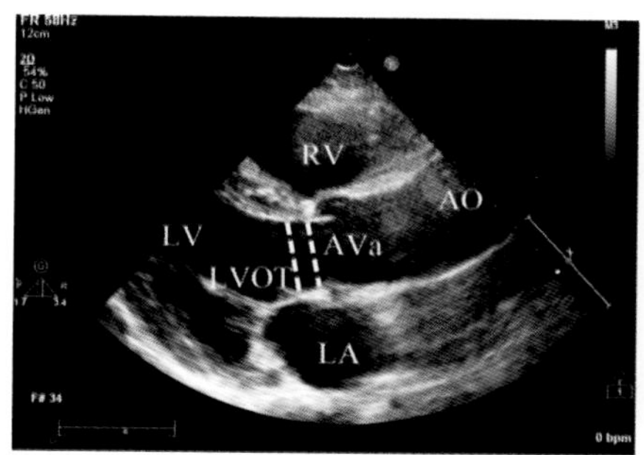

图2-3　收缩中期测量左室流出道、主动脉瓣环

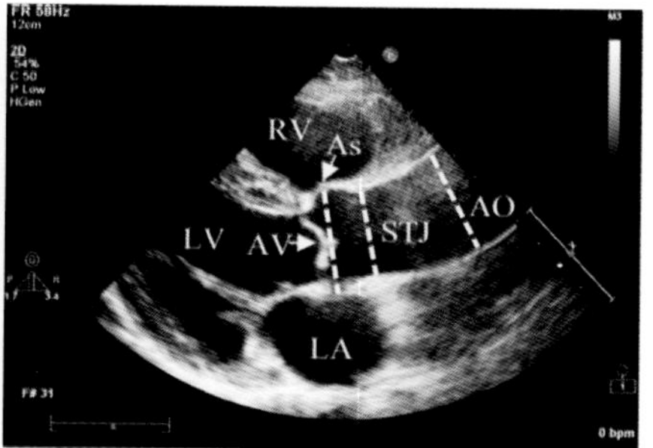

图2-4　舒张末期测量主动脉窦部、窦管交界及升主动脉

LV：左室　RV：右室　LA：左房　AO：主动脉　LVOT：左室流出道
AV：主动脉瓣　AVa：主动脉瓣环　As：主动脉窦部　STJ：窦管交界

观察要点：

观察心腔大小及左、右心室比例，室壁的厚度、连续性及运动，主动脉瓣、二尖瓣的形态及启闭运动，心包及心包腔情况，冠状静脉窦内径，主动脉根部内径及形态（图2-1至4）。

测量参数及正常值（成人）：

舒张期：于舒张末期测量左心室舒张末期前后径（男：50.2±4.1 mm，女：45.0±3.6 mm，二尖瓣腱索水平）、舒张末期室间隔厚度及左心室后壁厚度（7～12 mm，勿将肌小梁、调节束及三尖瓣装置测量在内）、主动脉窦部内径（男：34±3 mm，女：30±3 mm）、窦管交界（男：29±3 mm，女：26±3 mm）、升主动脉内径（男：30±4 mm，女：27±4 mm）。

收缩期：于收缩末期测量左心室收缩末期前后径（男：32.4±3.7 mm；女：28.2±3.3 mm）、左心房前后径（男：27～40 mm；女：25～38 mm），于收缩中期测量左心室流出道内径（主动脉瓣环下方1 cm处）、主动脉瓣环径（男：26±3 mm；女：23±2 mm；主动脉瓣插入点处）、冠状静脉窦内径（7±4 mm）。

2.肺动脉长轴切面

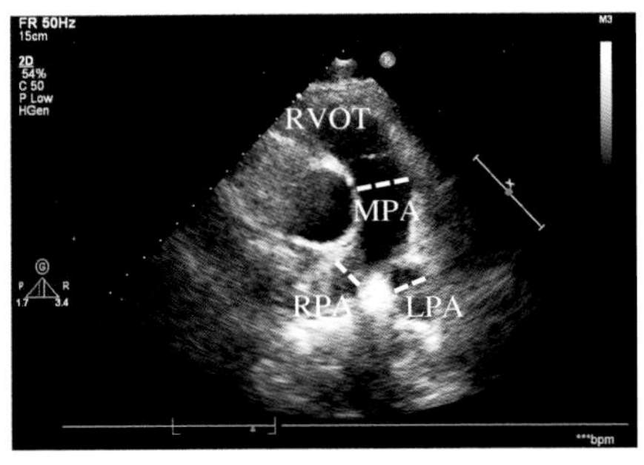

图2-5　测量肺动脉主干及左右分支内径

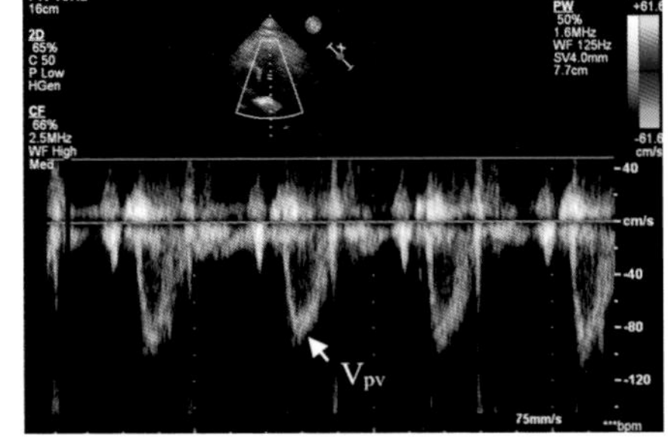

图2-6　肺动脉瓣上血流频谱

RVOT：右室流出道　MPA：主肺动脉　LPA：左肺动脉

RPA：右肺动脉　V_{pv}：收缩期肺动脉瓣上峰值流速

（1）二维超声心动图

观察要点：

观察肺动脉瓣的形态及启闭运动，肺动脉主干、左右分支内径及主、肺动脉之间有无异常通道（排除动脉导管未闭及主-肺动脉窗）（图2-5）。

测量参数及正常值（成人）：

舒张末期测量主肺动脉内径（20±3.9 mm），左、右肺动脉内径（12±2.3 mm）。

（2）频谱多普勒

观察要点：

观察肺动脉瓣上血流频谱形态，评价肺动脉瓣或肺动脉有无狭窄（图2-6）。

测量参数：

肺动脉瓣前向血流速度及压差，测量时选择脉冲多普勒，将取样框置于肺动脉瓣上水平。

3. 胸骨旁大动脉短轴切面

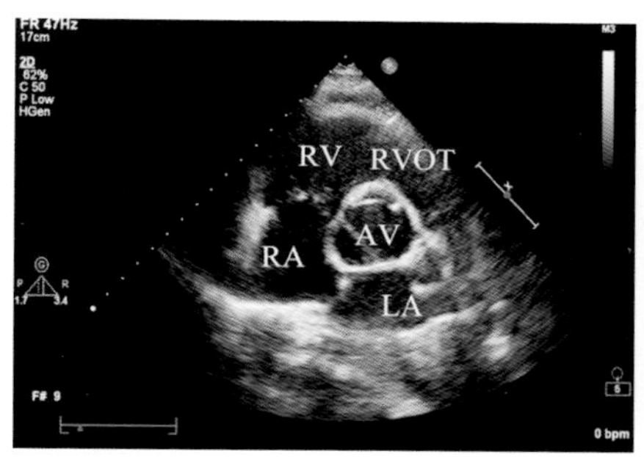

图2-7　胸骨旁大动脉短轴切面

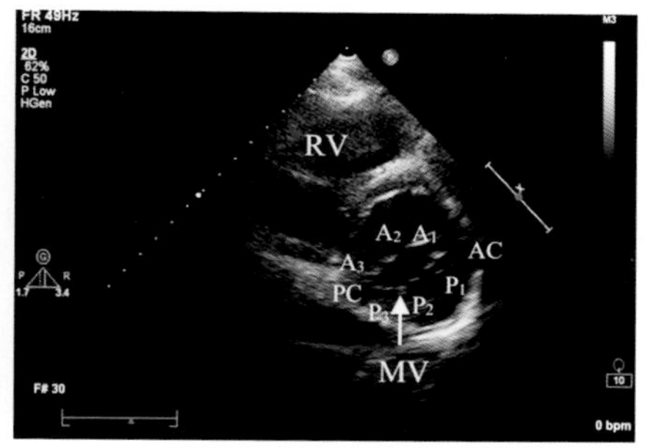

图2-8　二尖瓣水平左心室短轴切面

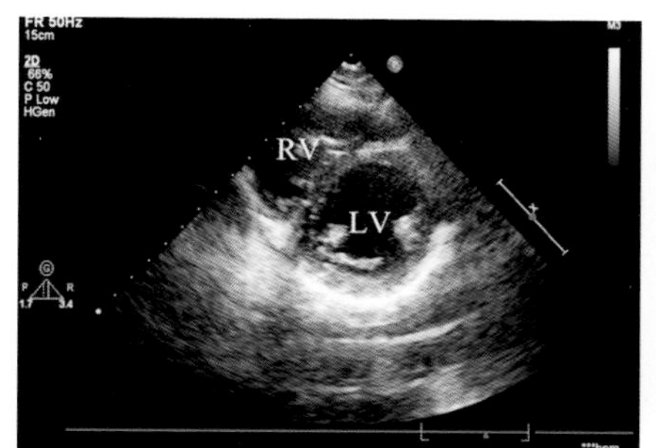

图2-9　乳头肌水平左心室短轴切面

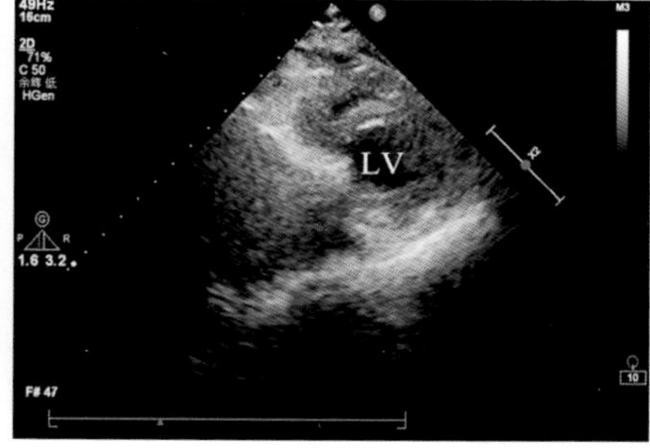

图2-10　心尖水平左心室短轴切面

AV:主动脉瓣　RVOT:右室流出道　RA:右房　LA:左房　RV:右室

LV:左室　MV:二尖瓣　A_{1-3}:二尖瓣前叶分区　P_{1-3}:二尖瓣后叶分区

AC:前外交界　PC:后内交界

观察要点：

观察主、肺动脉的空间位置关系，主动脉瓣的数目、形态及启闭运动，三尖瓣及肺动脉瓣附着位置，冠状动脉的起源及内径，房、室间隔的连续性，右室流出道有无梗阻（图2-7）。

测量参数及正常值（成人）：

舒张末期测量右心室流出道内径（21～35 mm）。

4.左心室短轴切面

（1）二尖瓣水平

观察要点：

观察二尖瓣结构、分区及启闭运动（如二尖瓣是否有瓣裂、瓣膜脱垂及副瓣结构）（图2-8）。

（2）乳头肌水平

观察要点：

观察左室壁中间段室壁厚度及运动，左心室乳头肌位置、数目及大小，左、右心室心腔形态及比例（图2-9）。

（3）心尖水平

观察要点：

观察心尖段室壁厚度及运动以及心尖部心腔内有无附壁血栓（图2-10）。

5.心尖四腔心切面

（1）二维超声心动图

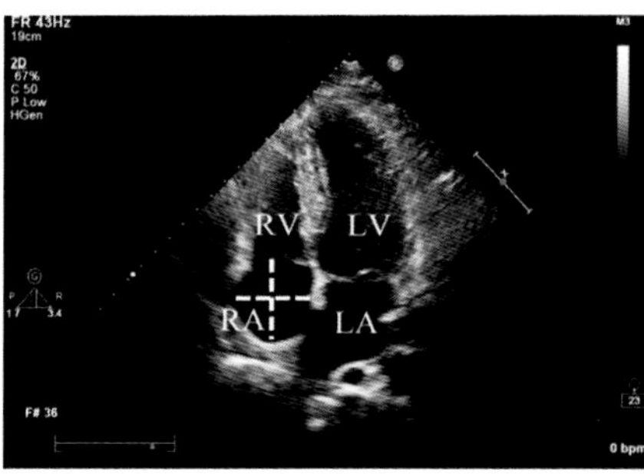

图2-11　收缩末期测量右房左右径、上下径

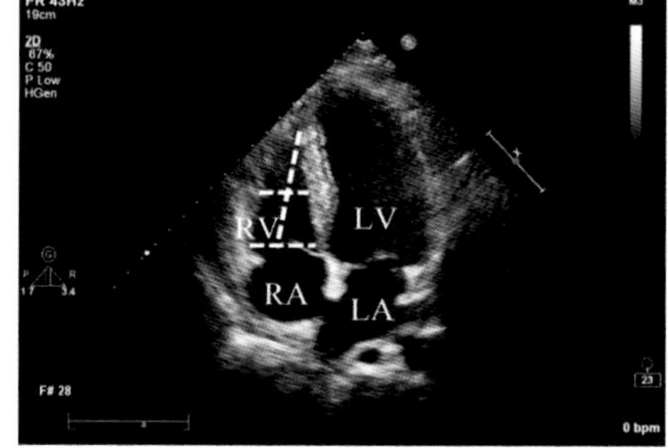

图2-12　舒张末期测量右室左右径、上下径

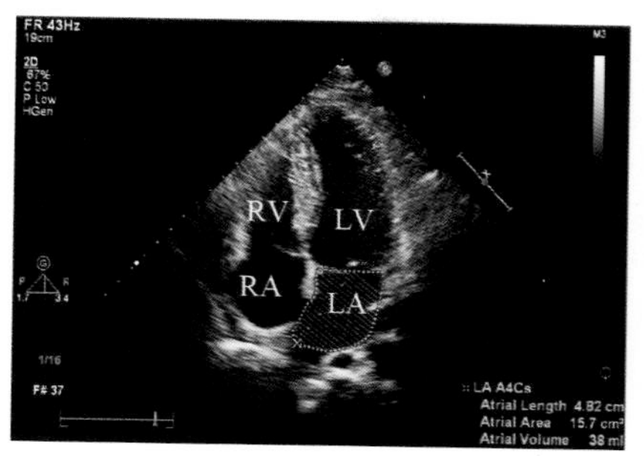

图2-13　心尖四腔心左房面积和容积测量

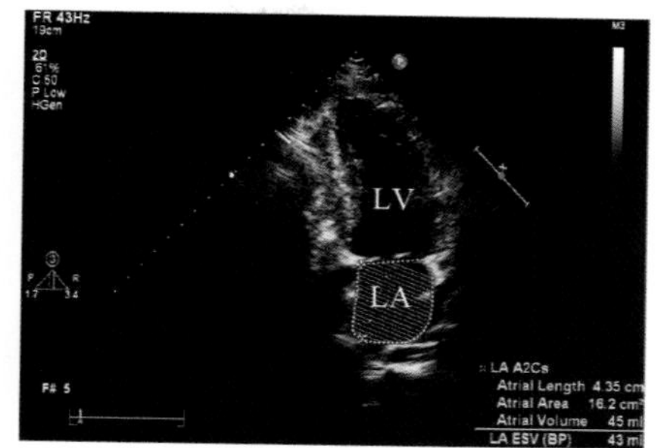

图2-14　心尖两腔心左房面积和容积测量

LV:左室　LA:左房　RV:右室　RA:右房

观察要点：

观察左、右心腔比例及有无占位性病变，十字交叉结构及二、三尖瓣形态、位置和启闭运动，冠状静脉窦内径，肺静脉的数目及入口，有无心包积液（图2-11至14）。

测量参数及正常值（成人）：

舒张末期：右心室基底部横径（25～41 mm）、右心室中部横径（19～35 mm）、右心室上下径（59～83 mm）、二尖瓣环左右径（19～31 mm）、三尖瓣环左右径（17～28 mm）；

收缩末期：右心房上下径（34～49 mm）、右心房横径（32～44 mm）、左心房最大容积指数（16～34 ml/m²）。

（2）二尖瓣、三尖瓣口血流频谱多普勒

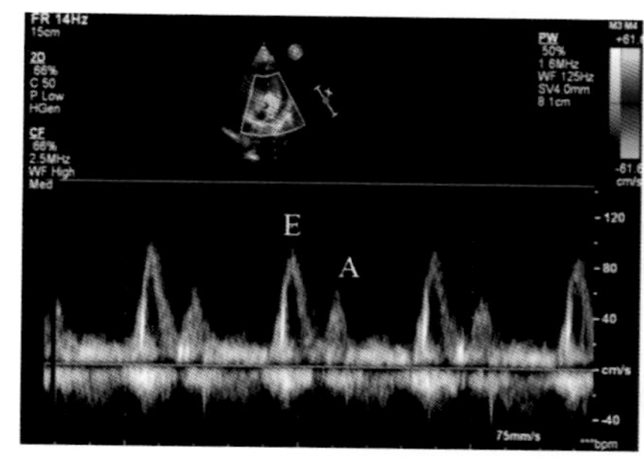

图2-15　二尖瓣口血流频谱

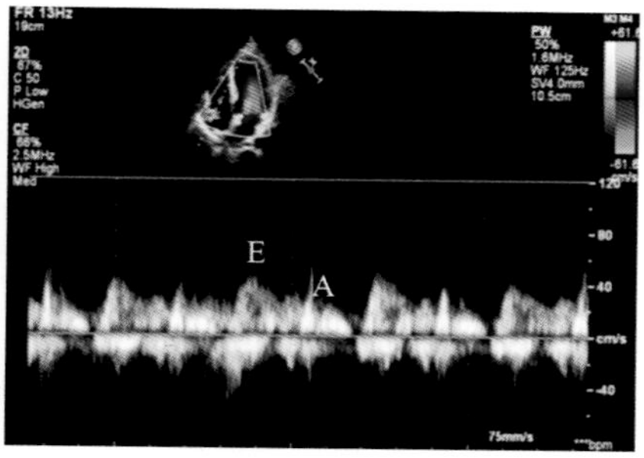

图2-16　三尖瓣口血流频谱

E:舒张早期血流峰值速度　A:舒张晚期血流峰值速度

观察要点：

观察二、三尖瓣口血流频谱形态，判断是否有瓣口狭窄，并可评估狭窄程度（图2-15、16）。

测量参数：

二尖瓣和三尖瓣前向血流速度及压差，测量时选择脉冲多普勒，将取样框置于瓣尖水平。

6. 心尖五腔心切面

（1）二维超声心动图

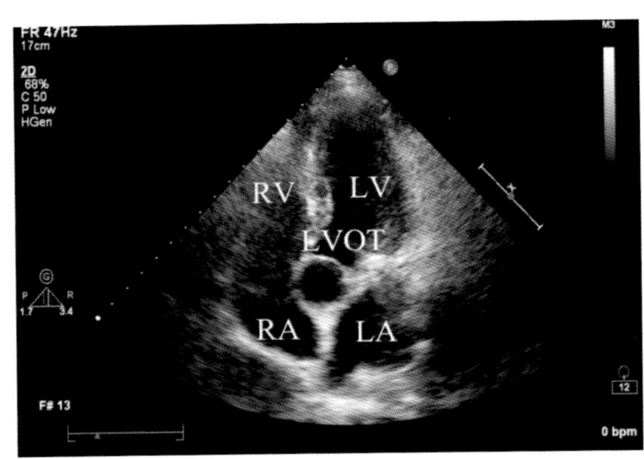

图2-17　心尖五腔心切面

LV：左室　LA：左房　RV：右室　RA：右房　LVOT：左室流出道

观察要点：

观察左心室流出道内有无异常结构及梗阻，主动脉瓣结构及启闭运动，室间隔与主动脉壁连续性（图2-17）。

（2）频谱多普勒

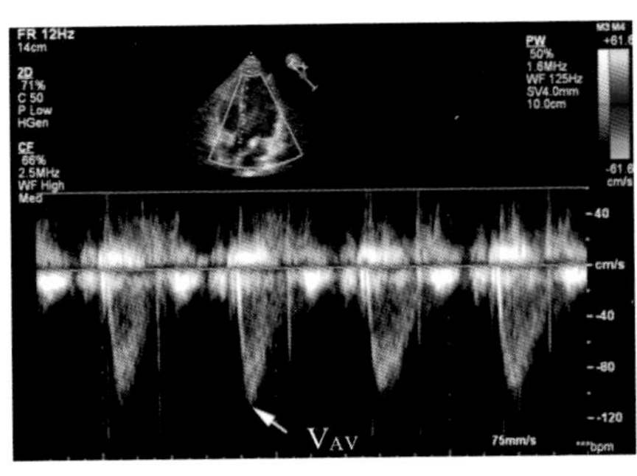

图2-18　主动脉瓣上血流频谱

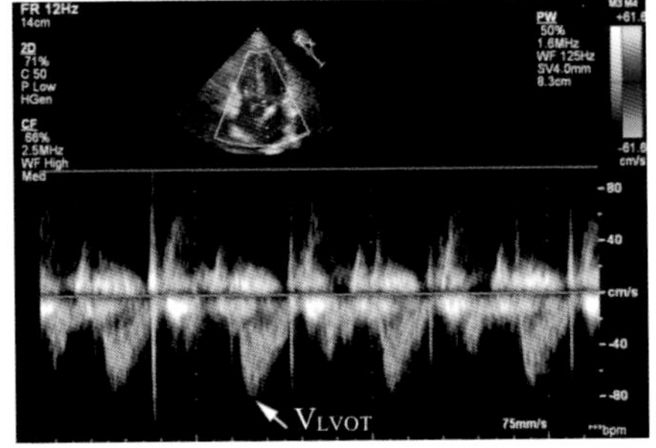

图2-19　左室流出道血流频谱

V_{AV}：主动脉瓣上收缩期峰值流速　V_{LVOT}：左室流出道峰值流速

测量参数：

主动脉瓣及左室流出道血流速度及压差，测量时选择脉冲多普勒；测量主动脉瓣口流速时，要将取样框置于主动脉瓣上水平；测量左室流出道血流流速时，将取样框置于左室流出道水平；当主动脉瓣口流速>200 cm/s时提示血流速度加快，流速>260 cm/s提示狭窄（图2-18、19）。

7.心尖两腔、三腔心切面

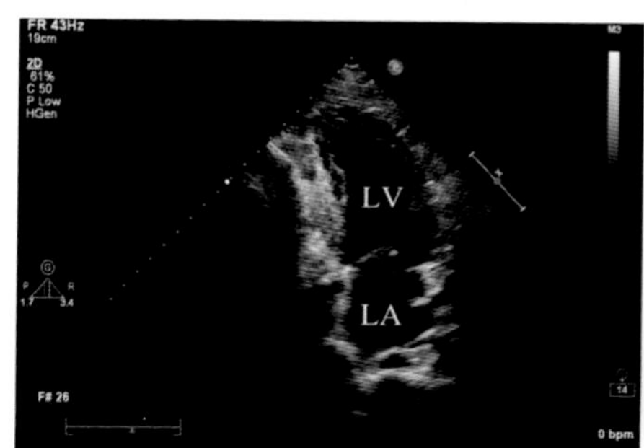

图2-20　心尖两腔心切面　　图2-21　心尖三腔心切面

LV:左室　LA:左房　LVOT:左室流出道

观察要点：

观察左心室前壁、前间隔及下壁的室壁厚度及运动（排查有无节段性室壁运动异常），二尖瓣形态、启闭运动及瓣下结构，以及心尖部是否有室壁瘤形成及附壁血栓（图2-20、21）。

8.剑下四腔心切面

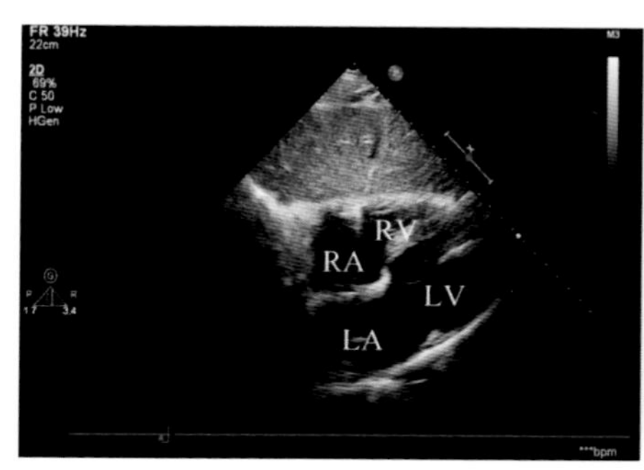

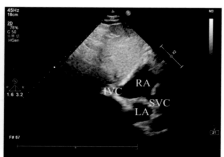

图2-22　剑下四腔心切面　　图2-23　剑下双房心切面

LV:左室　LA:左房　RV:右室　RA:右房　IVC:下腔静脉　SVC:上腔静脉

观察要点：

观察房间隔的连续性，测量右心室游离壁厚度以及右室膈面心包积液定量评估（图2–22）。

测量参数及正常值：

右心室游离壁厚度（成年人通常<5 mm）。

9. 剑下双房心切面

观察要点：

观察房间隔的连续性，确定房缺的位置（如是否为上腔型或下腔型房间隔缺损）（图2–23）。

10. 剑下下腔静脉长轴切面

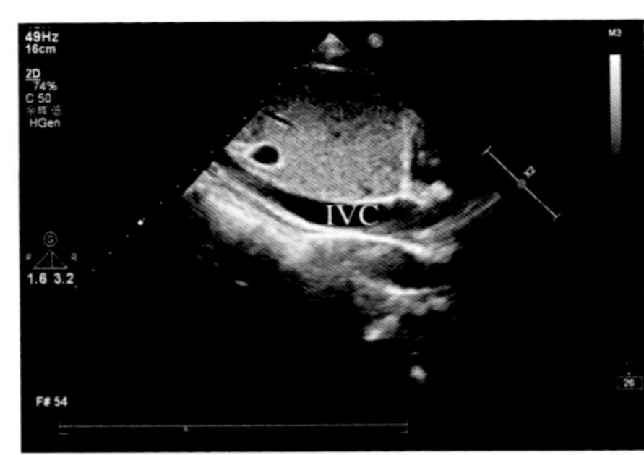

图2–24 剑下下腔静脉长轴切面

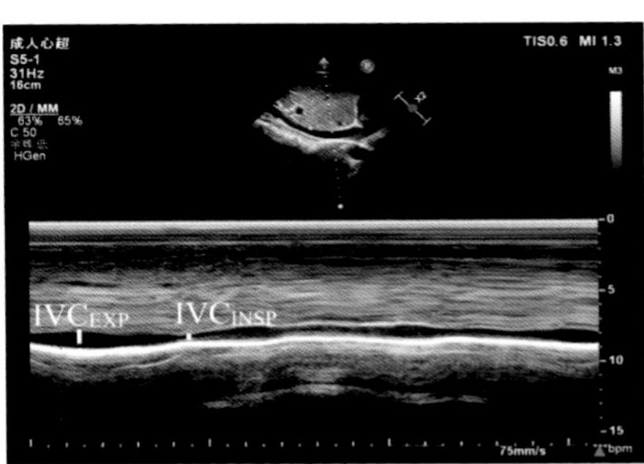

图2–25 剑下下腔静脉长轴切面M型超声

IVC：下腔静脉 IVC_{EXP}：下腔静脉呼气末最大内径 IVC_{INSP}：下腔静脉吸气末最小内径

观察要点：

观察下腔静脉内径及随呼吸变化情况；观察下腔静脉内有无异常结构（排查有无血栓、有无布加氏综合征表现）（图2–24）。

测量参数及正常值：

成人下腔静脉内径（>21 mm为扩张）；下腔静脉塌陷率：下腔静脉塌陷率=（呼气末IVC内径–吸气末IVC内径）/呼气末IVC内径×100%（图2–25）。

11. 胸骨上窝主动脉弓长轴切面

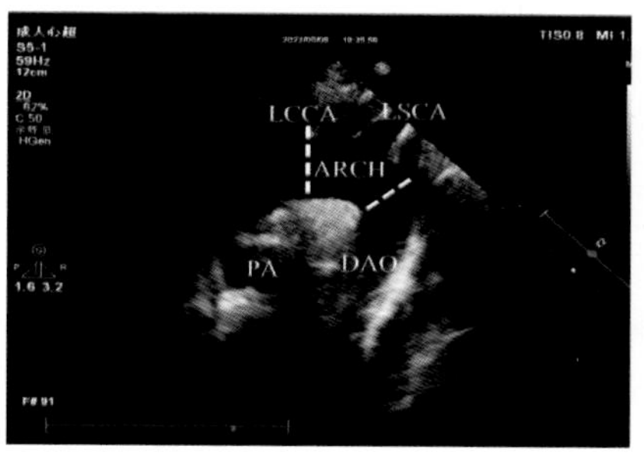

图2-26　胸骨上窝主动脉弓长轴切面

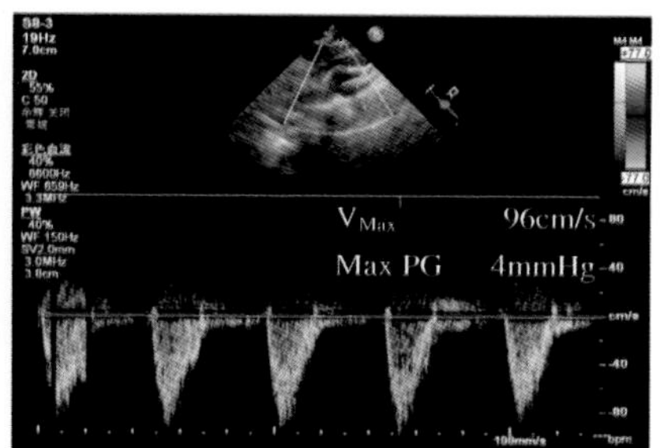

图2-27　降主动脉血流频谱

ARCH:主动脉弓　LCCA:左侧颈总动脉　LSCA:左侧锁骨下动脉

DAO:降主动脉　PA:肺动脉　V_{max}:峰值流速　Max PG:峰值压差

（1）二维超声心动图

观察要点：

观察主动脉弓（排除主动脉弓发育异常，如牛型主动脉弓等）、降主动脉内径及连续性（排除主动脉缩窄及主动脉弓离断），主、肺动脉间有无异常通道（排查有无动脉导管未闭及主-肺动脉窗）（图2-26）。

测量参数及正常值（成人）：

主动脉弓内径（28±3 mm）、降主动脉内径（21±6 mm）。

（2）频谱多普勒

观察要点：

观察主动脉弓峡部血流速度有无异常增高，出现舒张期反向血流频谱可提示存在主动脉瓣中-大量反流（图2-27）。

12. 左心室收缩功能评估（射血分数EF的评估）

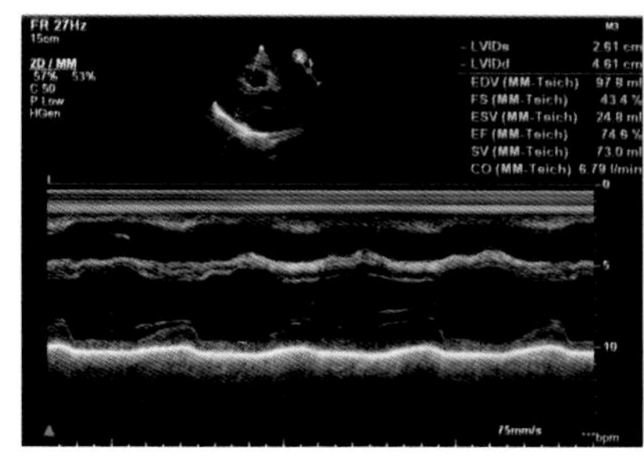

图2-28　M型左室EF测量方法（Teich法）

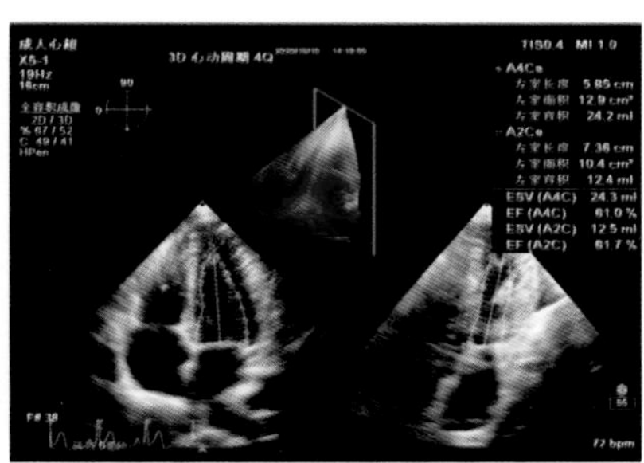

图2-29　双平面Simpson法

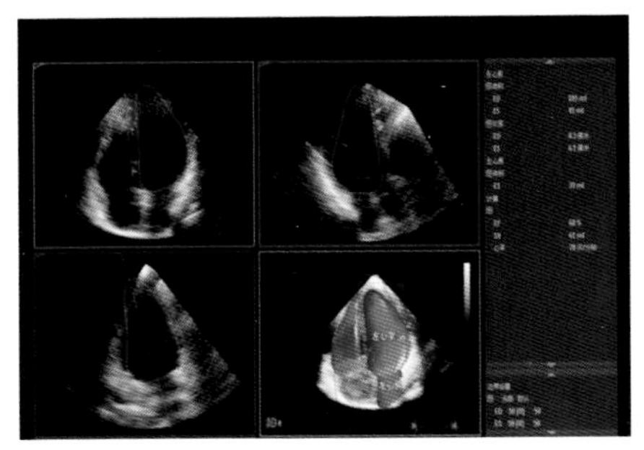

图2-30　三维超声心动图测量左室容积及EF

LVIDs:左室收缩末期前后径　LVIDd:左室舒张末期前后径

EDV:左室舒张末期容积　ESV:左室收缩末期容积　SV:每搏量

CO:心输出量　EF:射血分数　FS:短轴缩短率

（1）M型超声心动图测量：Teich法

观察要点：

适用于左室形态大致正常、无节段性室壁运动异常的人群（图2-28）。

（2）改良Simpson法：双平面法

观察要点：

适用于左室形态异常时的收缩功能测定，尤其适用于有节段性室壁运动异常的患者、左室显著扩大的扩心病及各类瓣膜病的患者（图2-29）。

（3）三维超声心动图

观察要点：

三维超声心动图对收缩功能评估更加全面、测量更准确，但对心内膜清晰显示的依赖性也更高（图2-30）。

测量参数及正常值（成人）：

左心室舒张末期容积（男：106±22 ml；女：76±15 ml）、左心室收缩末期容积（男：41±10 ml；女：28±7 ml）、每搏量（男：33～78 ml；女：29～63 ml）、心输出量（4.5～8.0L/min）、射血分数（男：52%～72%；女：54%～74%）。

13.左心室舒张功能评估

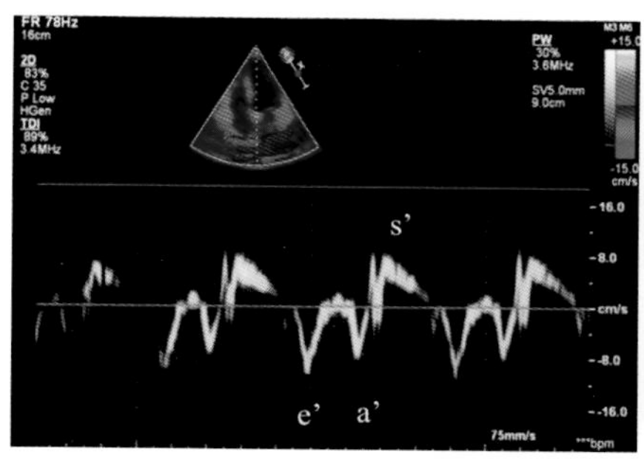

图2-31 二尖瓣间隔瓣环组织多普勒

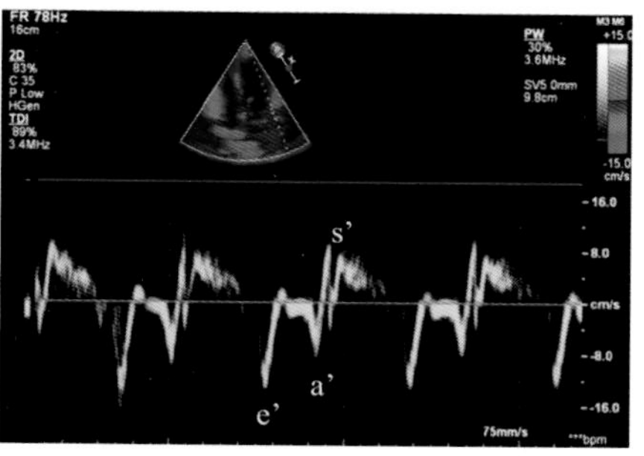

图2-32 二尖瓣侧壁瓣环组织多普勒

e':舒张早期峰值运动速度 a':舒张晚期峰值运动速度 s':收缩期峰值运动速度

观察要点：

①二尖瓣环速度e'，测量时需将取样框置于二尖瓣环室间隔处或侧壁处（图2-31、32）；②平均E/e'；③左房最大容积指数；④三尖瓣反流峰值速度（TR）；参阅表2-1。

表2-1 左心室舒张功能分级评价

	Normal/正常	Grade Ⅰ/轻度	Grade Ⅱ/中度	Grade Ⅲ/重度
E/A	>0.8	≤0.8	0.8～2	>2
E/A合并valsalva动作	E峰及A峰均减小,比值不变	E峰及A峰均减小,比值不变	E峰减小,A峰增加,比值倒置	易变
平均e′(TDI)	≥8 cm/s	<8 cm/s	<8 cm/s	≤6 cm/s
平均E/e′	≤8	<10	10～14	≥14
左房前后径	正常	正常或>38 mm	>38 mm	>38 mm
左房容积指数	正常	>28 ml/m^2	>34 ml/m^2	>34 ml/m^2
TR	<280 cm/s	正常 or>280 cm/s	>280 cm/s	>280 cm/s
症状及体征	无心血管疾病相关的临床症状及相关体征	一般无心血管疾病临床症状,运动耐受性略减低	有较明显的临床症状,劳力性呼吸困难、胸痛等	有严重的心力衰竭的临床症状及体征

E、A：二尖瓣口舒张早期、晚期血流速度；TDI：组织多普勒；平均e′：舒张早期室间隔及侧壁二尖瓣环运动速度的平均值；TR：三尖瓣反流峰值流速

14. 右心室收缩功能评估

（1）三尖瓣环收缩期位移（TAPSE）

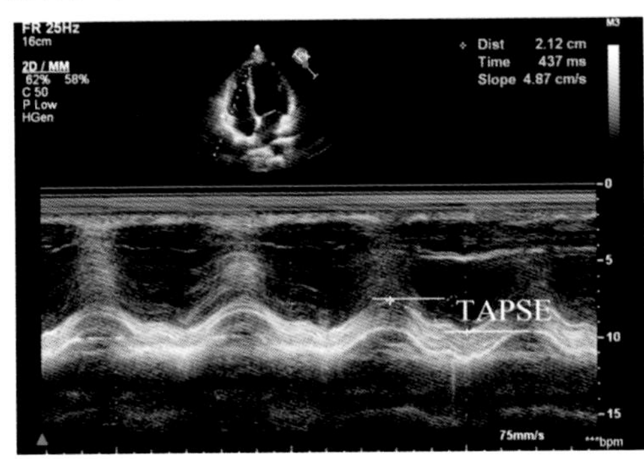

图2-33　三尖瓣环侧壁处M型超声

TAPSE：三尖瓣环收缩期位移

观察要点：

使用M型在右心室游离壁三尖瓣环处测量瓣环的纵向位移，用以表明右心室的纵向收缩功能，TAPSE＜16 mm提示右室收缩功能减低（图2-33）。

（2）右室面积变化分数（FAC）

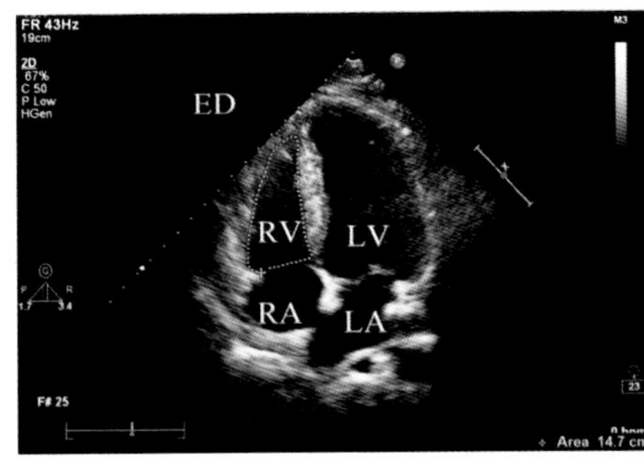

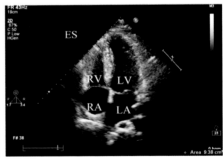

图2-34　右室舒张末期面积　　**图2-35　右室收缩末期面积**

ED：舒张末期　ES：收缩末期　LV：左室　LA：左房　RV：右室　RA：右房

观察要点：

FAC=（舒张末右心室面积-收缩末右心室面积）/舒张末右心室面积×100%，FAC＜35%提示右室收缩功能减低（图2-34、35）。

（3）三尖瓣环收缩期运动速度（s'）

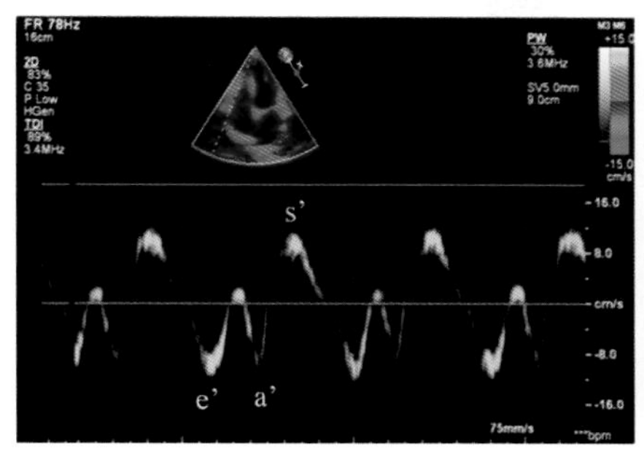

图2-36　三尖瓣环侧壁组织多普勒

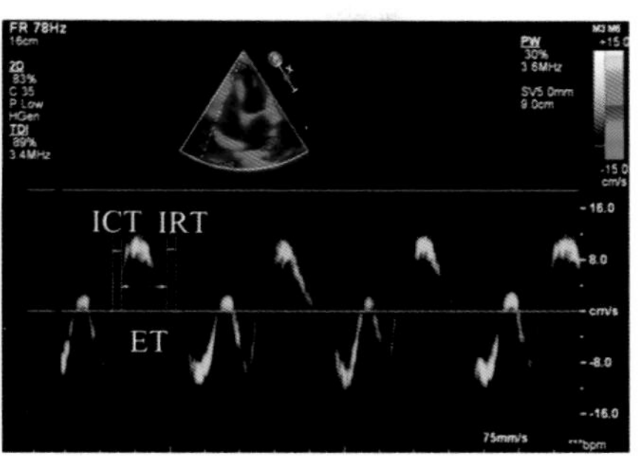

图2-37　TDI测量右室心肌做功指数

e':舒张早期峰值运动速度　a':舒张晚期峰值运动速度　s':收缩期峰值运动速度

ICT:等容收缩时间　ET:射血时间　IRT:等容舒张时间　TDI:组织多普勒

观察要点：

测量组织多普勒三尖瓣环收缩期运动速度s'，s'速度<9 cm/s提示右室收缩功能减低（图2-36）。

（4）右室心肌做功指数（MPI）

观察要点：

MPI=（等容收缩时间ICT+等容舒张时间IRT）/射血时间ET，组织多普勒MPI>0.55提示右室整体功能降低（图2-37）。

15.肺动脉压评估

（1）三尖瓣反流速度评估肺动脉压

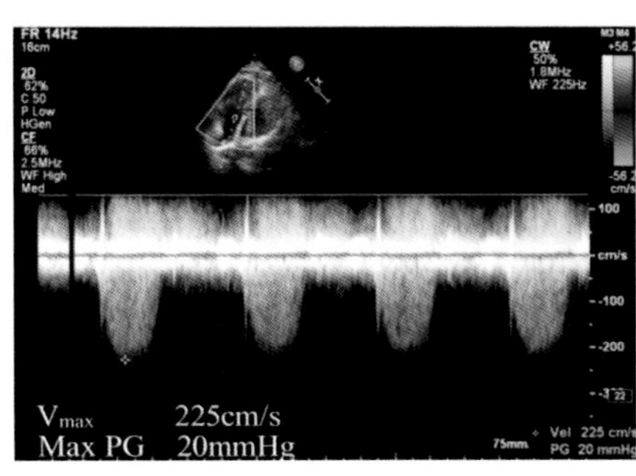

图2-38　三尖瓣反流峰值流速及峰值压差

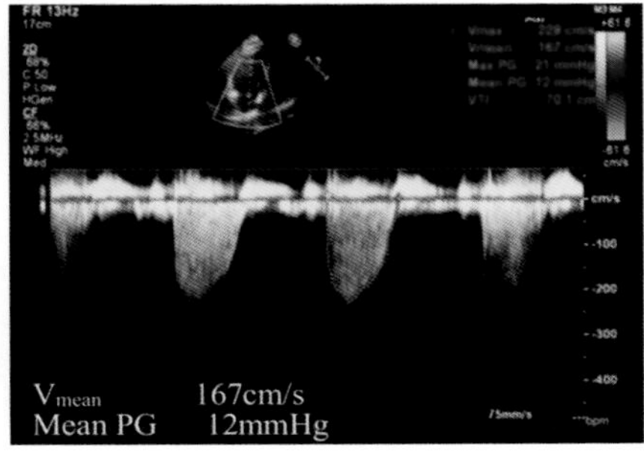

图2-39　三尖瓣反流平均流速及平均压差

Vmax:峰值流速　Max PG:峰值压差　Mean PG:平均压差

①肺动脉收缩压（sPAP）：

观察要点：

用连续多普勒（CW）取样线记录三尖瓣反流（TR）频谱，测量反流峰值压差（Max PG），sPAP=Max PG+右房压（RAP）（图2-38）。

②肺动脉平均压（mPAP）：

观察要点：

用连续多普勒（CW）取样线记录三尖瓣反流（TR）频谱，包络测量反流平均压差（Mean PG），mPAP=Mean PG+右房压（RAP）（图2-39）。

（2）肺动脉瓣反流速度评估肺动脉压（图2-40）

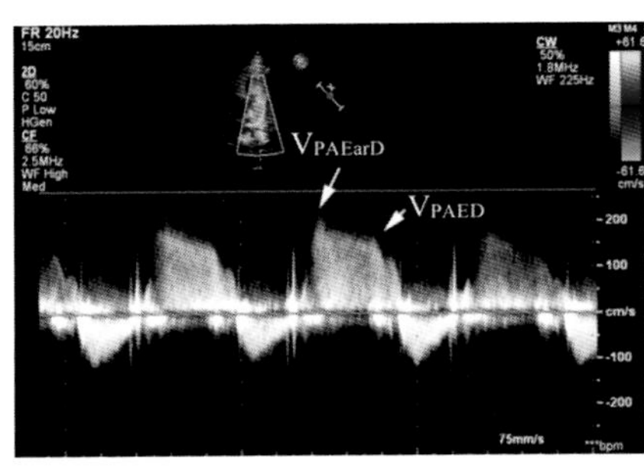

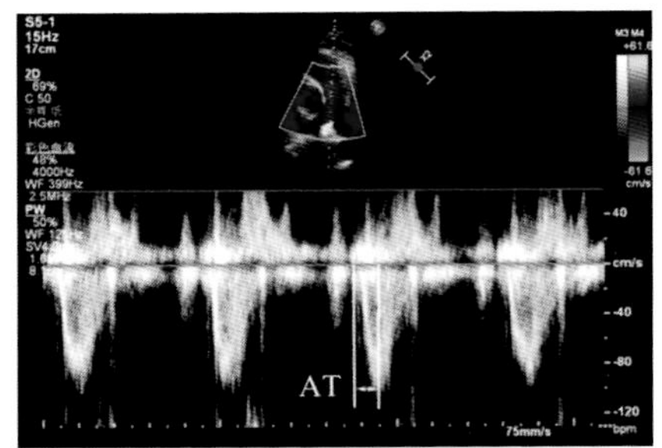

图2-40　肺动脉瓣反流速度及压差　　图2-41　肺动脉瓣上血流加速时间

V_{PAEarD}：肺动脉瓣舒张早期反流速度　V_{PAED}：肺动脉瓣舒张晚期反流速度

AT：加速时间

观察要点：

肺动脉瓣反流舒张早期峰值压差与肺动脉平均压（mPAP）高度相关，即 $mPAP=4V_{PAEarD}^2$，肺动脉舒张期压（dPAP）与右心室舒张期压力（dRVP）阶差为 $4V_{PAED}^2$，在无三尖瓣狭窄时，dRVP与右心房压力（RAP）相等，故dPAP可通过RAP及 $4V_{PR}^2$ 获得，$dPAP=RAP+4V_{PR}^2$，肺动脉收缩压及肺动脉平均压严重程度分级见表2-2。

表2-2　肺动脉压严重程度分级

	正常(mmHg)	轻度(mmHg)	中度(mmHg)	重度(mmHg)
肺动脉收缩压	15～30	35～49	50～69	≥70
肺动脉平均压	8～20	25～34	35～44	≥45

（3）肺动脉瓣血流加速时间（图2-41）

观察要点：

正常肺动脉瓣血流频谱收缩期呈倒三角形（等腰三角形）；峰值速度

在收缩中期；肺动脉高压时呈不对称三角形，甚至呈“匕首”形，峰值显著前移。当AT>120 ms，mPAP＝79-0.45×AT，当AT<120 ms，mPAP＝90-0.62×AT。

（4）右房压的估测（RAP）

观察要点：右房压测量的金标准为右心导管，其亦可通过右房的大小、三尖瓣反流（TR）、下腔静脉塌陷率（IVC-CI）综合估测；当轻度TR且右房大小正常时，右房压假定为5 mmHg；当中度TR且右房大小正常或轻度扩大时，右房压假定为10 mmHg；当重度TR且右房显著扩大，右心房压假定为15 mmHg（表2-3）；IVC-CI=（呼气末IVC内径-吸气末IVC内径）/呼气末IVC内径×100%（图2-24、25），正常成人下腔静脉内径<21 mm，IVC-CI>50%。

表2-3　右心房压的估测

RAP(mmHg)	右房大小	TR程度	TR峰值流速	IVC内径/塌陷率
2～6[a]	正常	少量	<2.5 m/s	正常，塌陷率>50%
5～10	轻度扩大	中量	2.6～4 m/s	正常，塌陷率<50或扩张，塌陷率>50%
10～20	中度或重度扩大	大量	>4 m/s	扩张，塌陷率<50%

RAP：右房压；TR：三尖瓣反流；a：右心导管测量值；IVC：下腔静脉

（二）先天性心脏病切面及测量

1. 室间隔缺损（Ventricular septal defect，VSD）

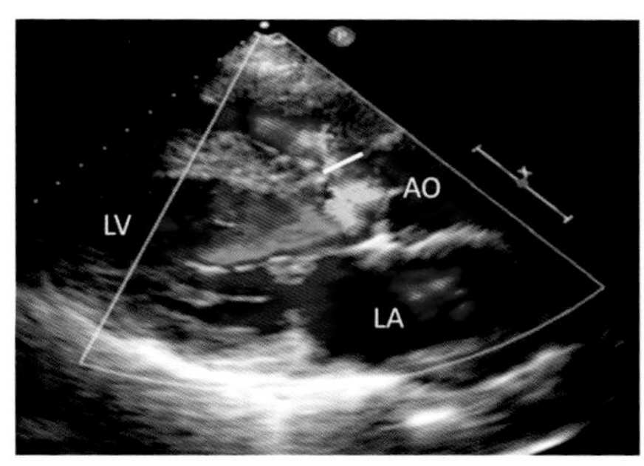

图2-42　左室长轴切面测量膜周型VSD大小，彩色血流显示室水平左向右分流

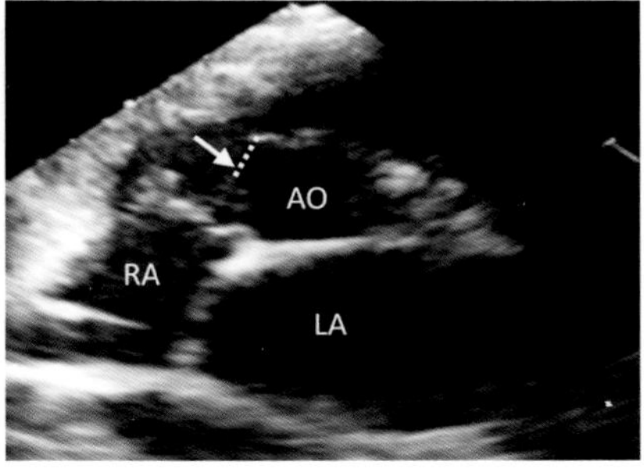

图2-43　大动脉短轴切面测量膜周型VSD大小

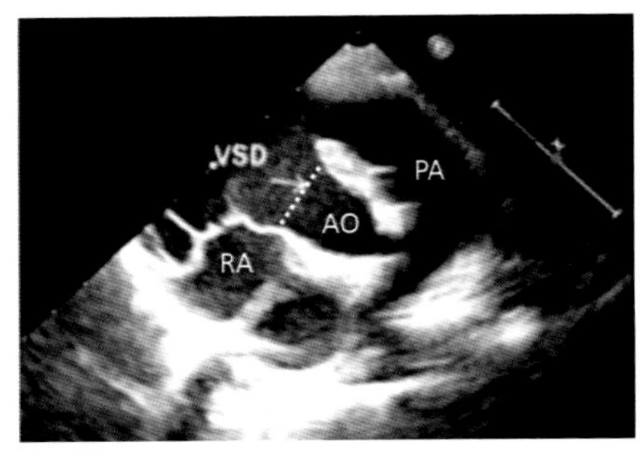

图2-44　大动脉短轴切面测量隔瓣下型VSD大小

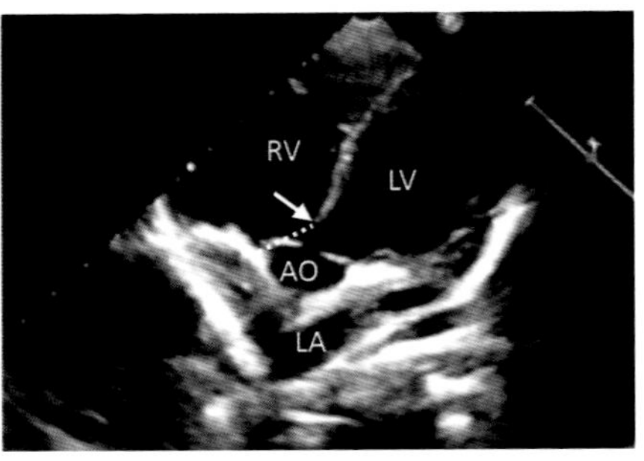

图2-45　心尖五腔心切面测量隔瓣下型VSD大小

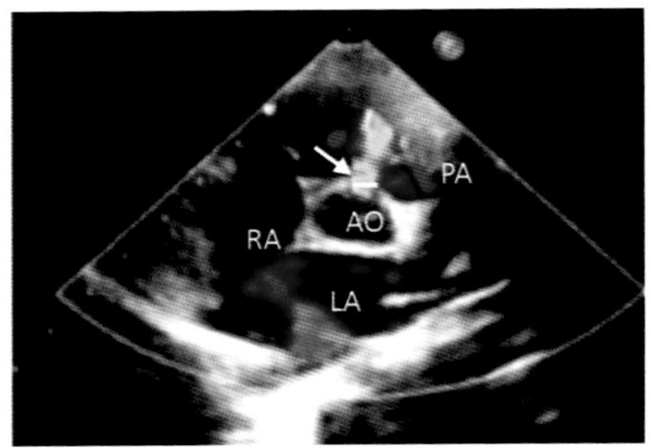

图2-46　大动脉短轴切面显示嵴内型VSD

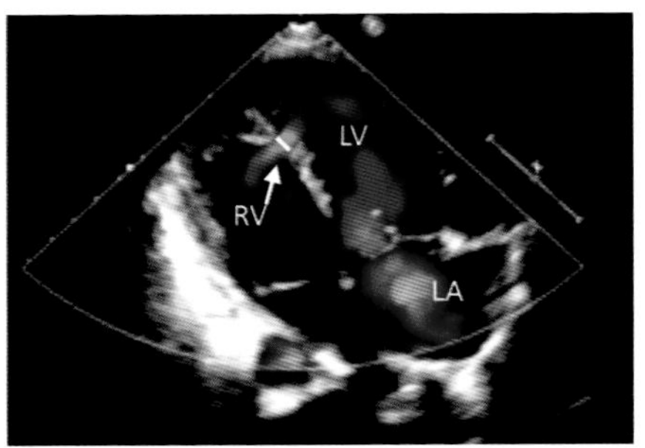

图2-47　左室斜切面测量室间隔肌部缺损大小

AO:主动脉　LA:左房　LV:左室　RV:右室　RA:右房

VSD:室间隔缺损　箭头:VSD的位置

观察要点：

室间隔缺损测量一般选择胸骨旁左室长轴切面、大动脉短轴切面、胸骨旁四腔心切面、心尖五腔心切面等，当经胸声窗获得的图像不满意时，剑突下各切面可作为补充；确定VSD的数目、大小、位置，明确VSD与相邻组织（如三尖瓣、肺动脉瓣、主动脉瓣）的关系，肌部VSD应明确断端距心尖、右室调节束及乳头肌距离，有无合并其它畸形；判断心腔扩大的程度，评估瓣膜反流及肺动脉压等。

测量参数及分型：

1）VSD依据解剖特征而分为不同类型，分型及缺损的测量如下：

①膜周部型：缺损位于室间隔膜周部，即除了膜部VSD外还累及了小范围的肌性室间隔，大动脉短轴切面缺损位于9-11点（图2-42、43），为VSD最常见的类型；

②隔瓣下型：缺损位于三尖瓣隔瓣下方（图2-44、45）；

③嵴内型：缺损位于室上嵴之内，大动脉短轴切面12点的位置（图2-46）；

④干下型：缺损位于肺动脉瓣下，大动脉短轴切面1-2点的位置；

⑤双动脉干下型：缺损位于主动脉瓣及肺动脉瓣下；

⑥肌部型：缺损位于肌部室间隔任何位置（图2-47）。

2）分流速度：胸骨旁左室长轴切面分流束与取样线夹角最小，所以在此切面清晰显示过隔血流、测量左向右或双向分流流速（图2-48）。

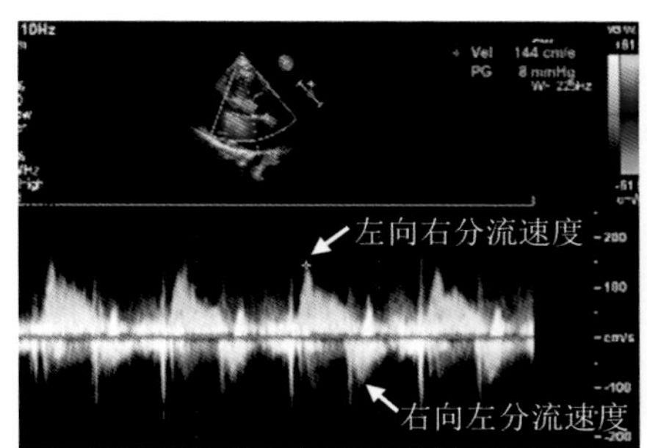

图2-48 左室长轴切面测量缺损分流流速

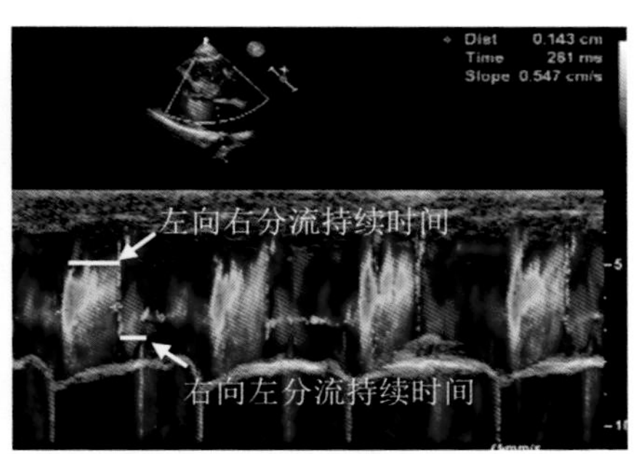

图2-49 左室长轴切面彩色M型测量分流持续时间

3）分流持续时间：彩色M型有时间优势，在胸骨旁左室长轴切面测量室间隔缺损左向右或右向左分流持续时间（图2-49）。

4）肺动脉压测量：

①较小的室间隔缺损（VSD<0.5 cm^2/m^2）：可以通过三尖瓣反流（TR）估测肺动脉压，肺动脉收缩压（sPAP）=$4V_{TR}^2$+右房压（RAP），V_{TR}^2为三尖瓣反流峰值流速的平方，备注：cm^2/m^2为室缺大小除以体表面积。

②较大的室间隔缺损（VSD>1.0 cm^2/m^2）：室水平分流以左向右分流为主时，肺动脉收缩压（sPAP）＝外周血压收缩压-左向右分流压差；当VSD大小位于0.5～1.0 cm^2/m^2时，估测肺动脉压时需要排除心脏有无其他与室缺无关的病变影响肺动脉压，优先选用上述公式计算。

③室水平双向分流：室水平左向右分流与右向左分流速度及持续时间基本相等时，肺动脉收缩压≈外周血压收缩压；室水平分流以右向左分流为主时，肺动脉收缩压≈外周血压收缩压+右向左分流压差。

2. 房间隔缺损（Atrial septal defect，ASD）

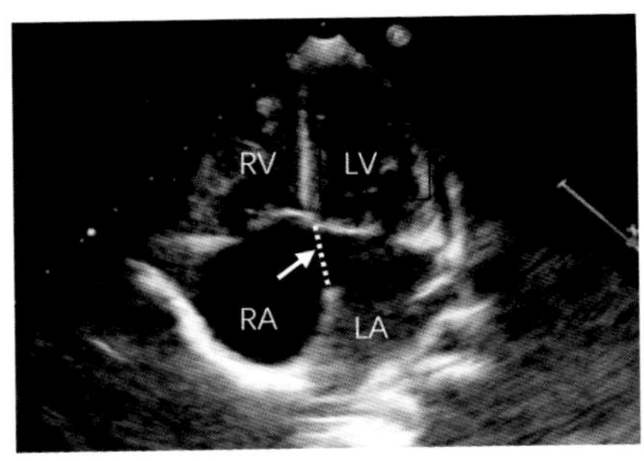

图2-50　原发孔型ASD，缺损紧邻二尖瓣，胸骨旁四腔心切面测量缺损大小

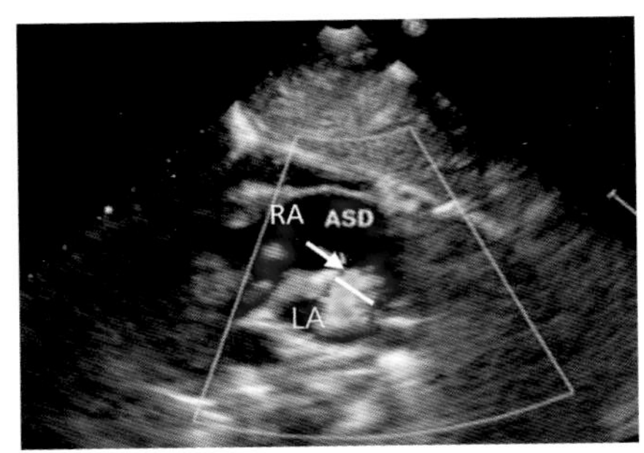

图2-51　原发孔型ASD，剑突下双房切面测量缺损大小

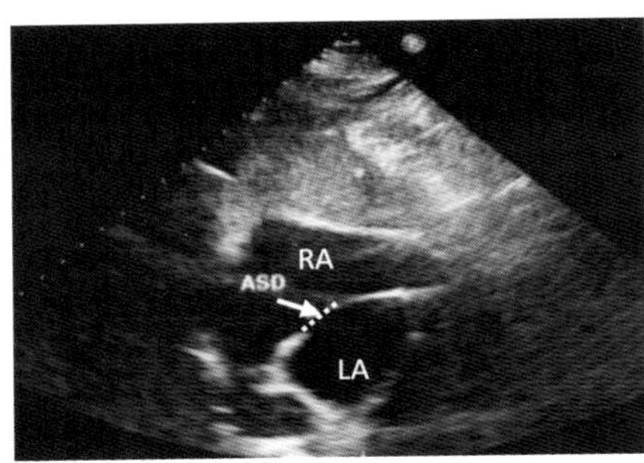

图2-52　继发孔型ASD（中央型），位于房间隔中部，剑突下双房切面测量缺损大小

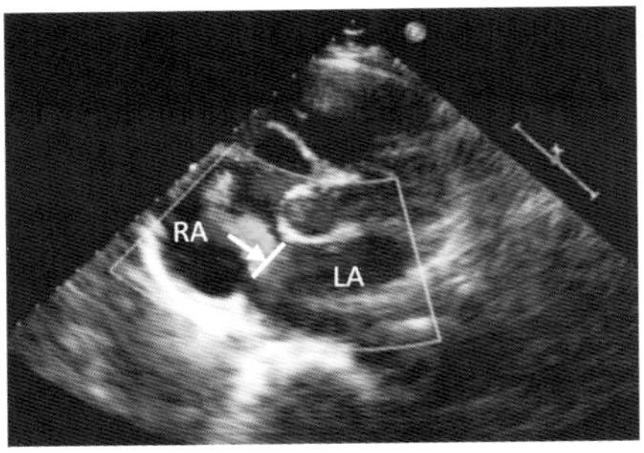

图2-53　继发孔型ASD，房水平左向右分流，大动脉短轴切面测量缺损大小

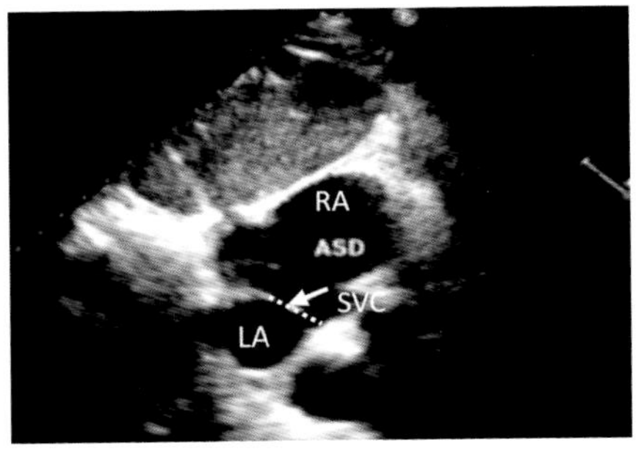

图2-54　上腔型ASD，位于上腔静脉入口处，剑下双房切面测量缺损大小

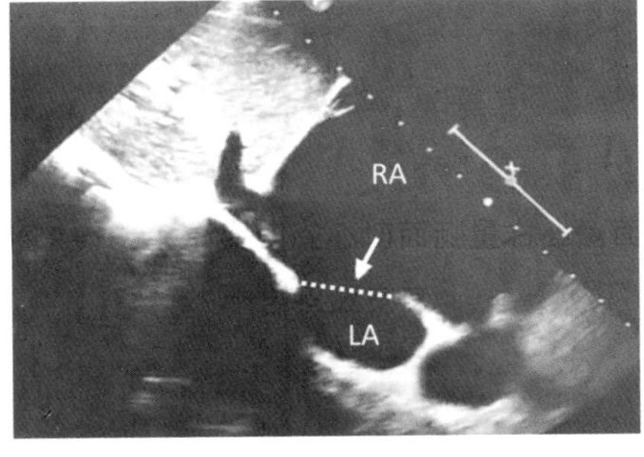

图2-55　下腔型ASD，位于下腔静脉入口处，剑突下双房切面测量缺损大小

SVC:上腔静脉　LA:左房　LV:左室　RV:右室　RA:右房

ASD:房间隔缺损　箭头:ASD的位置

观察要点：

ASD为临床最常见的先天性心脏病，测量缺损大小的切面有大动脉短轴切面、胸骨旁四腔心切面、剑突下双心房切面，除了要精确测量房间隔缺损大小外，还要测量缺损与上腔静脉、下腔静脉开口处、与主动脉瓣环等结构的距离，以便确定其分型方便后期治疗时选择手术方式，确定能否微创封堵；确定ASD的位置、大小、数目，明确ASD与相邻组织（如上、下腔静脉及二尖瓣环、主动脉瓣环）的关系，有无合并其它心血管畸形。

测量参数及分型：

①原发孔型ASD又称Ⅰ孔型ASD，缺损位于房间隔下部近房室瓣环处的原发孔部位，可合并二尖瓣瓣叶裂、二尖瓣腱索附着点异常、三尖瓣隔叶病变等（图2-50、51）；

②继发孔型ASD又称Ⅱ孔型ASD，为ASD中最常见的类型，缺损位于房间隔中部（图2-52、53）；

③上腔型ASD位于上腔静脉开口处（图2-54）；

④下腔型ASD位于下腔静脉开口处（图2-55）；

⑤无顶冠状静脉窦型ASD。

分流方向：剑突下双房切面、心尖四腔心切面及大动脉短轴切面显示房水平分流，通过彩色多普勒判断分流方向（图2-56、57）；肺动脉压测量，通常采用三尖瓣反流估测肺动脉压。

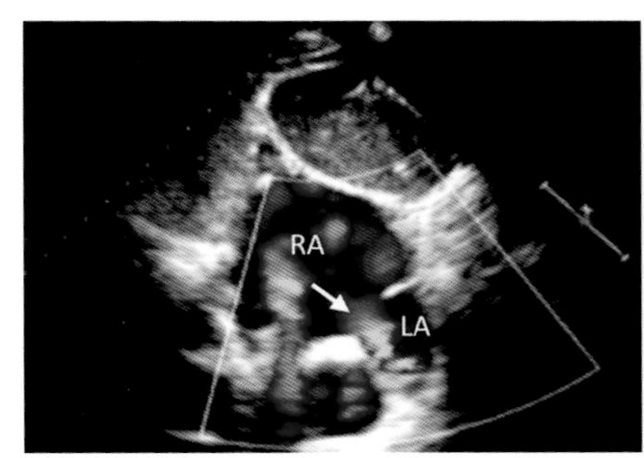

图2-56　剑突下双房切面显示房水平左向右分流

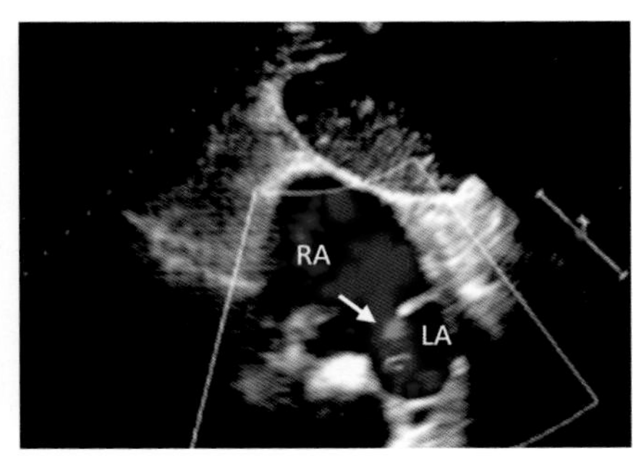

图2-57　剑突下双房切面显示房水平右向左分流

LA：左房　RA：右房　箭头：ASD

3. 动脉导管未闭（Patent ductus arteriosus，PDA）

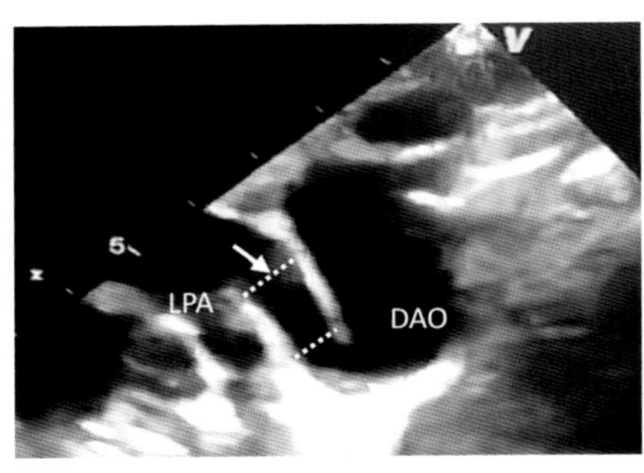

图2-58 胸骨上窝切面测量动脉导管主、肺动脉侧内径

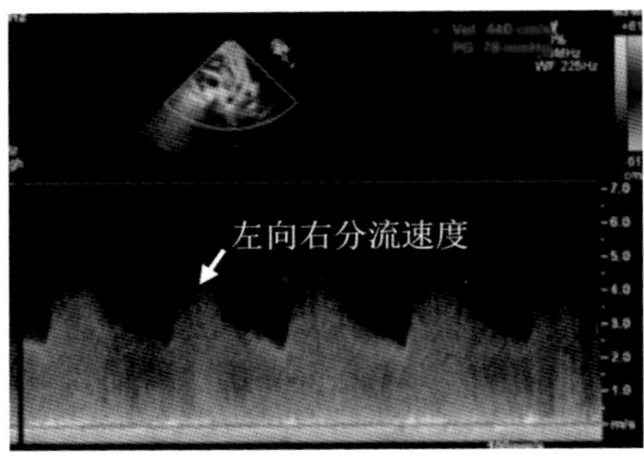

图2-59 肺动脉长轴切面测量PDA分流流速，为全期左向右分流

LPA：左肺动脉 DAO：降主动脉

观察要点：

PDA为临床常见的先天性心脏病，观察该疾病时首先确定是否为PDA，观察异常血流束的起源，排除其他的疾病，例如冠状动脉-肺动脉瘘、支气管动脉-肺动脉瘘等，其次要确定是否合并其他的心血管畸形，判断心腔是否扩大，评价瓣膜功能等。

测量参数及分型：

胸骨上窝主动脉弓长轴切面或肺动脉长轴、大动脉短轴高位切面清晰显示未闭动脉导管，并测量动脉导管主动脉侧及肺动脉侧的内径、导管的长度（图2-58）。PDA分型如下：

①管型：最常见，长度一般超过内径，似圆柱形；

②窗型：动脉导管短而粗；

③漏斗型：一端内径大于另一端，呈漏斗状；

④哑铃型：导管两端膨大，中间较细呈哑铃状；

⑤动脉瘤型：导管两端较细，中间膨大明显，呈动脉瘤样。

分流速度：胸骨旁肺动脉长轴切面清晰显示降主动脉与左肺动脉起始部间分流并测量左向右或双向持续分流流速（图2-59），肺动脉压测量（测量方法同室间隔缺损）。

4. 法洛氏四联症（Tetralogy of fallot，TOF）

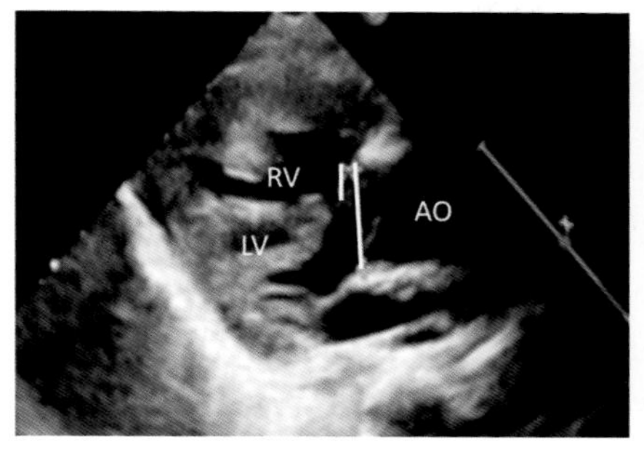

图2–60　左室长轴切面测量主动脉前壁与室间隔断端间垂直距离及主动脉根部前后径，计算主动脉的骑跨率

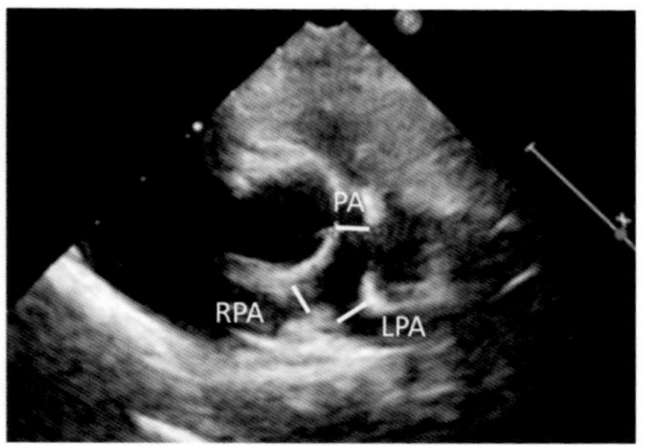

图2–61　肺动脉长轴切面测量主肺动脉及左、右肺动脉内径，评价肺动脉发育情况、计算McGoon比值

AO:主动脉　LV:左室　RV:右室　PA:肺动脉　LPA:左肺动脉　RPA:右肺动脉

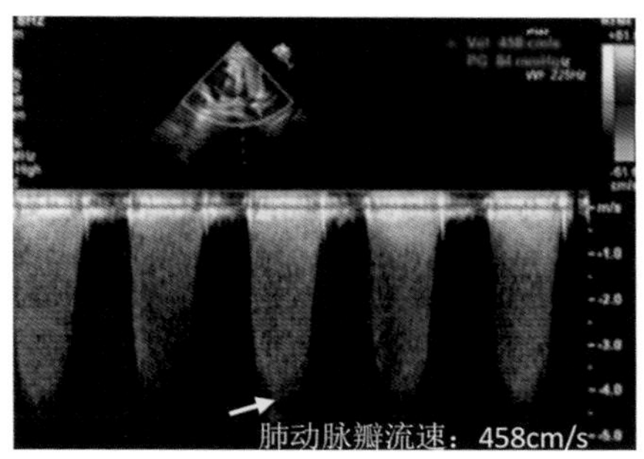

图2–62　肺动脉长轴切面测量肺动脉瓣流速

观察要点：

TOF为比较常见的复杂先天性心脏病，诊断该疾病时需要和大型室间隔缺损、右室双出口等疾病鉴别，解剖特征为主要鉴别的依据，同时也要排除是否合并其他心血管疾病。

测量参数及正常值：

①TOF室间隔缺损内径测量、CDFI及M型测量（测量方法同室间隔缺损）；

②骑跨率是TOF诊断过程中非常重要的参数、也是必须要准确测量的参数，骑跨率为主动脉前壁与室间隔断端间垂直距离/主动脉根部前后径×

100%（图 2-60）；

③另外相对比较重要的参数是McGoon比值（正常>1.2），测量主动脉穿膈肌裂孔处内径及左、右肺动脉内径，McGoon=（左肺动脉内径+右肺动脉内径）/主动脉穿膈肌裂孔处内径（图 2-61）；

④计算EDVI（正常>30 ml/m^2），EDVI=左室舒张末期容积/体表面积；

⑤计算Nakata指数（正常>120 mm^2/m^2），Nakata指数=（左肺动脉横截面积+右肺动脉横截面积）/体表面积；

⑥胸骨旁肺动脉长轴切面测量肺动脉瓣流速或右室流出道流速（图 2-62）。

5. 左侧三房心（Cor triatriatum sinister，CTS）

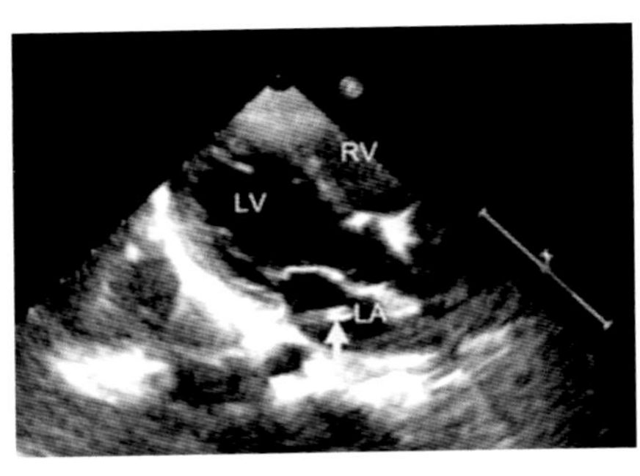

图 2-63 左室长轴切面

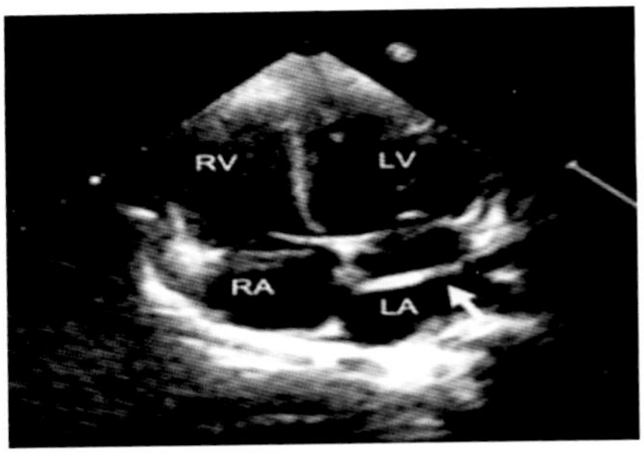

图 2-64 心尖四腔心切面

LA:左房　LV:左室　RV:右室　RA:右房

观察要点：

左房腔内可见隔膜回声（图 2-63、64 箭头），将左房分为位于前下方的真房和位于后上方的副房。CDFI隔膜交通口处可见血流通过。观察隔膜位置、隔膜有无交通口及交通口数目、大小，如交通口<10 mm则会引起副房压力升高，副房增大；CDFI观察交通口处有无血流加速现象，以及肺静脉与真房、副房连接关系，是否合并房间隔缺损及缺损的位置和大小。

6. 大动脉转位（Transposition of the great arteries，TGA）

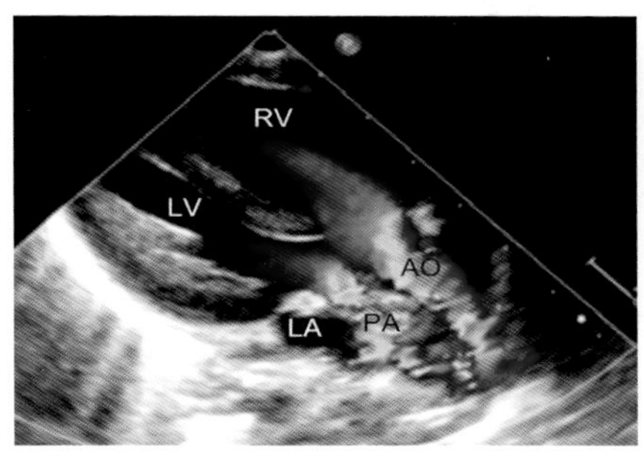

图2-65　完全型大动脉转位左室长轴切面，两条大动脉平行走行

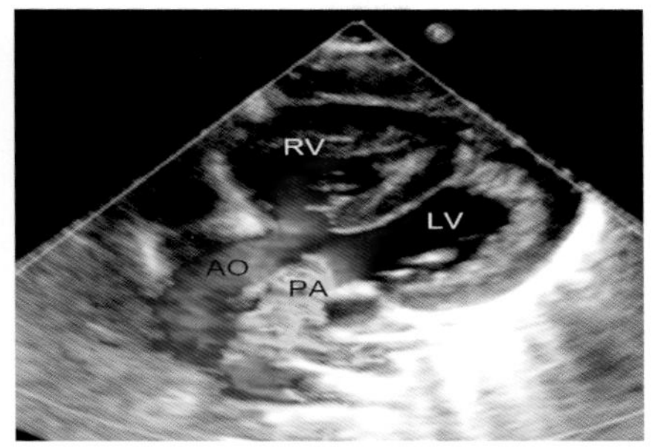

图2-66　完全型大动脉转位心尖双动脉长轴切面，左室发出肺动脉，右室发出主动脉

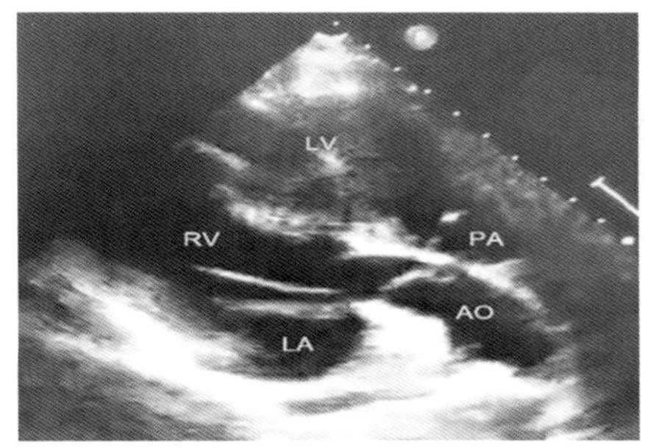

图2-67　矫正型大动脉转位左室长轴切面

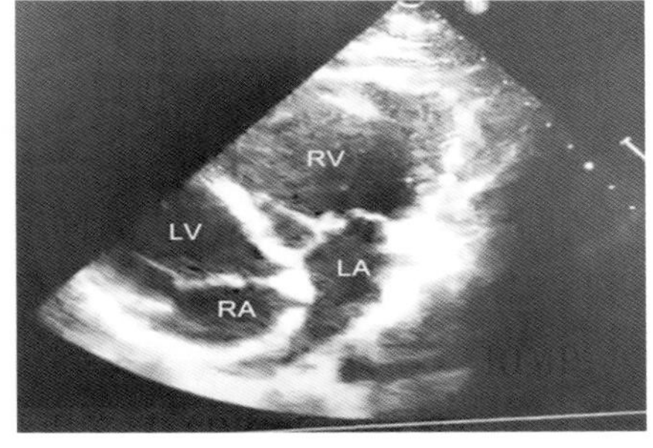

图2-68　矫正型大动脉转位心尖四腔心切面

LA:左房　LV:左室　RV:右室　RA:右房　PA:肺动脉　AO:主动脉

观察要点：

根据三节段分析方法确定心房、心室及大动脉位置，确定房室连接、心室大动脉连接关系。

①完全型大动脉转位：房室连接关系正常，心室大动脉连接关系异常。左房与左室连接，右房与右室连接，主动脉发自右室，肺动脉发自左室，两条大动脉呈平行排列（图2-65、66）。

②矫正型大动脉转位：房室连接关系异常，心室大动脉连接关系异常。左房与右室连接，右房与左室连接，主动脉发自右室，肺动脉发自左室，两条大动脉呈平行排列（图2-67、68）。

7. 右室双腔心（Double chambered right ventricle，DCRV）

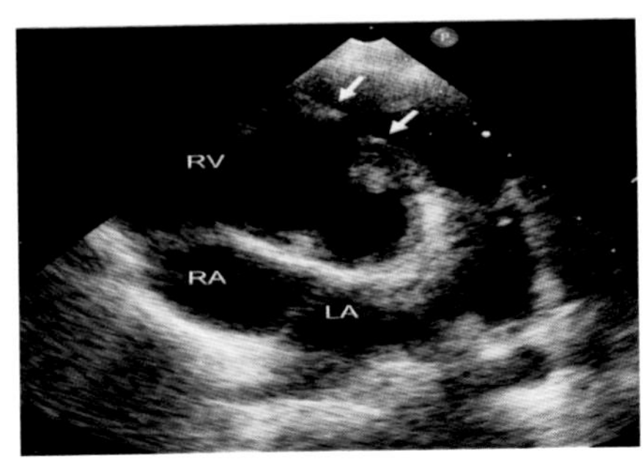

图2-69　大动脉短轴切面

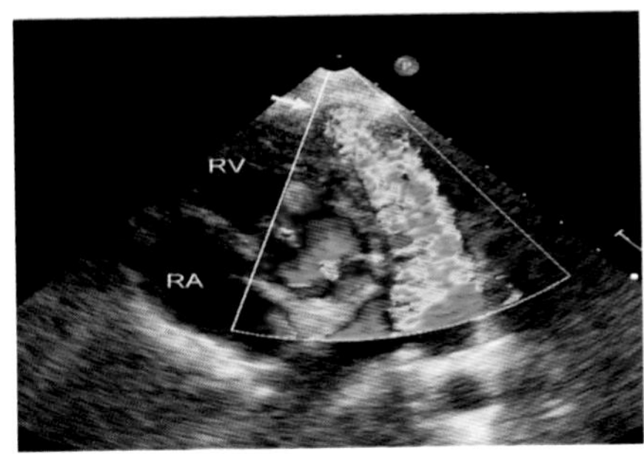

图2-70　彩色多普勒大动脉短轴切面

LA:左房　RV:右室　RA:右房

观察要点：

右室腔内可见异常粗大肌束（图2-69箭头），将右室分为靠近三尖瓣侧的高压腔和靠近肺动脉瓣侧的低压腔，CDFI交通口处可见五彩镶嵌血流（图2-70箭头）。

8. 肺静脉异位引流（Anomalous pulmonary venous connection，APVC）

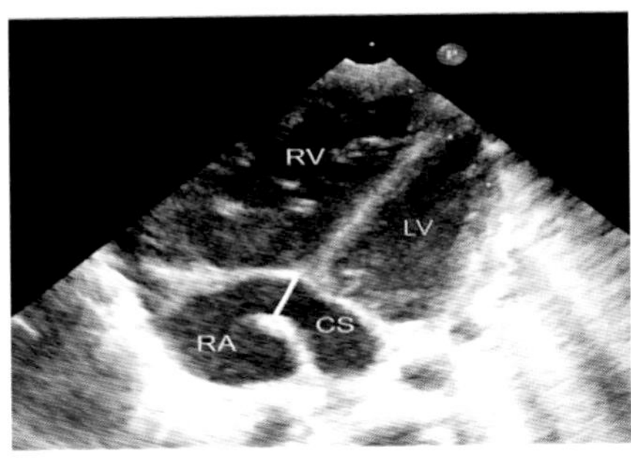

图2-71　心尖四腔心切面基础上显示冠状静脉窦（CS）长轴，并测量开口处内径，正常<10 mm

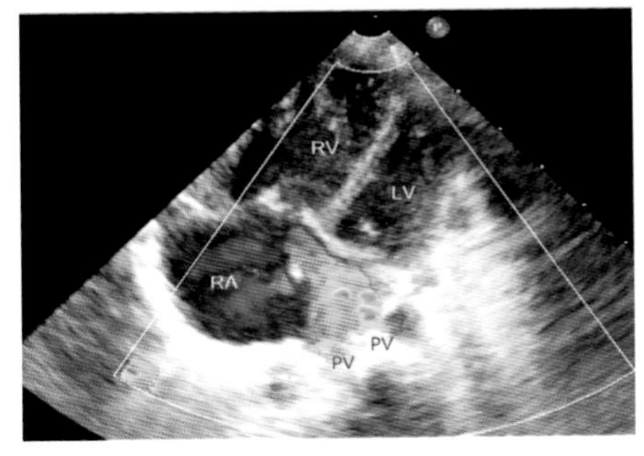

图2-72　彩色多普勒心尖四腔心切面显示肺静脉血流通过冠状静脉窦引流入右房

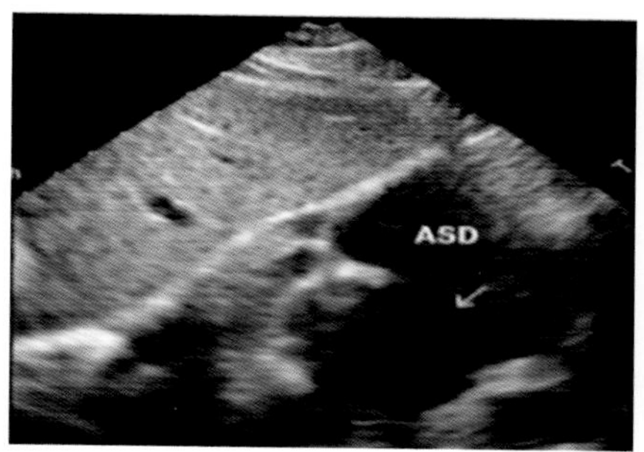

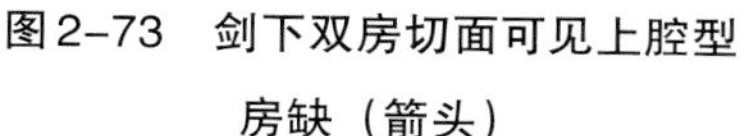
图2-73　剑下双房切面可见上腔型房缺（箭头）

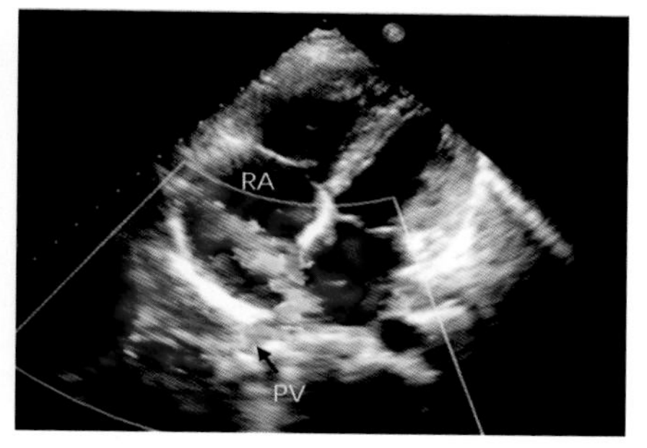

图2-74　彩色多普勒心尖四腔心切面可见肺静脉引流入右房

LV:左室　RV:右室　RA:右房　ASD:房间隔缺损　PV:肺静脉　CS:冠状静脉窦

(1) 完全性肺静脉异位引流（Total anomalous pulmonary venous connection，TAPVC）

观察要点：

当患者右心显著扩大，右心扩大的程度与房间隔缺损大小不匹配时，要高度怀疑是否合并肺静脉异位引流。观察肺静脉引流入左房的数目，是否有异常血管连接右房，上腔静脉或下腔静脉血流量是否增加，冠状静脉窦是否扩张，三尖瓣反流的程度等。

TAPVC分为心内型：冠状静脉窦扩张（图2-71），肺静脉血流通过冠状静脉窦引流入右房（图2-72）（或直接引流入右房）。心上型：共同肺静脉干通过垂直静脉与无名静脉及上腔静脉相连接汇入右房（或直接汇入上腔静脉）。心下型：共同肺静脉干通过门静脉和下腔静脉引流入右房。

(2) 部分性肺静脉异位引流（Partial anomalous pulmonary venous connection，PAPVC）

观察要点：

部分性肺静脉异位引流常合并上腔型或下腔型房间隔缺损，在不合并房间隔缺损的情况下，一支或几支肺静脉与右心房或体静脉连接，超声心动图难以诊断，需要借助CTA进行诊断（图2-73、74）。

9.心内膜垫缺损（Endocardial cushion defect，ECD）

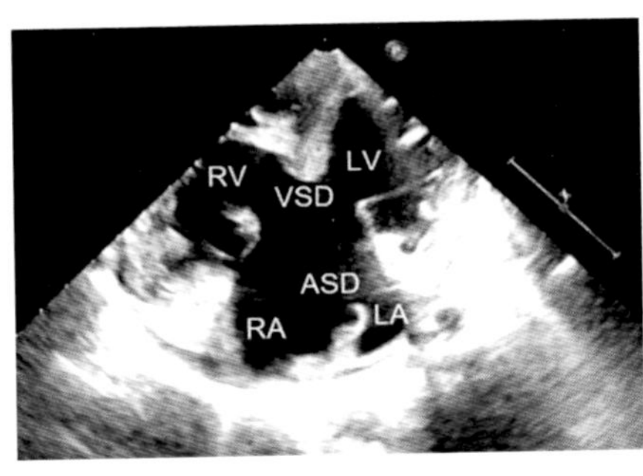

图2-75　心尖四腔心切面（舒张期），心内膜垫十字交叉缺失

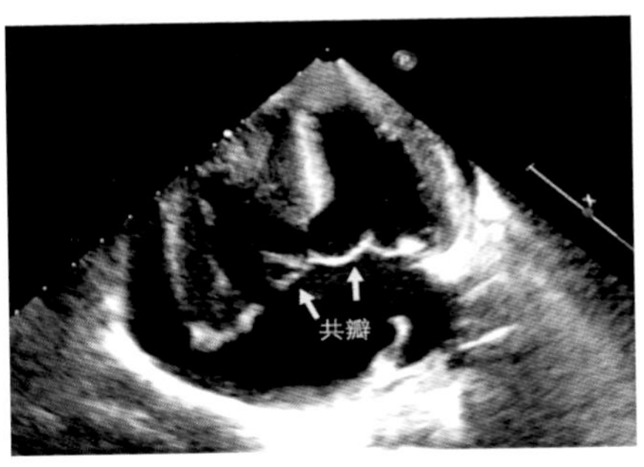

图2-76　心尖四腔心切面（收缩期），正常二、三尖瓣结构消失，形成共同房室瓣（箭头）

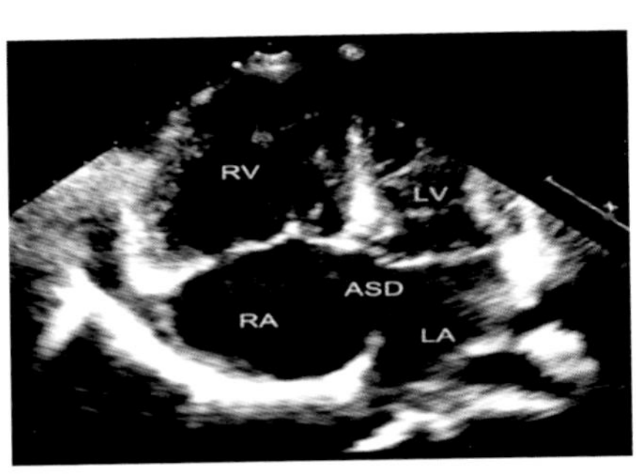

图2-77　心尖四腔心切面可见低位房间隔缺损（I孔型ASD），右心内径增大

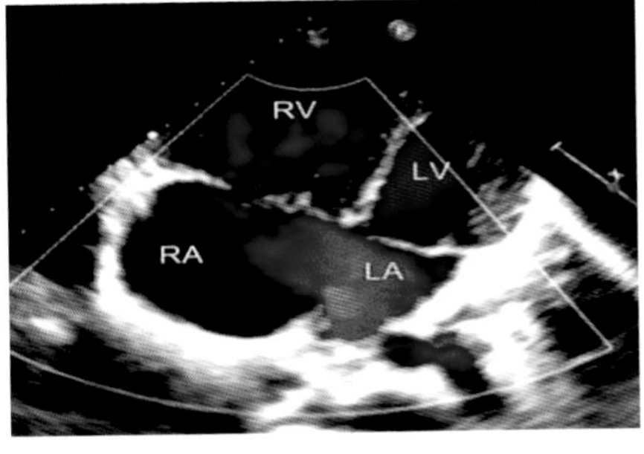

图2-78　彩色多普勒心尖四腔心切面显示房水平左向右分流

LA:左房　LV:左室　RV:右室　RA:右房　ASD:房间隔缺损　VSD:室间隔缺损

（1）完全型心内膜垫缺损

观察要点：

心内膜垫十字交叉部位可见Ⅰ孔型房间隔缺损和心内膜垫型室间隔缺损（图2-75），形成共同房室瓣（图2-76箭头），原二尖瓣前叶与三尖瓣隔叶在同一水平面上，呈“一”字形。观察共瓣腱索附着部位，房室瓣发育情况，是否存在瓣裂。

分型：根据共瓣腱索的附着部位分为三型。A型：共瓣腱索连于室间隔断端之上；B型：共瓣腱索经室间隔缺损连于右室游离壁；C型：共瓣腱索无附着点，瓣膜呈漂浮样。

（2）部分型心内膜垫缺损

观察要点：

室间隔是否完整，ASD大小，房室瓣发育情况，是否存在瓣裂，是否合并其他心血管畸形（图2-77、78）。

10. 主动脉缩窄（Coarctation of the aorta，COA）

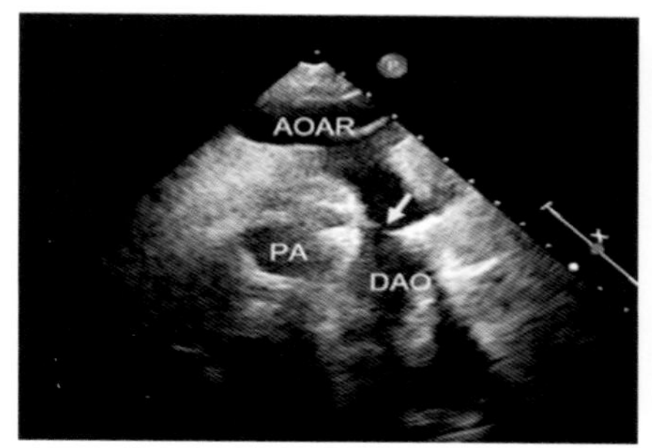

图2-79　主动脉弓长轴切面

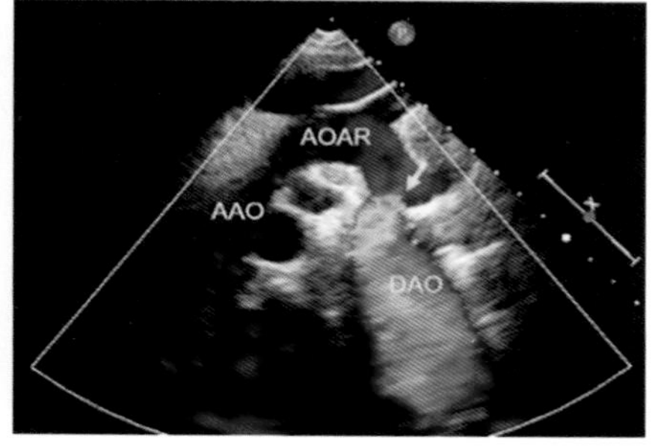

图2-80　彩色多普勒主动脉弓长轴切面

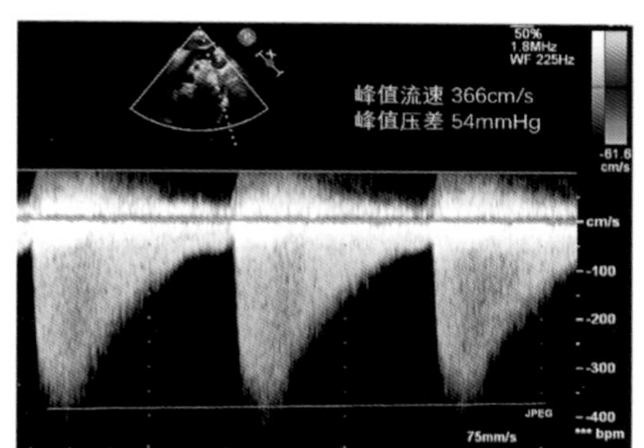

图2-81　主动脉缩窄处测得高速血流频谱

AAO：升主动脉　PA：肺动脉　DAO：降主动脉　AOAR：主动脉弓

观察要点：

当检查发现左室壁增厚，难以用其他病因解释时，应该高度怀疑是否存在引起左室后负荷增加的疾病，尤其是COA；观察缩窄部位及升主动脉、主动脉弓降部发育情况，测量缩窄处内径、流速、压差。主动脉峡部腔内可见隔膜样回声致管腔局限性狭窄（图2-79箭头）；峡部内径≤升主动脉内径的40%可诊断缩窄；彩色多普勒狭窄处呈五彩镶嵌血流（图2-80箭头）；连续多普勒狭窄处测得高速连续性血流频谱，峰值流速＞2m/s（图2-81）。

11. 三尖瓣下移畸形（Ebstein畸形）

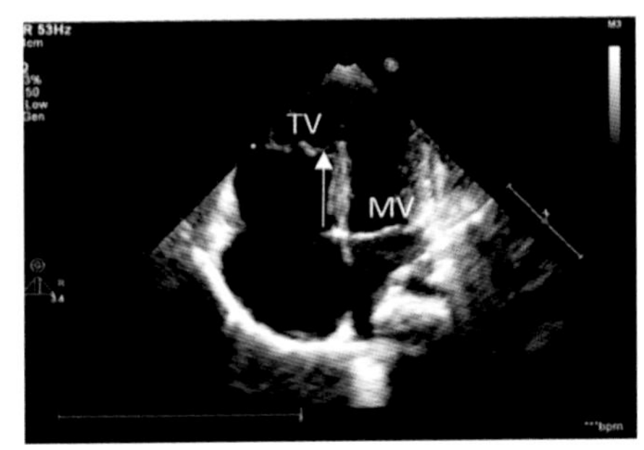

图2-82　四腔心切面显示三尖瓣隔瓣位置下移

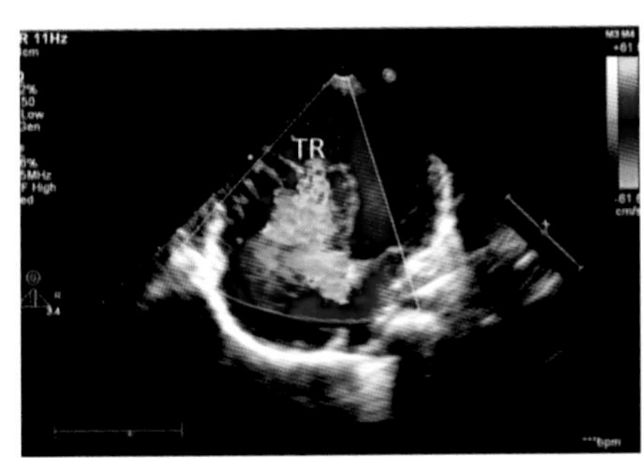

图2-83　三尖瓣口大量反流信号

TV：三尖瓣　MV：二尖瓣　TR：三尖瓣反流

观察要点：

当右心显著扩大、三尖瓣反流量增多时，着重观察三尖瓣附着点的位置，有无下移及下移的程度，瓣叶运动幅度是否正常，根据上述特征分为三型。A型：三尖瓣前叶位置正常、发育较好，仅隔叶及后叶下移20–30 mm，形成房化右室的面积小，功能右室有足够容量；B型：前叶下移，且发育不良，瓣叶活动受限，后叶和隔叶下移，但一般瓣叶面积减少的不严重；C型：瓣叶面积严重减少，如隔叶或后叶缺如，或仅为膜样残迹，前叶下移，瓣叶结构、腱索和乳头肌严重发育不全，房化右室明显扩大，功能右室发育不良。

测量参数及正常值：

心尖四腔心切面测量三尖瓣隔叶附着点与二尖瓣前叶附着点距离（图2-82箭头），三尖瓣上大量反流（图2-83），预后指数（GOSE指数）可作为评价Ebstein畸形严重程度的有效指标；GOSE指数测量：描记法分别测量右房、房化右室、功能右室、左室及左房的面积；GOSE指数：（右房+房化右室的面积）/（功能右室+左室+左房的面积），GOSE指数越大其预后越差见表2-4。

表2-4　GOSE评分分级

	Grade 1	Grade 2	Grade 3	Grade 4
GOSE评分	＜0.5	0.5～0.99	1～1.49	＞1.5

（三）心脏瓣膜病切面及测量

1. 主动脉瓣疾病

（1）主动脉瓣畸形

①主动脉瓣二叶畸形（Bicuspid aortic valve，BAV）

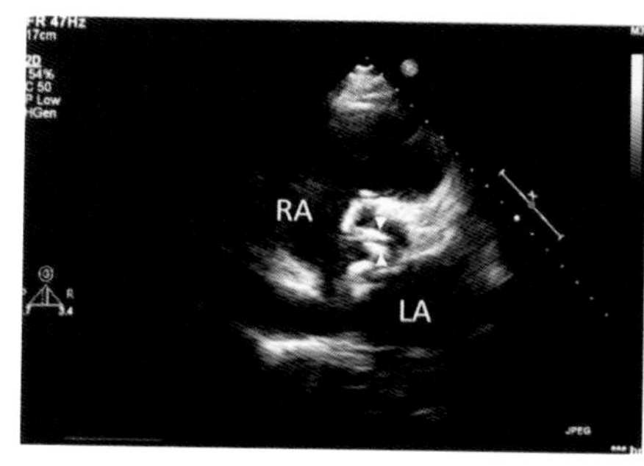

图2-84　主动脉瓣（二叶）关闭

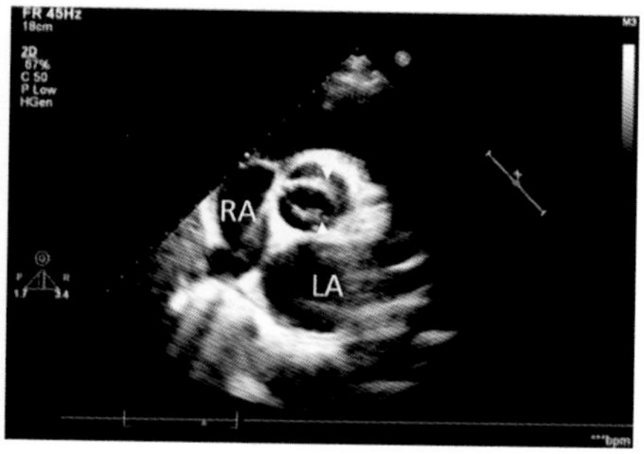

图2-85　主动脉瓣（二叶）开放

LA:左房　RA:右房

观察要点：

主动脉瓣叶的数目，瓣叶开放幅度，是否有开放受限，瓣叶是否粘连，有无嵴结构，瓣口流速，反流程度（图2-84、85）。主动脉瓣二叶畸形Sievers分型为3型：0型即无嵴结构；1型即有1个嵴，包括（L-R亚型）、（R-N亚型）、（N-L亚型）；2型即有2个嵴。

②主动脉瓣四叶畸形

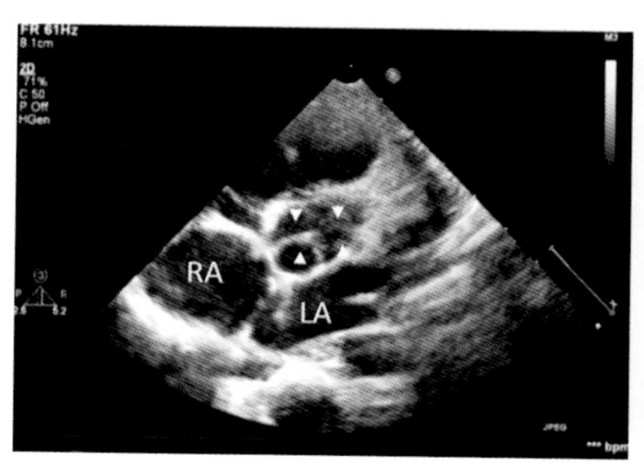

图2-86　主动脉瓣（四叶）关闭

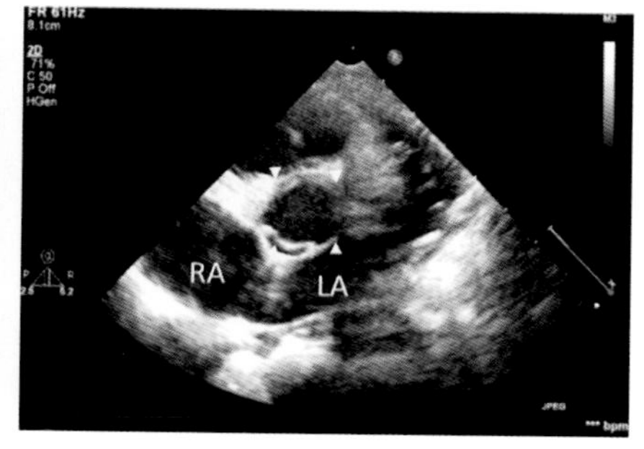

图2-87　主动脉瓣（四叶）开放

LA:左房　RA:右房

观察要点：

主动脉瓣的数目，瓣叶有无开放受限，瓣口流速，反流程度等（图2-86、87）。

（2）主动脉瓣狭窄（Aortic valve stenosis，AS）

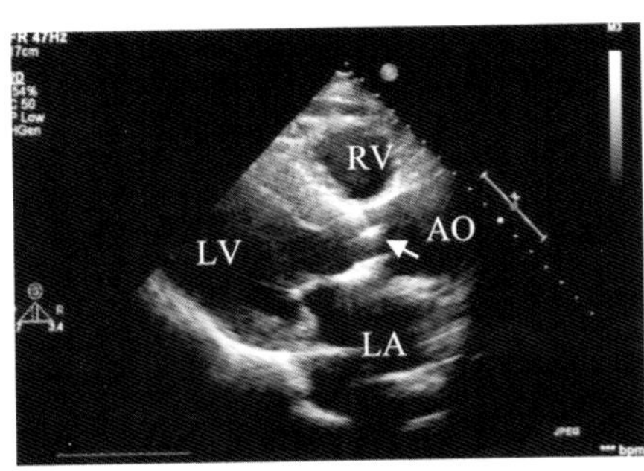

图2-88　左室长轴显示主动脉瓣增厚

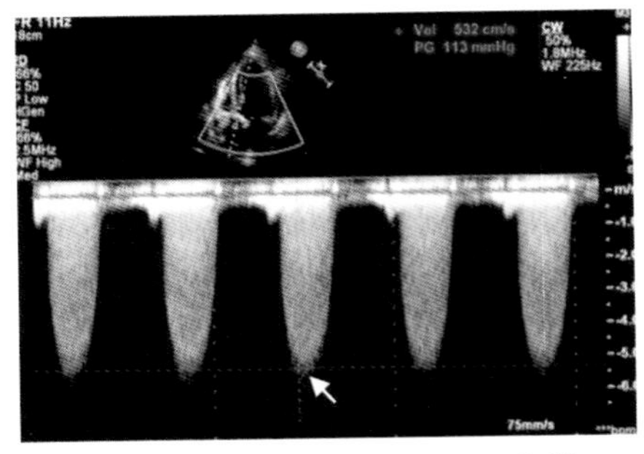

图2-89　主动脉瓣上连续多普勒

LA：左房　LV：左室　RV：右室　AO：主动脉

观察要点：

二维超声心动图可以观察到主动脉瓣增厚、钙化、粘连，瓣叶开放受限，在左室长轴切面及大动脉短轴切面显示较好，可以观察瓣叶的数目、开放受限的严重程度，瓣叶是否有异常回声附着等（图2-88），观察左室肥厚的程度，左室壁厚度与主动脉瓣狭窄程度呈正相关，左房是否扩大，定量评价二尖瓣、三尖瓣反流。

测量参数及正常值：

①主动脉瓣峰值流速测量：选心尖五腔心、心尖三腔心、胸骨上窝切面，连续多普勒测量，应尽量保持声束与血流平行（图2-89）；②平均跨瓣压差：获取主动脉瓣峰值流速，描记主动脉瓣VTI获得平均跨瓣压差；③连续方程法评估有效瓣口面积：左室流出道（LVOT）直径的测量；测量左室流出道速度时间积分（VTI_{LVOT}）：脉冲多普勒定位测量，取样容积长度为3～5 mm，置于主动脉瓣左心室侧接近血流加速区，测量主动脉瓣速度时间积分（VTI_{AV}）；依据公式：AVA（cm^2）=（A_{LVOT}×VTI_{LVOT}）/VTI_{AV}，A_{LVOT}为左室流出道面积，主动脉瓣狭窄程度分级标准见表2-5。

表2-5 主动脉瓣狭窄程度分级标准

	轻度	中度	重度
峰值流速(m/s)	2.6～2.9	3.0～4.0	≥4.0
平均跨瓣压差(mmHg)	＜20	20～40	≥40
主动脉瓣口面积(cm^2)	＞1.5	1.0～1.5	＜1.0
LVOT流速及主动脉瓣峰值流速比值	＞0.5	0.25～0.50	＜0.25

（3）主动脉瓣反流、脱垂

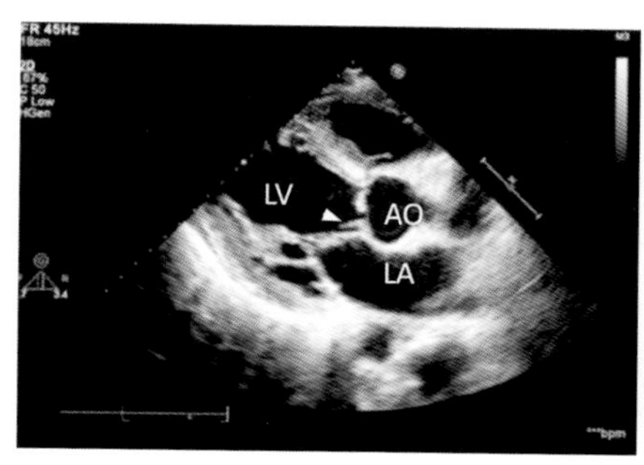

图2-90 左室长轴切面显示主动脉瓣脱入左室流出道

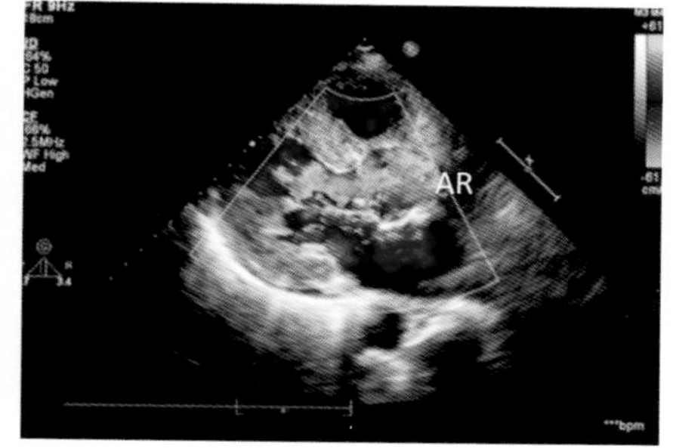

图2-91 瓣口可见中-大量五彩反流束

LV:左室 LA:左房 AO:主动脉 AR:主动脉瓣反流

观察要点：

当左室扩大时，要检查主动脉瓣是否有较多的反流，该疾病通常容易误诊为扩张型心肌病，忽略了主动脉瓣的反流，忽略了左室前负荷增加的影响，从而影响了患者有效的诊疗；观察主动脉瓣有无脱垂，当主动脉瓣在舒张期脱入左室流出道，超过了主动脉瓣根部附着点连线以下时，重点观察主动脉瓣脱垂的部位、程度、形态、受累的范围（图2-90），评价反流的程度，主动脉瓣下舒张期探及五彩反流束（图2-91）。

测量参数及正常值：

主动脉瓣反流容易获得的参数有缩流颈，反流束宽度及其与左室流出道宽度之比，反流束面积与左室面积之比，反流量及有效反流口面积测量较复杂，主动脉瓣反流程度分级标准见表2-6。

表2-6 主动脉瓣反流程度分级标准

	轻度(1+)	轻-中度/中度(2+)	中-重度(3+)	重度(4+)
缩流颈(mm)	<3	3～5.9	/	>6
JW/LVOT(%)	<25	25～45	45～64	≥65
JA/LVDA(%)	<7	/	8～19	≥20
RVol(ml/搏)	<30	30～44	44～59	≥60
反流分数(%)	<30	30～39	40～49	≥50
EORA(cm^2)	<0.10	0.10～0.19	0.20～0.29	≥0.30
左室大小	正常	正常/扩大	扩大	显著扩大

JW/LVOT：反流束宽度与左室流出道宽度之比；JA/LVDA：反流束面积与左室面积之比；RVol：反流量；EORA：有效反流口面积

2. 二尖瓣疾病

(1) 二尖瓣狭窄（Mitral stenosis，MS）

风湿性心脏瓣膜病是二尖瓣狭窄最常见的病因，因此以下用风湿性心脏病引起的二尖瓣狭窄为例，介绍二尖瓣狭窄的标准切面及测量方法。

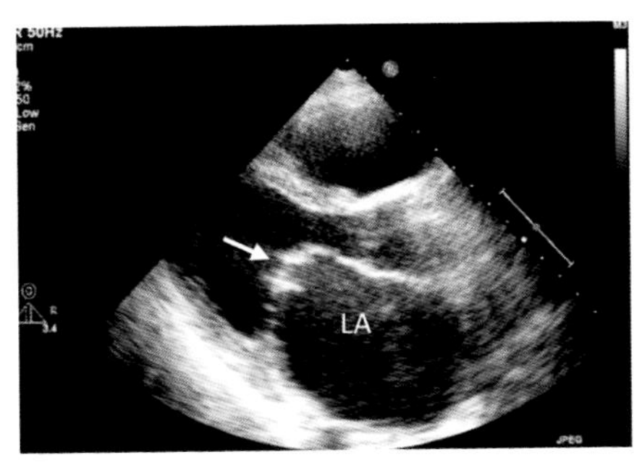

图2-92 左室长轴切面示：二尖瓣前、后叶回声增强，瓣膜增厚，前、后叶瓣间距减小，左房增大

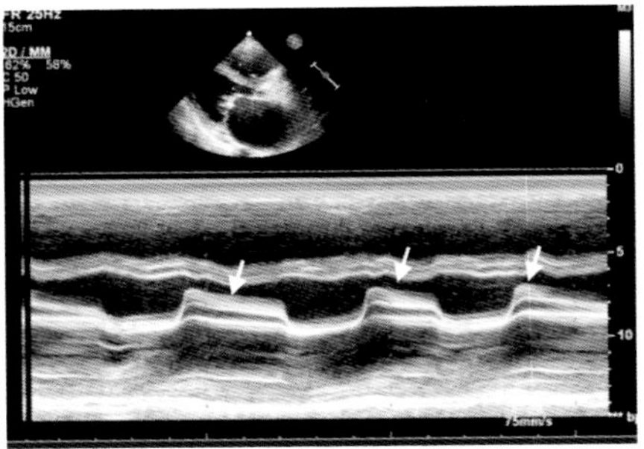

图2-93 左室长轴切面示：M型显示二尖瓣前叶呈“城墙样”改变（箭头所示）

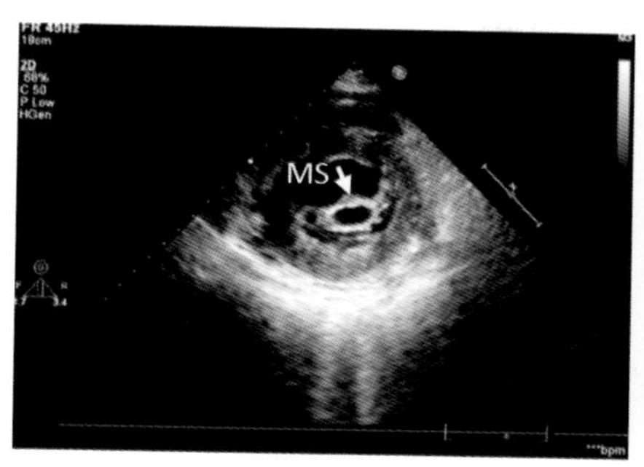

图2-94　左室短轴切面示：舒张期二尖瓣开口面积减小（箭头所示）

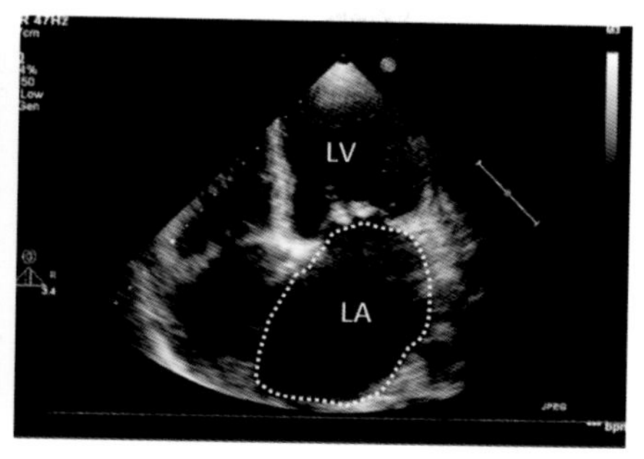

图2-95　四腔心切面示：二尖瓣前、后叶回声增强，瓣膜增厚，前、后叶瓣间距减小，左房增大

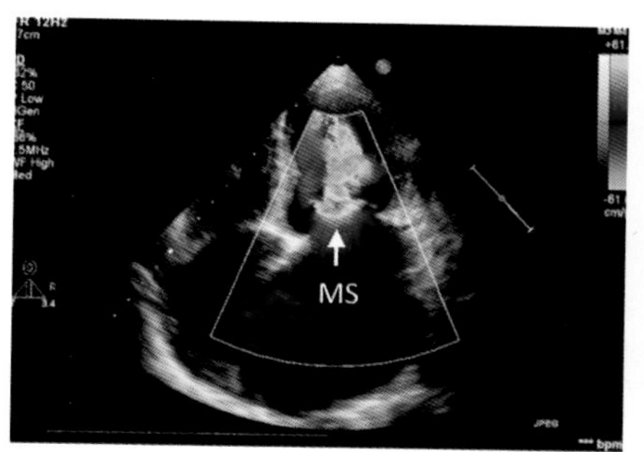

图2-96　四腔心切面示：二尖瓣前向血流加快，呈“花色”

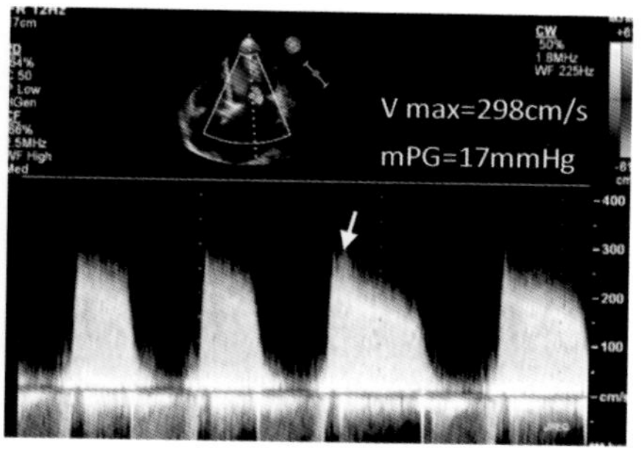

图2-97　四腔心切面示：二尖瓣前向血流速度增快

LA：左房　MS：二尖瓣狭窄　LV：左室　Vmax：峰值流速　mPG：平均压差

观察要点：

当左房扩大、二尖瓣开放受限时，应该考虑到MS，二维超声心动图观察二尖瓣开放程度，瓣叶增厚的程度，在二尖瓣短轴切面描记二尖瓣瓣口面积（MVA）；四腔心切面或两腔心切面：压差减半法（PHT）依据公式MVA（cm^2）=220/PHT，评估二尖瓣瓣口面积（MVA）；观察瓣叶、瓣环及腱索结构，左心耳及左房内有无血栓及自发显影。常用评价MS的指标有二尖瓣口面积、平均跨瓣压差、峰值跨瓣压差；间接评价MS的指标有左房扩大的程度、肺动脉压升高的程度等。

测量参数及正常值：

二尖瓣狭窄程度分级标准见表2-7。

表2-7　二尖瓣狭窄程度分级标准

	轻度	中度	重度
二尖瓣瓣口面积(cm^2)	1.5～2.0	1.0～1.5	<1.0
平均跨瓣压差(mmHg)	<5	5～10	>10
肺动脉收缩压(mmHg)	<30	30～50	>50

（2）二尖瓣反流

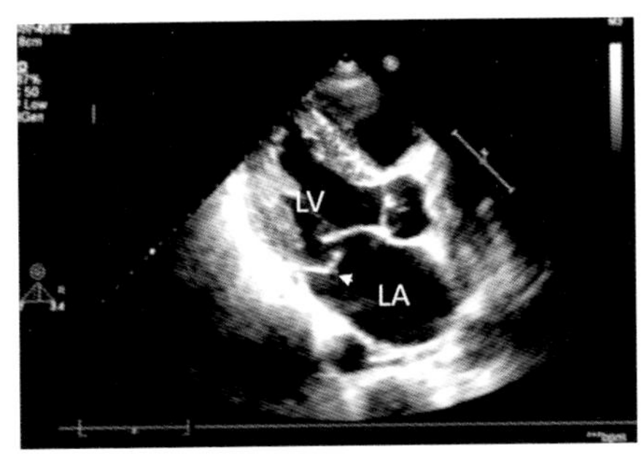

图2-98　左室长轴切面显示二尖瓣后叶脱向左房侧

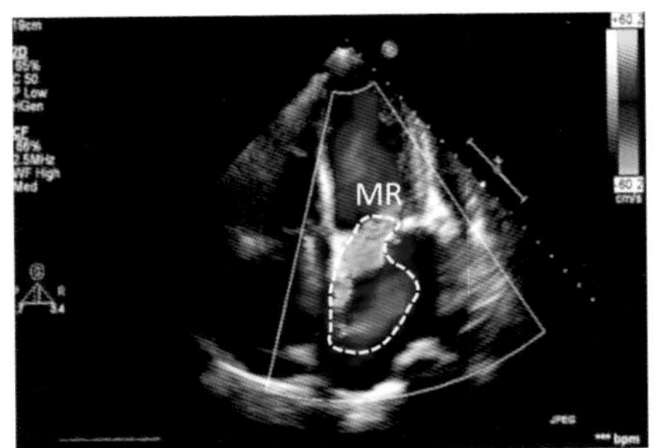

图2-99　瓣口血流呈偏心性，测量反流束面积

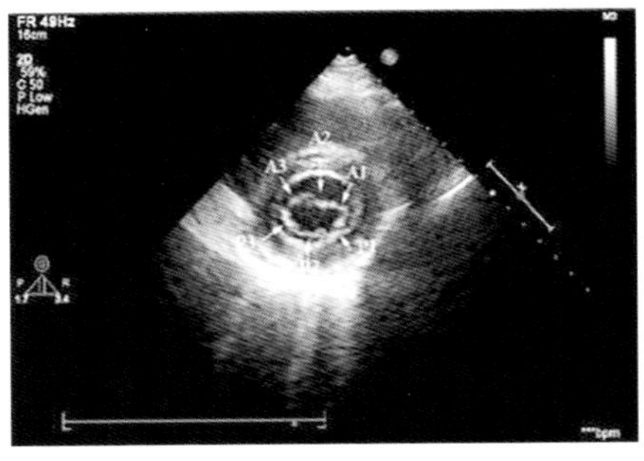

图2-100　二尖瓣水平短轴切面，显示整个前后叶

LV：左室　LA：左房　MR：二尖瓣反流　A1、A2、A3：二尖瓣前瓣分区
P1、P2、P3：二尖瓣后瓣分区

观察要点：

多切面观察二尖瓣开放状态，关闭点是否错位，是否有二尖瓣腱索断裂，瓣叶是否有脱垂（图2-98）；测量二尖瓣反流的缩流颈，一般选择左室长轴切面或四腔心切面，测量反流束面积，反流分数等（图2-99）；二尖瓣分区见（图2-100）。

测量参数及正常值：

反流束的缩流颈、反流束面积、反流分数容易测量，左房、室大小为反映二尖瓣反流的间接指标，二尖瓣反流严重程度分级标准见表2-8。

表2-8　二尖瓣反流程度分级标准

	轻度（1+）	中度（2+）	中-重度（3+）	重度（4+）	极重度（5+）
缩流颈（mm）	＜3	3～7	3～7	＞7	＞7
反流量（ml）	＜30	30～44	45～59	≥60	≥80
反流分数（%）	＜30	30～39	40～49	≥50	≥75
有效反流口面积（cm^2）	＜0.20	0.20～0.29	0.30～0.39	≥0.40	≥0.40

3. 三尖瓣反流（Tricuspid regurgitation，TR）

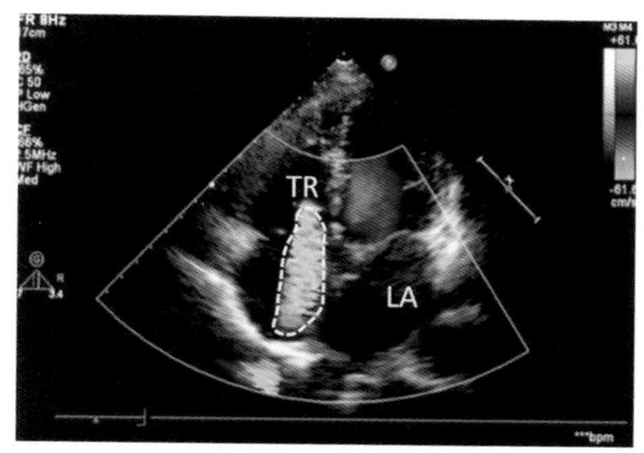

图2-101　三尖瓣口反流信号

TR：三尖瓣反流　LA：左房

观察重点：

①缩流颈宽度，测量切面：心尖四腔心或右心室流入道切面；测量方法：参考前文二尖瓣反流评价中缩流颈宽度测量方法；②有效反流口面积（EROA）；③反流容积（RVol），测量切面：心尖四腔心、胸骨旁四腔心、大动脉短轴或右心室流入道切面。

测量参数及正常值：

三尖瓣反流程度分级标准见表2-9。

表2-9　三尖瓣反流程度分级标准

	轻度（1+）	中度/中重度（2+/3+）	重度（4+）	极重度（5+）	巨量/瀑布样（6+）
三尖瓣结构	正常	正常/异常	异常	异常	异常
右房或下腔静脉	正常	正常/扩张	扩张	扩张	扩张
缩流颈(mm)	≤3.0	3.0～6.9	7.0～13.9	14～20	≥21
反流束面积(cm^2)	<5	5～10	>10	/	/
反流分数(%)	<30	30～49	≥50	/	/
每搏反流量(ml)	<30	30～44	≥45	/	/

4.肺动脉瓣疾病

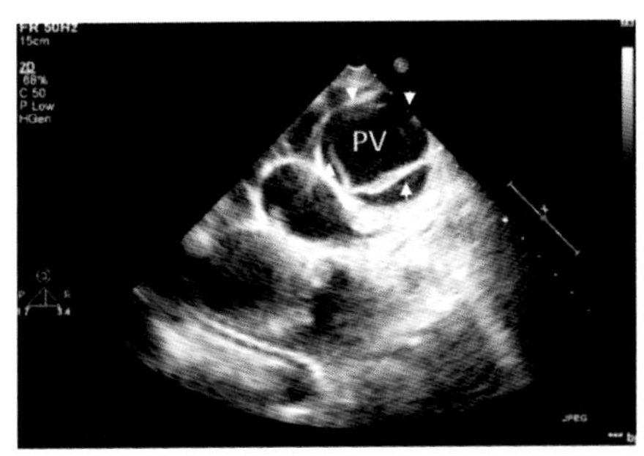

图2-102　肺动脉瓣（四叶式）开放

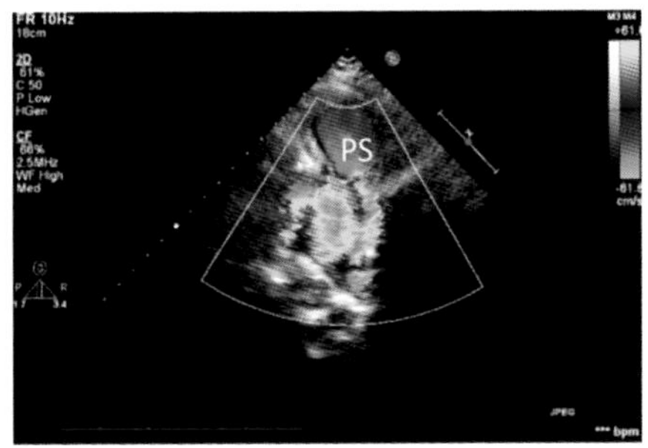

图2-103　肺动脉瓣口五彩花色血流信号

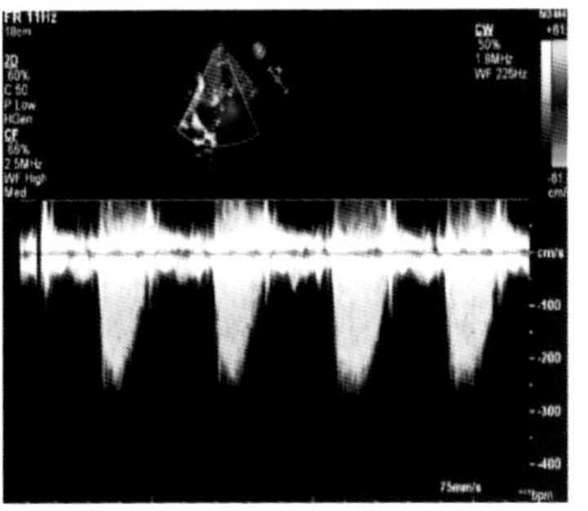

图2-104肺动脉瓣前向流速：256 cm/s

PV:肺动脉瓣　PS:肺动脉瓣狭窄

观察重点：

肺动脉瓣狭窄（PS）：肺动脉瓣狭窄几乎均为先天性畸形；二维超声心动图肺动脉瓣短轴切面显示瓣叶数量及瓣膜启闭运动；CDFI：肺动脉长轴切面显示瓣口五彩花色血流信号；连续多普勒测量，应尽量保持声束与血流平行；

测量参数及正常值：

肺动脉瓣狭窄时瓣上流速及压差可作为评价狭窄程度的有效指标，简单易于获得；另外M型超声肺动脉瓣运动曲线对鉴别肺动脉瓣狭窄有较大诊断价值，肺动脉瓣狭窄程度分级标准见表2-10。

表2-10 肺动脉瓣狭窄程度分级标准

多普勒参数	轻度	中度	重度
峰值流速(m/s)	＜3	3～4	＞4
峰值压差(mmHg)	＜36	36～64	＞64

5.人工瓣膜

(1) 二尖瓣人工瓣

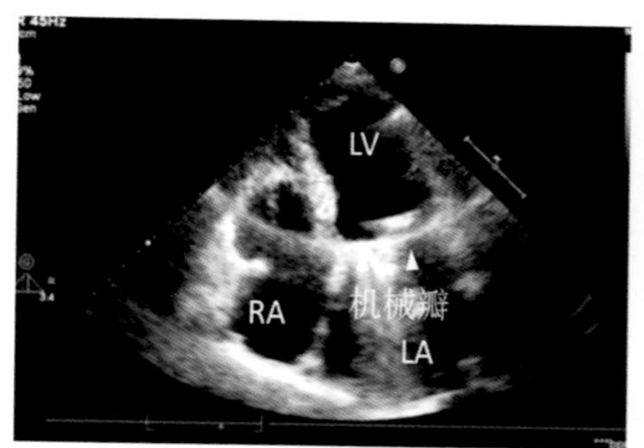

图2-105 四腔心切面显示二尖瓣人工瓣（机械瓣）

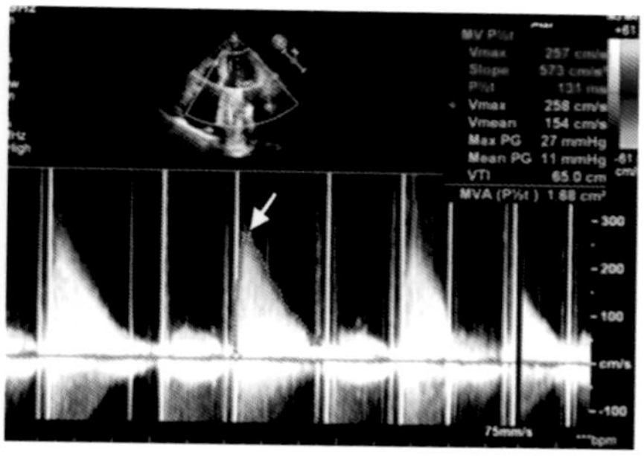

图2-106 二尖瓣人工瓣（机械瓣）频谱多普勒

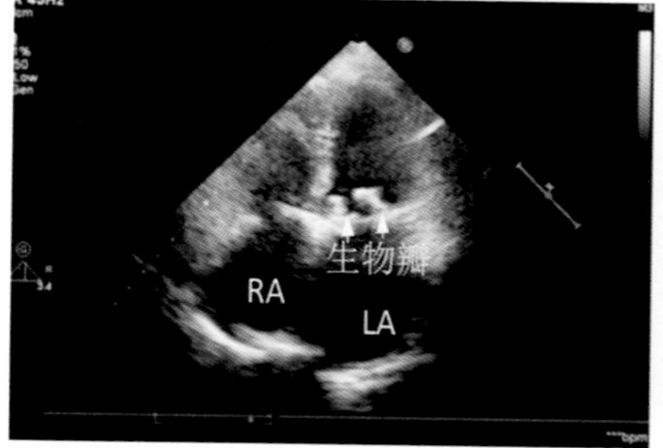

图2-107 四腔心切面显示二尖瓣人工瓣（生物瓣）

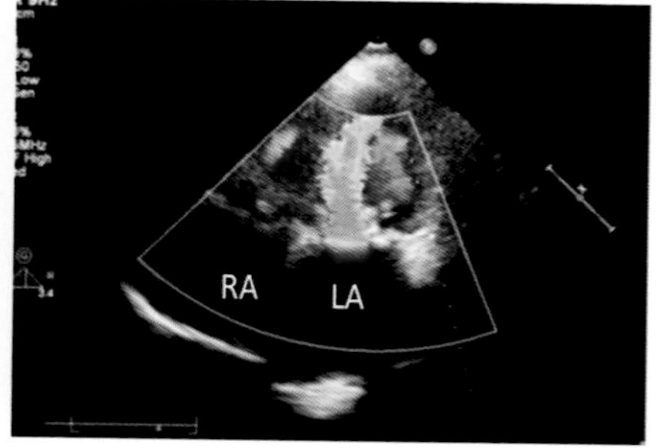

图2-108 二尖瓣人工瓣（生物瓣）前向血流

LA:左房 LV:左室 RA:右房

观察重点：

①常规超声评价内容：A.心腔大小（左心室、左心房、右心室、右心房）、室壁厚度/有无左心室肥厚；B.左心室收缩与舒张功能；C.肺动脉压估测；D.其它瓣膜功能；

②二维：A.瓣膜开闭活动；B.瓣叶有无钙化、异常回声；C.瓣环完整性、活动度、有无异常回声；

③多普勒参数：血流频谱形态；峰值流速、峰值压差、mPG；人工二尖瓣DVI：人工瓣口与流出道速度时间积分比值；人工二尖瓣的PHT；反流有无、部位、程度。

测量参数及正常值：

人工二尖瓣狭窄的参数见表2-11。

表2-11　人工二尖瓣狭窄的参数

	正常	可疑狭窄	明显狭窄
E峰	<1.9m/s	1.9～2.5m/s	≥2.5m/s
平均跨瓣压差	≤5 mmHg	6～10 mmHg	>10 mmHg
$VTI_{人工瓣}/VTI_{LVOT}$	<2.2	2.2～2.5	>2.5
有效瓣口面积	≥2 cm^2	1～2 cm^2	<1 cm^2
压力减半时间	<130 ms	130～200 ms	>200 ms

E峰：二尖瓣口流速；$VTI_{人工瓣}$：人工瓣速度时间积分；VTI_{LVOT}：左室流出道速度时间积分

（2）主动脉瓣人工瓣

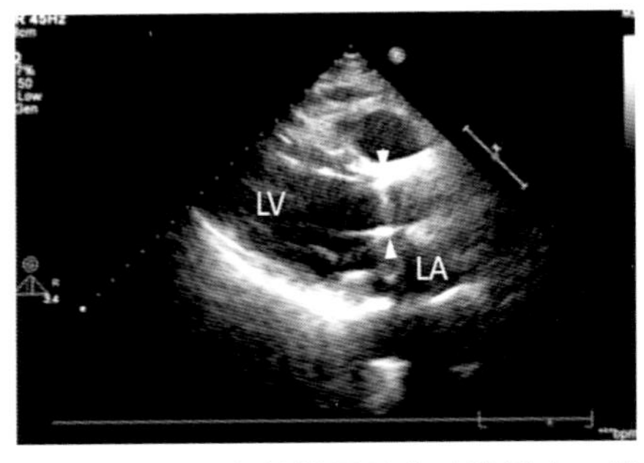

图2-109　左室长轴显示主动脉瓣人工瓣

图2-110　主动脉瓣人工瓣频谱多普勒

LA：左房　LV：左室

观察重点：

①常规超声评价内容：A.心腔大小（左心室、左心房、右心室、右心

房）、室壁厚度/有无左心室肥厚；B.左心室收缩与舒张功能；C.肺动脉压估测；D.其他瓣膜功能；

②二维：瓣膜开闭活动；B.瓣叶有无钙化、异常回声；C.瓣环完整性、活动度、有无异常回声；

③多普勒参数：A.血流频谱形态，人工主动脉瓣血流加速时间AT，人工主动脉瓣射血时间ET；B.峰值流速、峰值压差、mPG；C.人工主动脉瓣DVI：流出道与人工瓣口速度比值；D.反流有无、部位、程度。

测量参数及正常值：

人工主动脉瓣狭窄的参数见表2-12。

表2-12　人工主动脉瓣狭窄的参数

	正常	可疑狭窄	明显狭窄
人工瓣上峰值流速	<3m/s	3～4m/s	>4m/s
平均跨瓣压差	<20 mmHg	20～35 mmHg	>35 mmHg
$V_{LVOT}/V_{人工瓣}$	≥0.30	0.29～0.25	<0.25
有效瓣口面积	>1.2 cm²	1.2～0.8 cm²	<0.8 cm²
人工主动脉瓣加速时间	<80 ms	80～100 ms	>100 ms

V_{LVOT}：左室流出道收缩期峰值流速；$V_{人工瓣}$：人工瓣主动脉瓣收缩期峰值流速

（四）心肌病切面及测量

1.扩张型心肌病（Dilated cardiomyopathy，DCM）

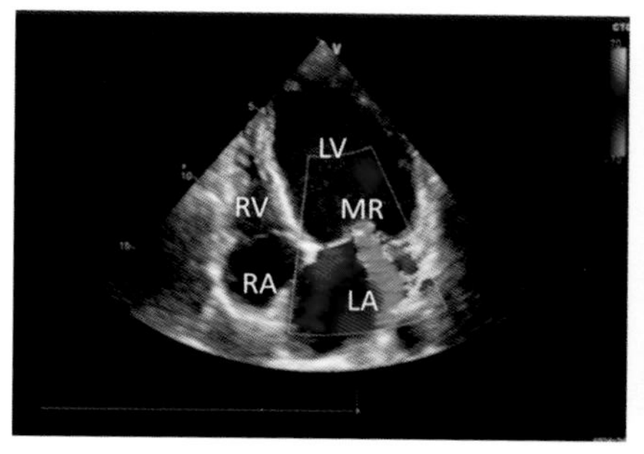

图2-111　左心扩大，左室呈“球形”扩大

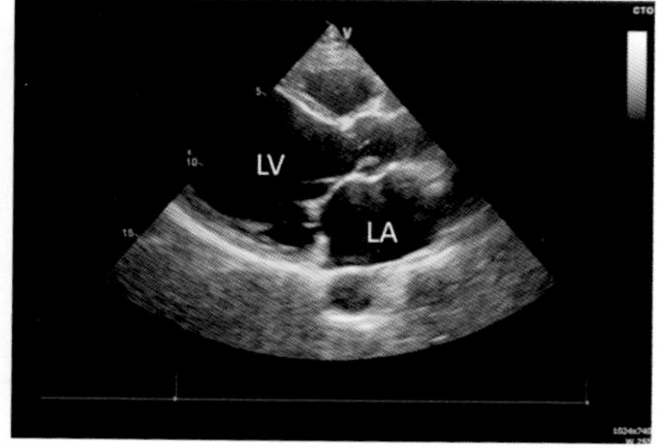

图2-112　扩大的左室与二尖瓣形成“大心腔、小开口”改变

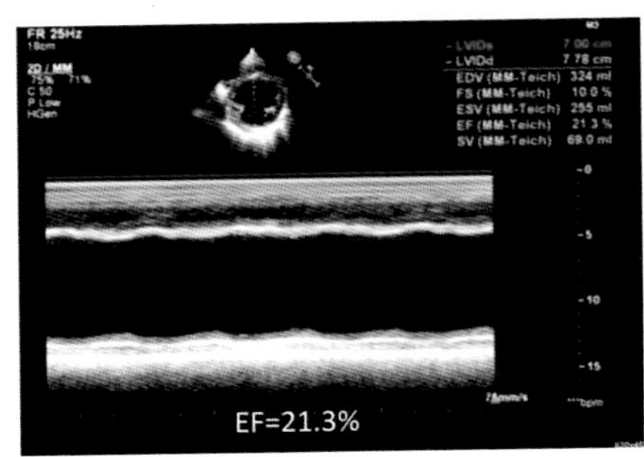

图2-113　左室收缩功能明显减低

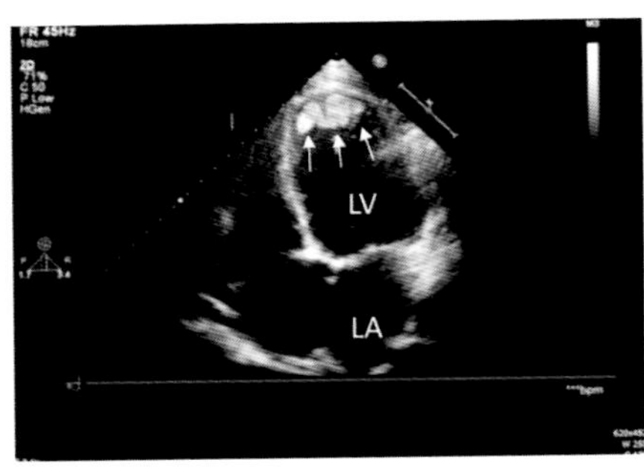

图2-114　左室心尖部见高回声附壁血栓

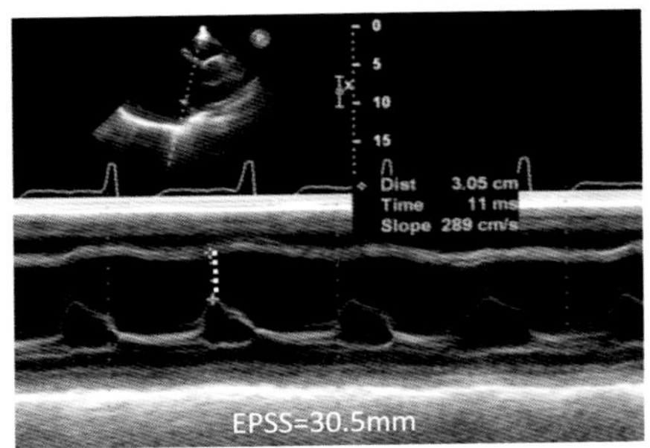

图2-115　左室长轴切面示M型测量EPSS

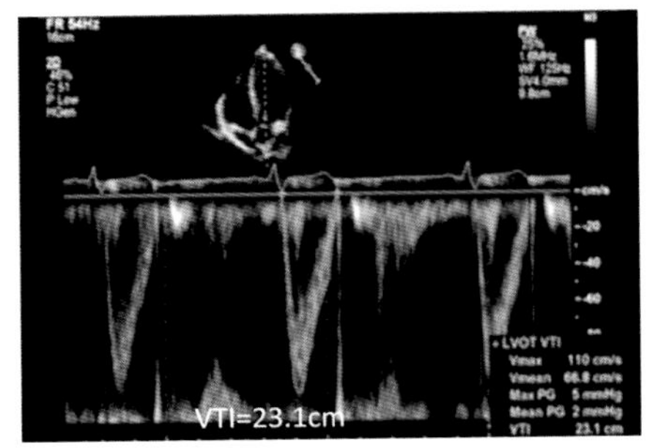

图2-116　心尖五腔心切面测量左室流出道VTI

LV:左室;　LA:左房　RV:右室　RA:右房　EF:射血分数　MR:二尖瓣反流

EPSS:二尖瓣E峰最高点至室间隔的间距　VTI:速度时间积分

观察要点:

观察心脏大小，尤其是左室的大小（图2-111、112），室壁各节段的运动幅度（图2-113），测量左室射血分数，一般选择双平面Simpson法测量；观察心腔内有无异常回声附着（图2-114），评价瓣膜功能；同时询问患者的病史，是否有大量饮酒、妊娠、上呼吸道感染等病史。

测量参数及正常值:

DCM的诊断标准:

①左室显著扩大，呈“球形”扩大，左室舒张末期内径>5.0 cm（女性）和>5.5 cm（男性）；

②左室壁运动幅度显著减低，左室射血分数<45%和左室短轴缩短率<25%；

③EPSS指舒张早期二尖瓣前叶E峰最高点与同一心动周期室间隔左室面最下缘的间距，正常值为0～5.3 mm；当EPSS>7 mm时，表示存在

左室收缩功能不全（图2-115）；

④左心室流出道的速度时间积分VTI：当VTI<18 cm，提示低流速状态，是预后不良的指标（图2-116）。

2. 肥厚型心肌病（Hypertrophic cardiomyopathy，HCM）

（1）室间隔肥厚为主的肥厚型心肌病

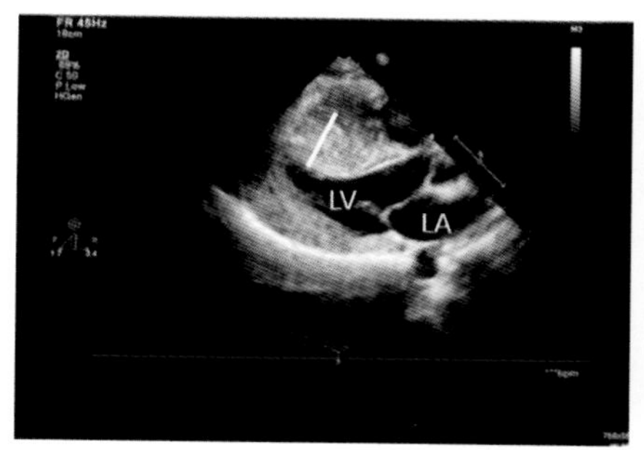

图2-117 左室长轴切面示：室间隔明显增厚

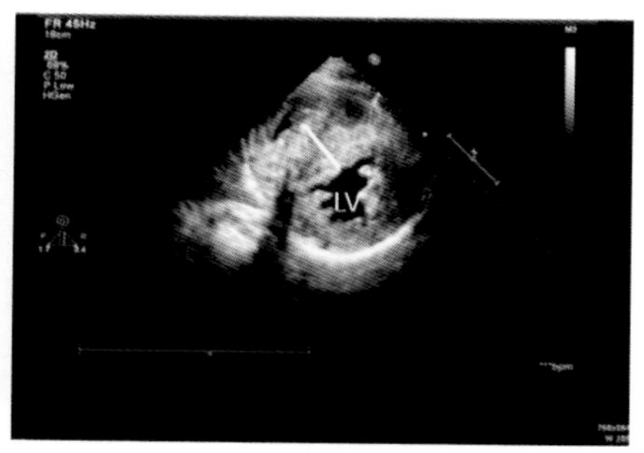

图2-118 左室短轴切面示：室间隔明显增厚

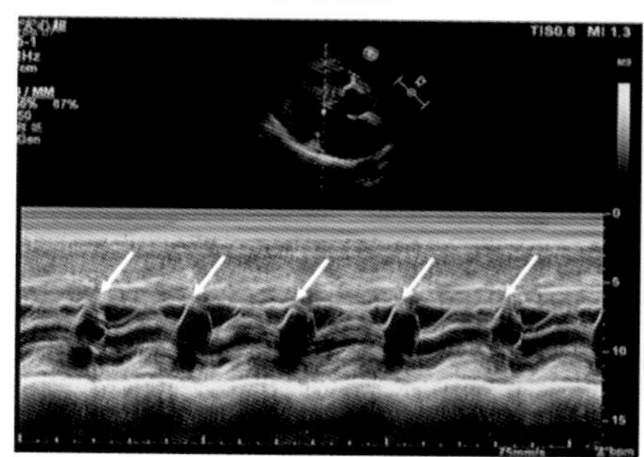

图2-119 左室长轴切面M型示SAM征阳性

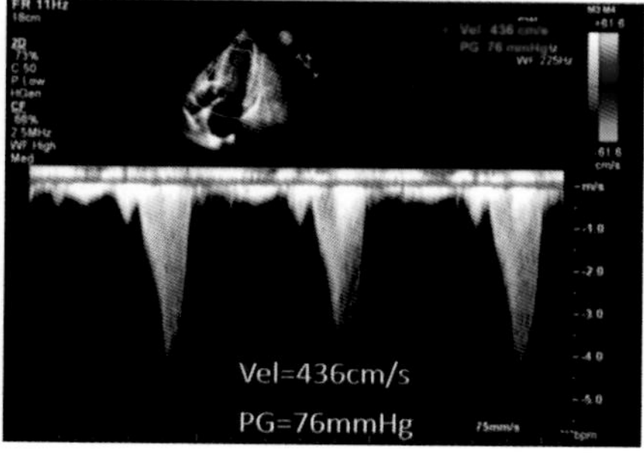

图2-120 左室流出道流速明显增高

LA:左房 LV:左室

观察要点：

HCM分为梗阻性、非梗阻性及隐匿梗阻性3种类型，测量室壁厚度、运动幅度，测量心腔大小、左室射血分数，测量左室流出道收缩期前向血流速度等，判断是否存在左室流出道梗阻。

测量参数及正常值：

HCM左室流出道是否梗阻的判断标准：

①梗阻性：安静时左室流出道收缩期峰值压差（PG_{LVOT}）≥30 mmHg

(图2-117至120);

②隐匿梗阻性：安静时PG_{LVOT}正常，负荷运动时PG_{LVOT}≥30 mmHg;

③非梗阻性：安静或负荷时PG_{LVOT}均<30 mmHg;

另外，约3%的患者表现为左心室中部梗阻性HCM，可能无左心室流出道梗阻，也无收缩期二尖瓣前向运动（SAM）征象;

SAM征分级：0级，二尖瓣前叶收缩期无前向运动；1级，CD段上抬与室间隔距离≥10 mm；2级，CD段上抬与室间隔距离＜10 mm但未触及室间隔；3级，CD段上抬触及室间隔左心室面，但接触时间小于全收缩期的30%；4级，CD段上抬触及室间隔左心室面且持续较长时间。

（2）心尖肥厚型心肌病（Apical hypertrophic cardiomyopathy，AHCM）

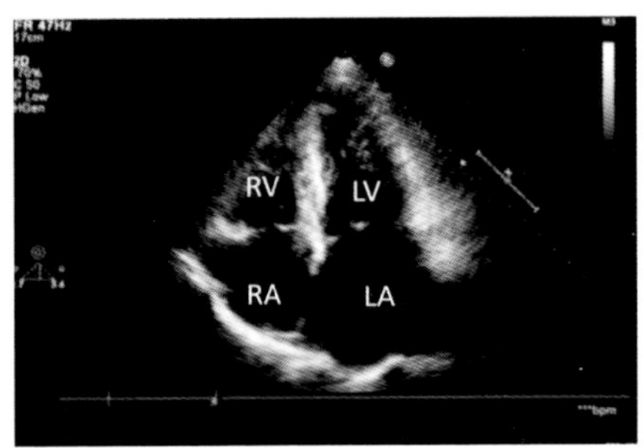

图2-121　心尖四腔心切面示：心尖增厚、左室腔变小

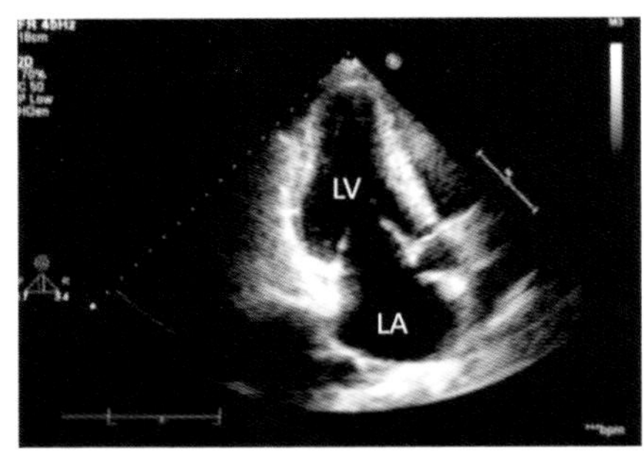

图2-122　三腔心切面示：心尖室壁增厚

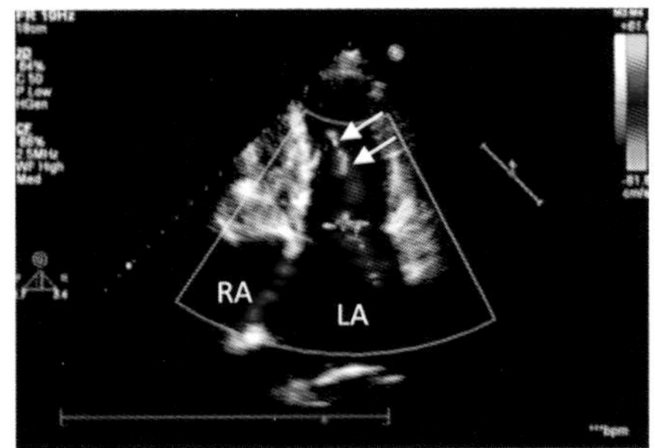

图2-123　彩色多普勒显示：窄束状血流通过

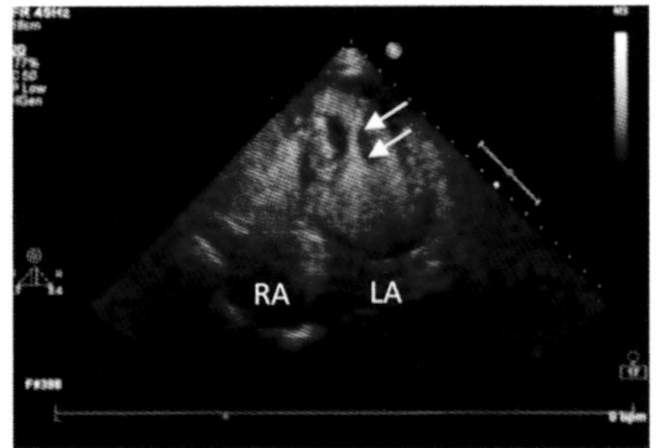

图2-124　注射造影剂后，心腔内结构清晰显示，左室腔呈“黑桃”改变，可见窄束血流通过

LA:左房　LV:左室　RV:右室　RA:右房

观察要点：

判断心脏大小，心肌是否肥厚及肥厚的位置，尤其是心尖部，图像显

示欠清的患者必要时行心腔内超声造影检查，从而减少漏诊、测量心腔是否有梗阻。

测量参数及正常值：

舒张期左心室腔呈“黑桃”构型是心尖肥厚型心肌病的诊断标志。二维超声诊断AHCM的标准：肥厚心肌局限于左室乳头肌以下的心尖部，心尖厚度≥15 mm；心尖部与左室后壁厚度之比≥1.5。合并左心室心尖部室壁瘤（LVAA）：严重的AHCM可能加重压力负荷而影响左室心尖冠状动脉血供致心肌缺血，部分患者最终可能发展成心尖室壁瘤。

3. 左室心肌致密化不全（Left ventricular myocardial insufficiency，LVNC）

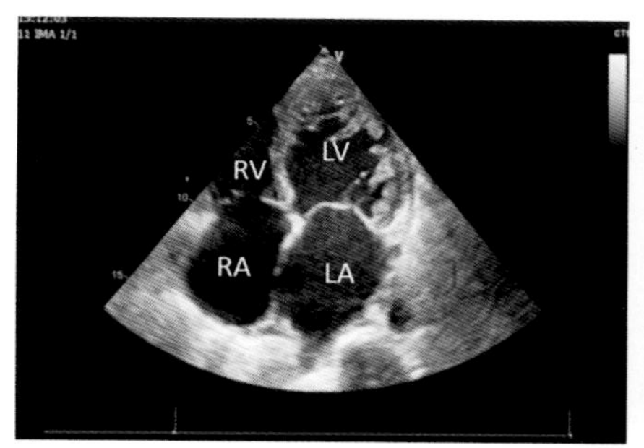

图2-125　四腔心切面显示粗大的小梁结构和深陷的隐窝

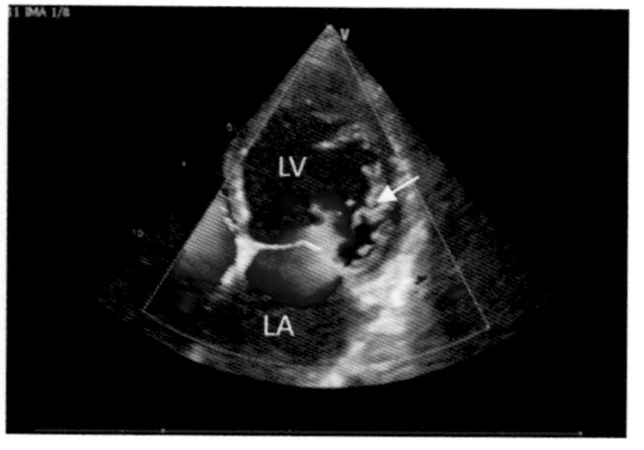

图2-126　彩色多普勒血流显像可探及深陷隐窝内有血流灌注并与心腔交通

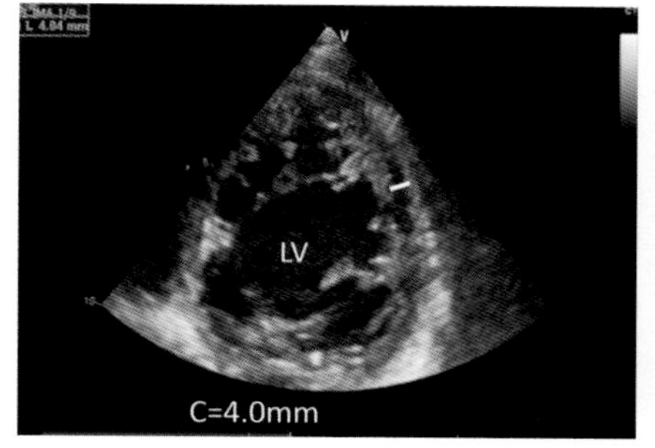

图2-127　左室短轴切面：左室收缩末致密层厚（C）：4.0 mm

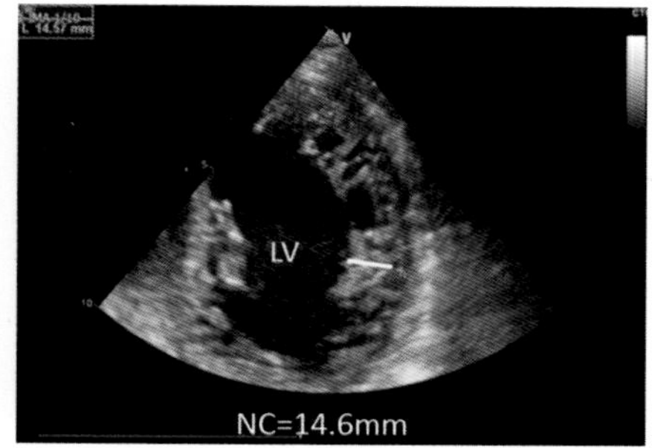

图2-128　非致密层（NC）厚：14.6 mm；NC与C比值>2

LA:左房　LV:左室　RV:右室　RA:右房　C:致密层　NC:非致密层

观察要点：

直接征象：①典型的两层不同的心肌结构，外层即致密层较薄，内层即非致密层较厚，肌小梁之间可见深陷隐窝。超声心动图诊断标准为：心室收缩末期非致密层与致密层比值>2，幼儿为>1.4。②病变区域主要位于心尖部、侧壁和下壁。③彩色多普勒血流显像可显示深陷隐窝内有血流灌注并与心腔交通，而不与冠状动脉相通。④排除其他心脏畸形。

间接征象：①左心不同程度扩大。②少数患者左心室腔内可见血栓回声。③左心室受累节段室壁运动减低，左心室射血分数降低。

4.限制型心肌病（Restricted cardiomyopathy，RCM）

限制型心肌病种类繁多，分类复杂，表2-13为该疾病的分类参考，在本书中，以心肌淀粉样变为例予以介绍。

表2-13　限制型心肌病的分类

类型		疾病
心肌疾病	非浸润性	特发性、硬皮病、弹性纤维性假黄瘤
	浸润性	淀粉样变性、结节性心肌病、肉瘤样变、Gaucher（戈谢病）
	贮积性	血色素沉着症、Fabry病（弥漫性体血管角质瘤）、糖原累积病
心内膜疾病	闭塞性	心内膜心肌纤维化、Loffler心内膜炎
	非闭塞性	类癌心脏病、恶性浸润、医源性（放射、药物）

心肌淀粉样变性（Myocardial amyloidosis，CA）

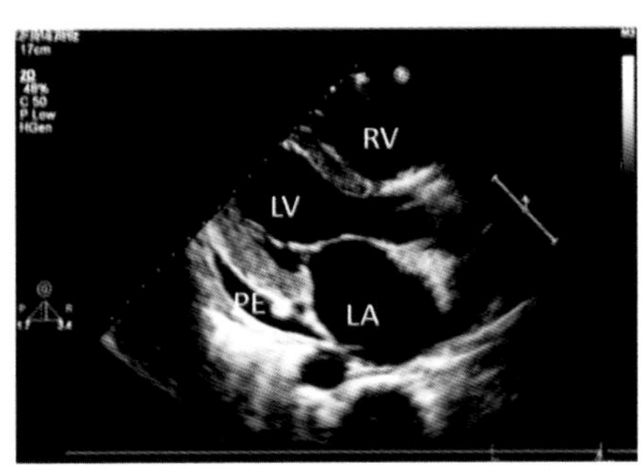

图2-129　左室长轴切面示：左室壁弥漫性增厚，可见颗粒样回声

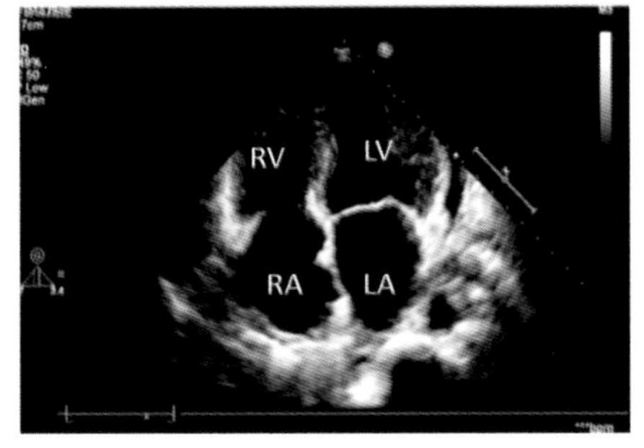

图2-130　四腔心切面示：双房增大

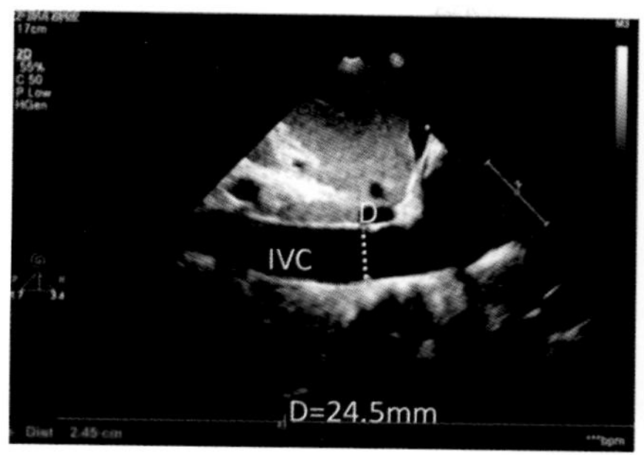

图2-131　下腔静脉明显增宽

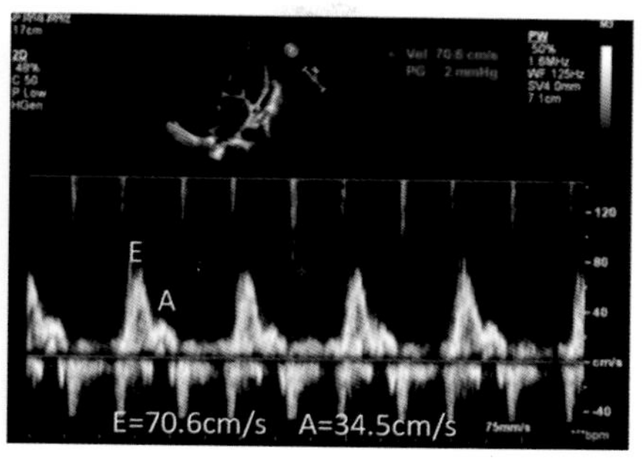

图2-132　二尖瓣口E/A>2

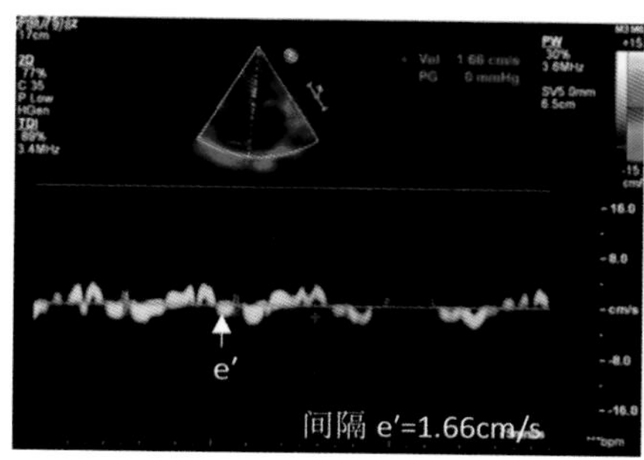

图2-133　二尖瓣环间隔e′明显减低

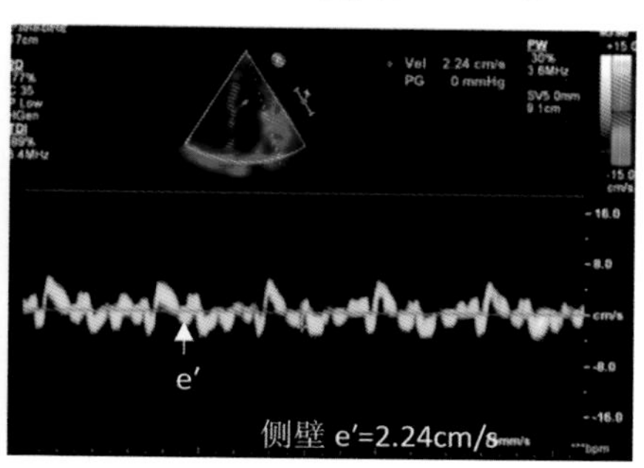

图2-134　二尖瓣环侧壁e′明显减低

LA:左房　LV:左室　RV:右室　RA:右房　IVC:下腔静脉　PE:心包积液

观察要点：

CA是由淀粉样物质浸润心肌间质引起的继发性限制型心肌病，观察心脏大小，左室肥厚的程度，是否为非对称肥厚，心肌回声改变，评价左室收缩及舒张功能，是否合并心包积液，测量及评价见（图2-129至134）。

测量参数及正常值：

①左室壁弥漫性增厚（≥12 mm），可见颗粒样回声，但心室腔内径正常或偏小，室壁运动幅度正常或轻度减低；②双心房不同程度增大；③下腔静脉内径增宽，塌陷率<50%；④疾病早-中期左室射血分数正常或轻度下降，但心排量明显降低；⑤心室舒张功能严重受损，常呈限制性充盈障碍（E/A>2、E/e’>14）；⑥心包积液，瓣膜损害、反流量增加；⑦电-结构不匹配：即超声提示左室肥厚，而心电图无肥厚表现，肢体导联电压正常或呈低电压表现，胸导联R波递增不良或呈心肌梗死样表现；⑧临床-结构不匹配：即超声提示左室肥厚，而无左室肥厚的常见病因；⑨对于既

往有高血压病史而近期血压正常或偏低、无需降压药物治疗的左室肥厚患者要警惕CA。

5. 致心律失常性右室心肌病（Arrhythmogenic right ventricular cardiomyopathy，ARVC）

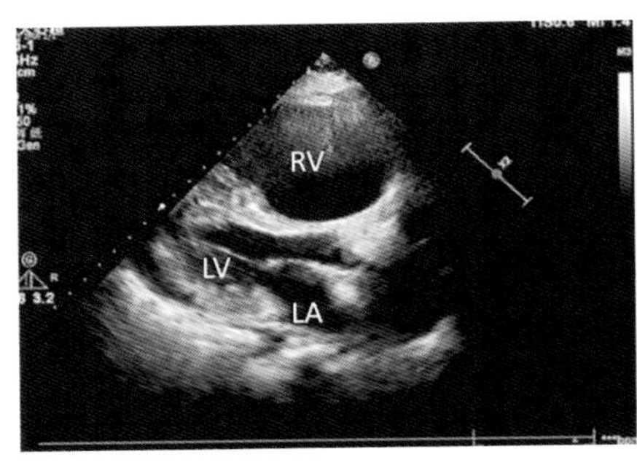

图2-135　左室长轴切面示：右室增大，右室壁局限性变薄，左室受压

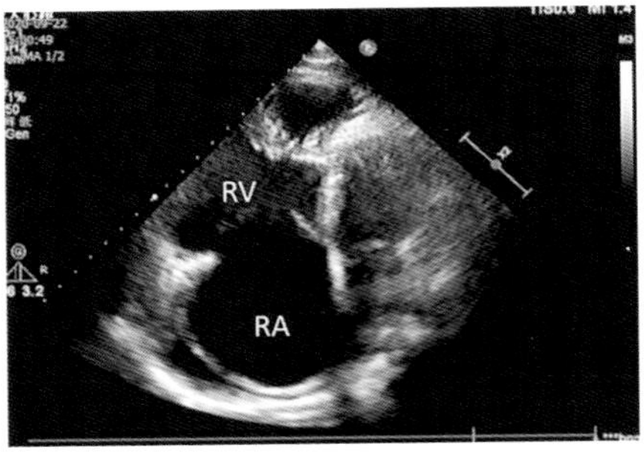

图2-136　心尖四腔心切面示：右心明显增大

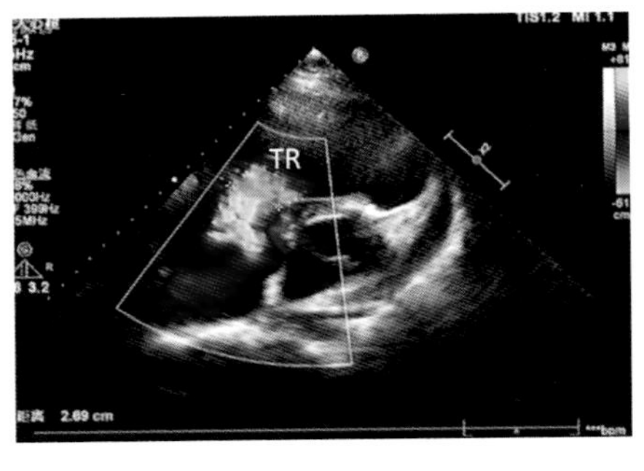

图2-137　三尖瓣可见大量反流信号

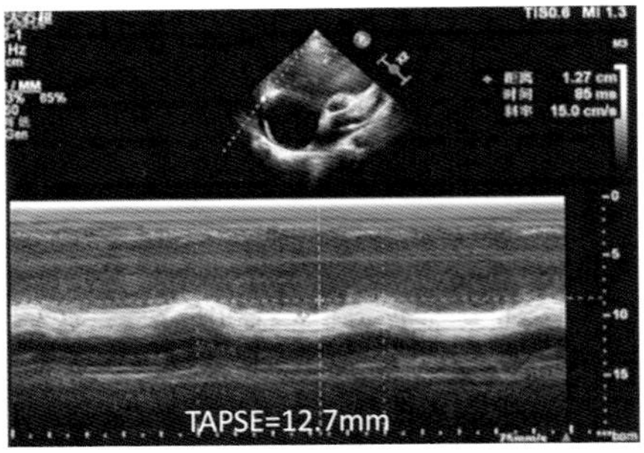

图2-138　TAPSE明显减低

LA：左房　LV：左室　RV：右室　RA：右房

TR：三尖瓣反流　TAPSE：三尖瓣环收缩期位移

观察要点：

①右室明显扩大，以心尖部、右室流出道及基底部显著，严重者可形成室壁瘤；②右室壁局限性变薄；③右室壁收缩幅度及收缩期增厚率均明显减低，甚至出现矛盾运动，左心功能正常；④CDFI：三尖瓣关闭不全。

（五）其他心血管疾病切面及测量

1. 高血压性心脏病

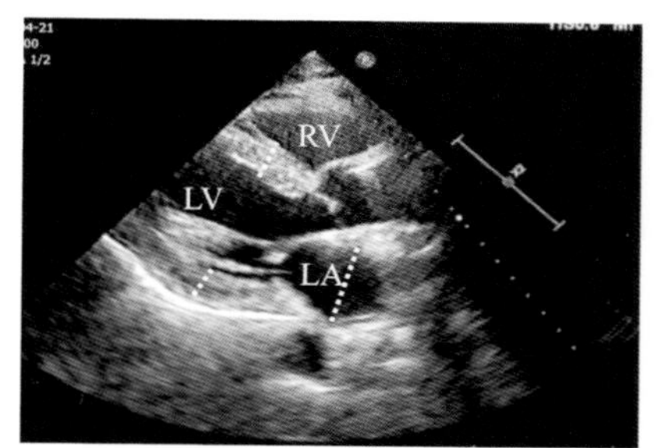

图2-139　左室长轴切面测量室间隔及左室后壁厚度、左房前后径

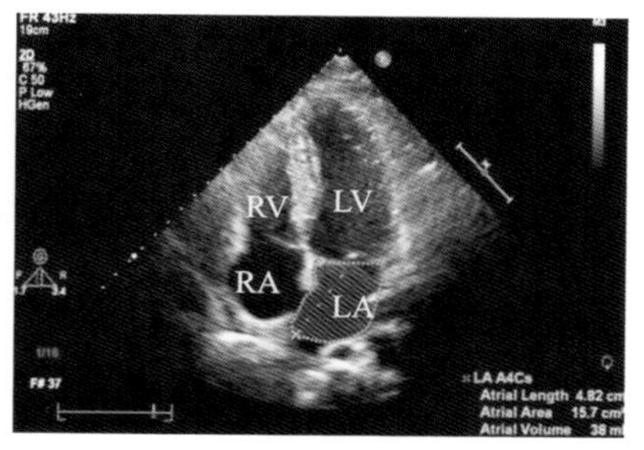

图2-140　心尖四腔心切面测量左房面积、左房容积

LA：左房　LV：左室　RV：右室　RA：右房

观察要点：

评价左室壁各节段增厚的程度，测量心腔大小，测量方法如图所示（图2-139、140），测量主动脉窦部、升主动脉内径；评价主动脉瓣、二尖瓣、三尖瓣瓣膜结构及启闭运动，评估左室收缩及舒张功能，尤其是左室的舒张功能，长期高血压或血压控制不理想的患者舒张功能不同程度减低。

测量参数：

左室长轴切面：测量室间隔及左室后壁厚度、主动脉窦部内径、升主动脉内径、左房前后径；心尖四腔心切面：测量左房面积、左房容积。收缩功能及舒张功能评估（测量方法见正常标准切面及测量部分）。

2. 心肌梗死（Myocardial infarction，MI）

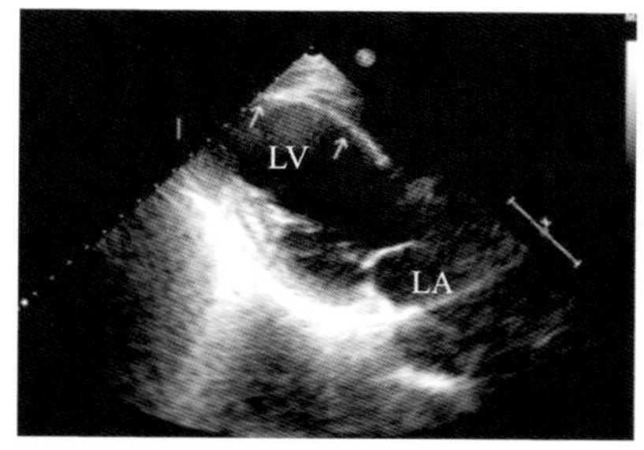

图2-141　左室长轴切面示：心肌梗死的节段（箭头所示）

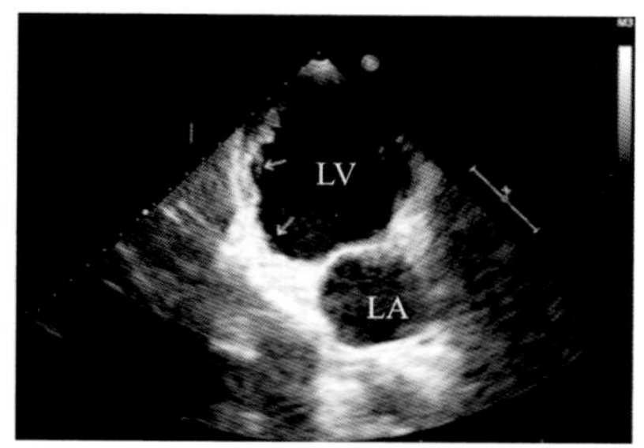

图2-142　心尖两腔心切面示：心肌梗死的节段（箭头所示）

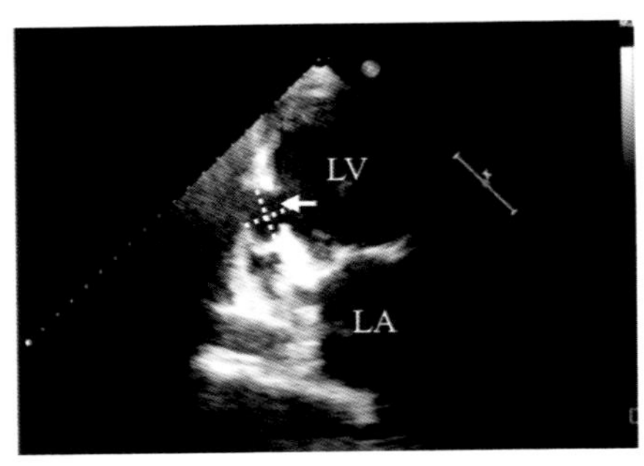

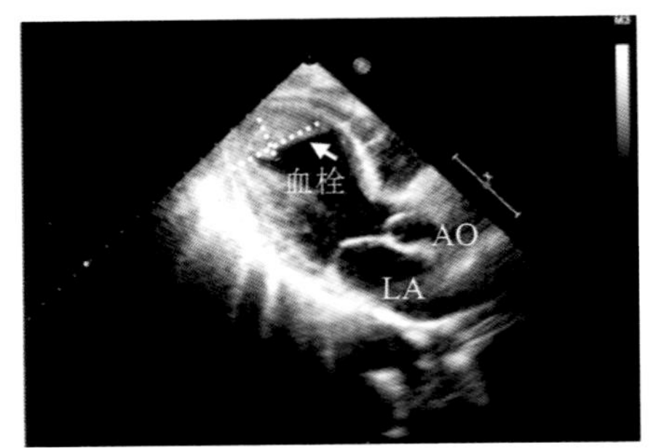

图2–143　心尖两腔心切面显示：室壁瘤位置并测量大小　图2–144　左室长轴切面测量血栓的范围

LA：左房　LV：左室　AO：主动脉

观察要点：

心腔大小、节段性室壁运动异常位置、是否有室壁瘤及血栓形成、心功能评估、主动脉瓣、二尖瓣、三尖瓣瓣膜结构及启闭运动评估，诊断心肌梗死时注意与病史及心电图相结合（图2–141至144）。

测量参数：

左室长轴切面、心尖四腔心切面、心尖两腔心切面及左室短轴切面：测量室壁厚度、室壁博幅、室壁瘤大小、血栓大小；评估主动脉瓣、二尖瓣、三尖瓣反流量；评估左室收缩及舒张功能。

3.心律失常–房颤（Atrial fibrillation，AF）

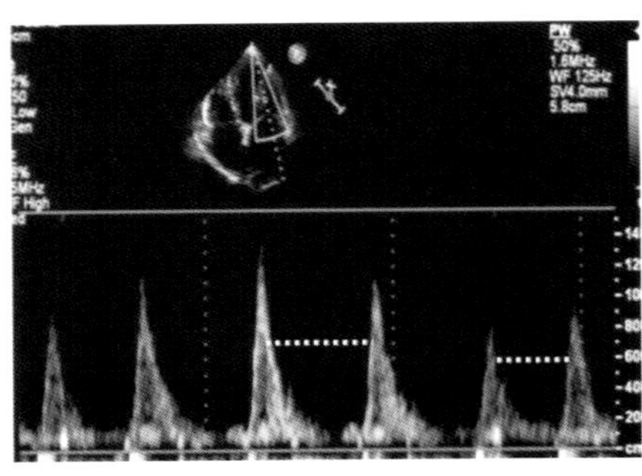
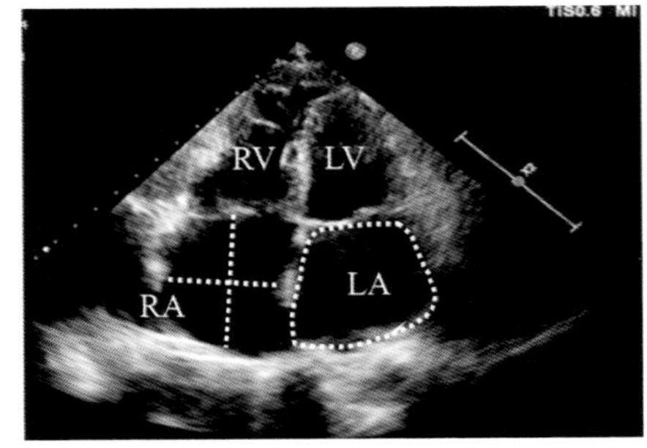

图2–145　心尖四腔心切面测量二尖瓣口频谱显示E–E间距不等　图2–146　心尖四腔心切面测量左、右心房的大小，评估舒张功能

LA：左房　LV：左室　RV：右室　RA：右房

观察要点：

双房大小及心房内是否有血栓形成，左室收缩功能评估需测量5-10个心动周期取平均值，左室舒张功能评估，肺动脉压评估，主动脉瓣，二尖瓣，三尖瓣瓣膜结构及启闭运动评估（图2-145、146）。

测量参数：

左室长轴切面、心尖四腔心切面：测量左房前后径、右房横径、右房上下径、右房面积、左房面积；评估主动脉瓣、二尖瓣、三尖瓣反流量，测量二尖瓣E峰、二尖瓣E峰峰值加速度、二尖瓣血流E峰减速时间、IVRT、E/e'、三尖瓣反流速度。

4.缩窄性心包炎（Constrictive pericarditis，CP）

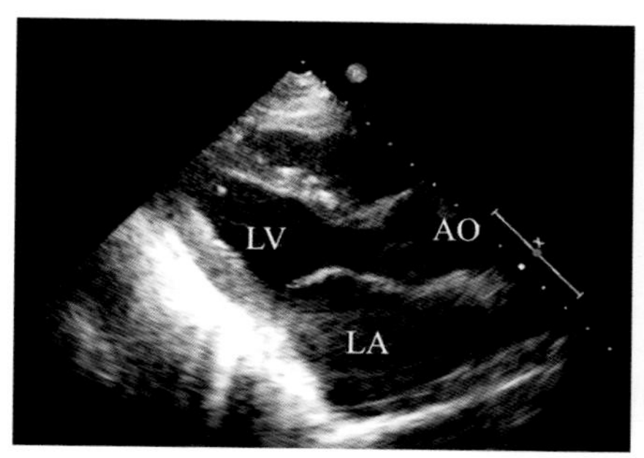

图2-147 左室长轴切面测量左心房前后径

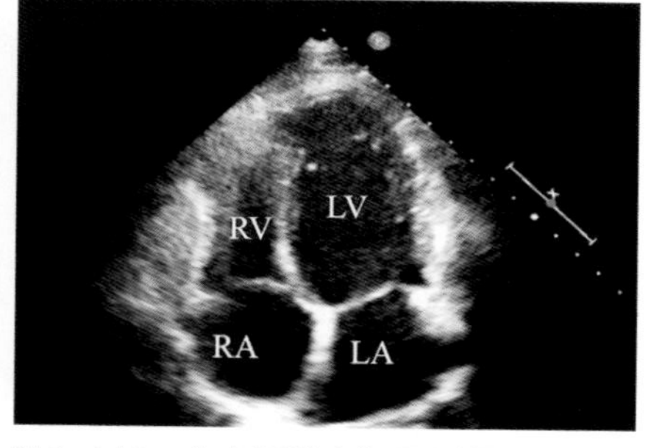

图2-148 心尖四腔心切面测量左、右心房上下径、横径和面积

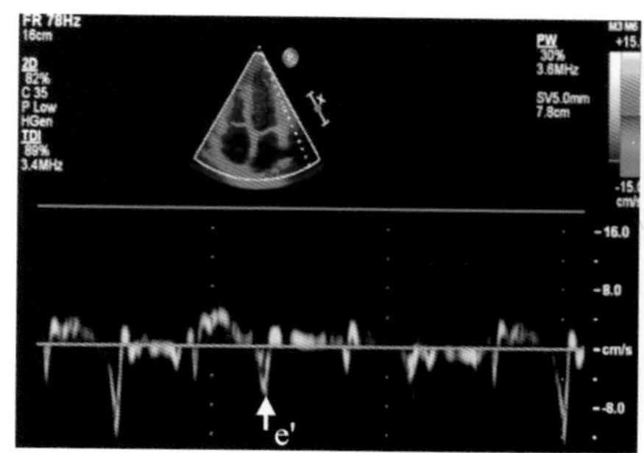

图2-149 心尖四腔心切面用组织多普勒测量二尖瓣侧壁瓣环e'

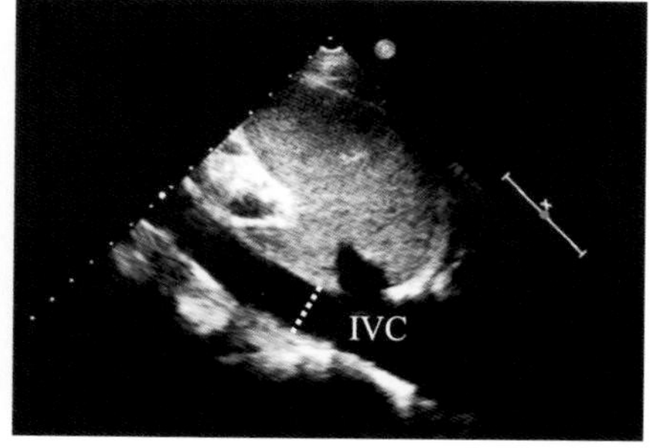

图2-150 剑下双心房切面测量下腔静脉肝后段内径及塌陷率

LA：左房 LV：左室 RV：右室 RA：右房 AO：主动脉
IVC：下腔静脉 e'：舒张早期运动速度

观察要点：

缩窄性心包炎诊断要点：①室间隔运动异常，呈“弹跳征”，游离室壁出现顿抑现象；②左室长轴切面显示左房扩大，心脏呈“高跟鞋征”；③双房不同程度扩大，心室一般无明显扩大；④双侧颈内静脉、下腔静脉扩张，血液回流受阻，血液呈“云雾状”自发显影；⑤二尖瓣口血流频谱E、A峰随呼吸运动变化，呼气时更为明显，呼气时E峰和A峰的值均增高≥25%；⑥组织多普勒显示二尖瓣侧壁瓣环e’减低，间隔瓣环e’代偿性增强；⑦心包膜增厚、回声增强，或心包陈旧性积液（图2-147至150）。

测量参数：

左室长轴切面、心尖四腔心切面及剑下双房切面：测量左房前后径、左房面积，右房横径、右房上下径、右房面积、心包膜最厚处厚度、下腔静脉内径及下腔静脉塌陷率（IVC-CI），肝静脉内径；二尖瓣E峰和A峰，二尖瓣环e’、三尖瓣反流速度。

5. 心包积液（Pericardial effusion，PE）

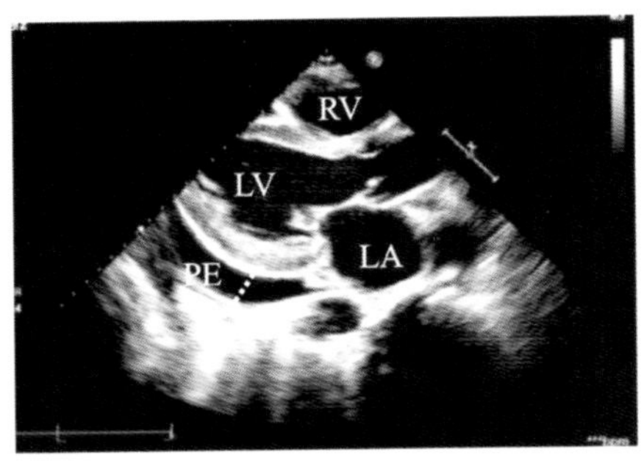

图2-151 左室长轴切面测量左室后壁后方心包积液宽度

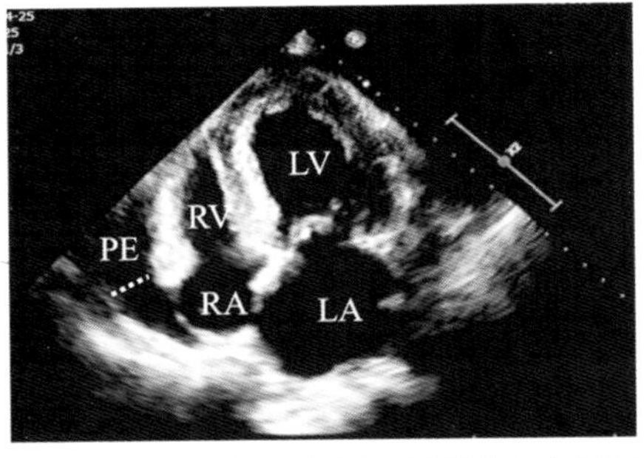

图2-152 心尖四腔心切面测量右心侧面心包积液宽度

PE：心包积液 LA：左房 LV：左室 RV：右室 RA：右房

观察要点：

各个切面上心包积液的宽度（图2-151、152），仔细评估舒张期右室膈面心包积液的宽度，为心包穿刺引流做术前准备。

测量参数：

左室长轴切面、心尖四腔心切面、剑下切面：测量舒张末期左室后壁、右室前壁、心尖部、左室侧壁、右室侧壁、右心房顶及右室膈面心包积液宽度。

①微量心包积液：心包腔内液体量为50 ml，左室长轴切面、心尖部四腔切面显示心包腔内出现液性暗区，宽度约在5 mm以内。

②少量心包积液：心包腔内液体量20～200 ml，左室后壁心包腔内的液性暗区宽度约在10 mm左右，右室前壁心包腔内液性暗区宽度在10 mm以内，心尖部一般无明显液性暗区。

③中量心包积液：心包腔内液体量200～500 ml，左室后壁心包腔内液性暗区宽度为10～20 mm，右室前壁心包腔内液性暗区宽约10 mm左右，心尖部出现液性暗区，宽约1～6 mm；

④大量心包积液：心包腔内液体量大于500 ml，左室后壁心包腔内液性暗区宽度大于20 mm，右室前壁心包腔内液性暗区宽度大于15 mm，心尖部心包腔内液性暗区宽约10 mm左右。

6.感染性心内膜炎（Infective endocarditis，IE）

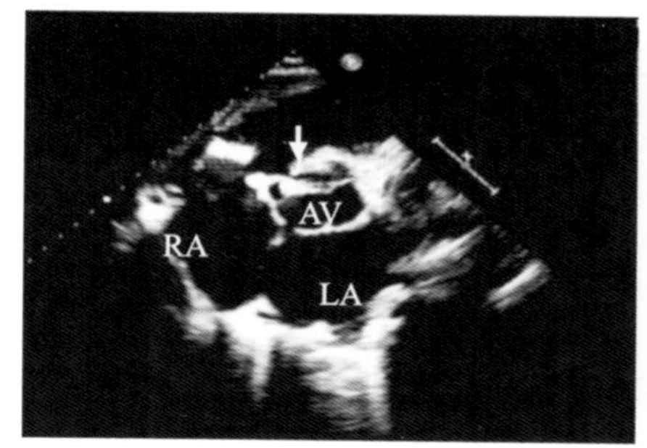

图2-153　大动脉短轴切面示：主动脉瓣赘生物

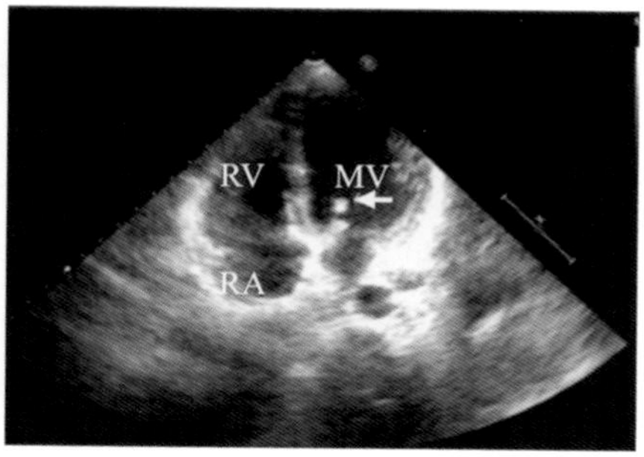

图2-154　心尖四腔心切面示：二尖瓣赘生物

AV:主动脉瓣　MV:二尖瓣　LA:左房　RV:右室　RA:右房

观察要点：

结合病史仔细观察主动脉瓣、二尖瓣、三尖瓣、肺动脉瓣、下腔静脉瓣等瓣膜结构及启闭运动，寻找心脏可能存在的基础病变（图2-153、154）。

测量参数：

左室长轴切面、大动脉短轴切面、肺动脉长轴切面、四腔心切面、心尖五腔心切面、剑下双房切面测量二尖瓣、主动脉瓣、肺动脉瓣、三尖瓣及下腔静脉瓣赘生物的大小并评估以上各瓣膜流速、反流量及是否合并瓣膜穿孔。

7. 主动脉夹层（Aortic dissection）

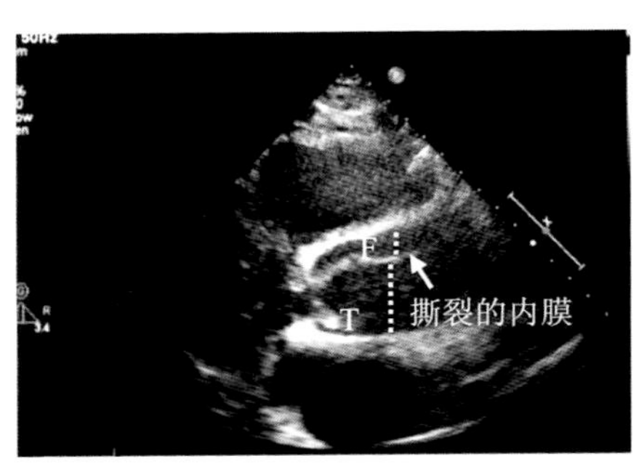

图2-155　左室长轴切面示：升主动脉内膜撕裂，测量真、假腔内径并评估真、假腔内血流（DeBakey Ⅰ型）

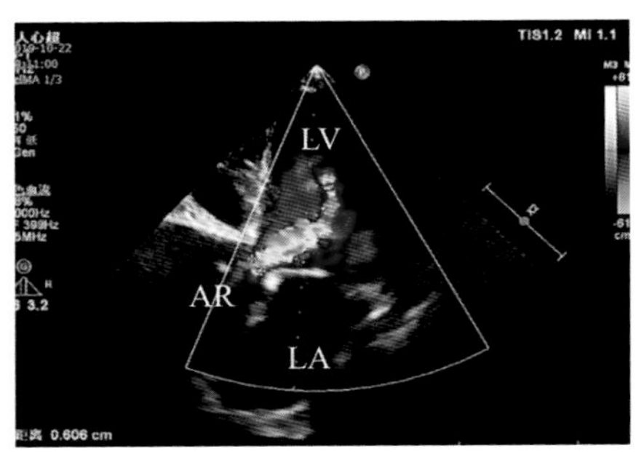

图2-156　心尖五腔心切面示：主动脉瓣反流（DeBakey Ⅰ型）

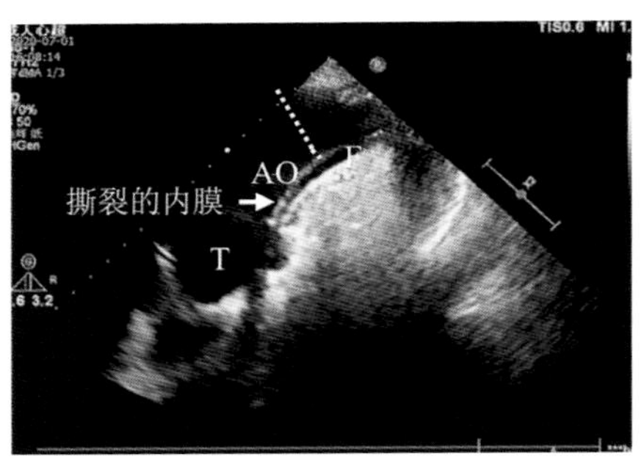

图2-157　胸骨上窝切面示：主动脉弓内膜撕裂，测量真、假腔内径并评估真、假腔内血流（DeBakey Ⅱ型）

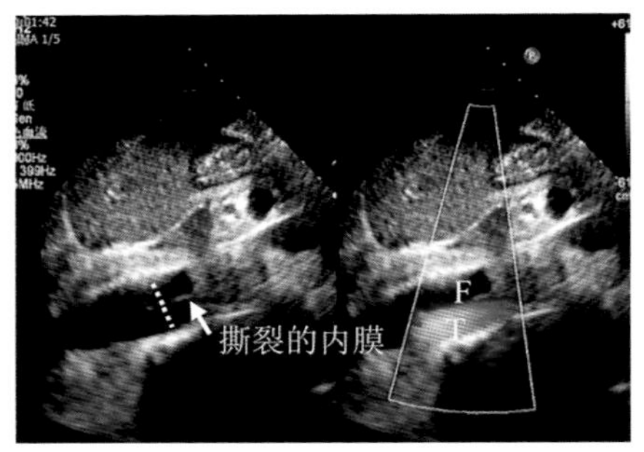

图2-158　腹主动脉长轴切面示：降主动脉内膜撕裂，测量真、假腔内径并评估真、假腔内血流（DeBakey Ⅲ型）

F:假腔　T:真腔　LA:左房　LV:左室　AR:主动脉瓣反流　AO:主动脉

观察要点：

仔细寻找内膜撕裂处位置以便正确分型，观察真假腔内是否存在血栓、主动脉瓣反流情况等（图2-155至158）。

测量参数：

左室长轴切面、胸骨上窝切面、腹主动脉长轴切面：测量主动脉瓣环内径、主动脉窦部内径、升主动脉内径，主动脉弓内径、腹主动脉内径、真假腔内径，评估主动脉瓣反流量，测量真、假腔血流速度。

8.肺源性心脏病（Pulmonary heart disease）

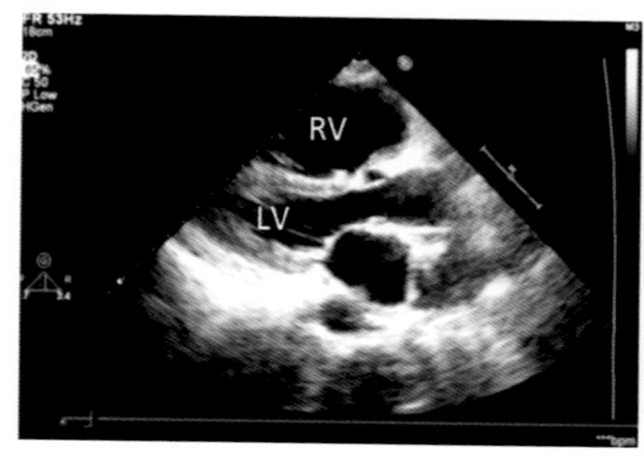

图2-159　左室长轴切面示：室间隔往左侧偏移，提示右心增大

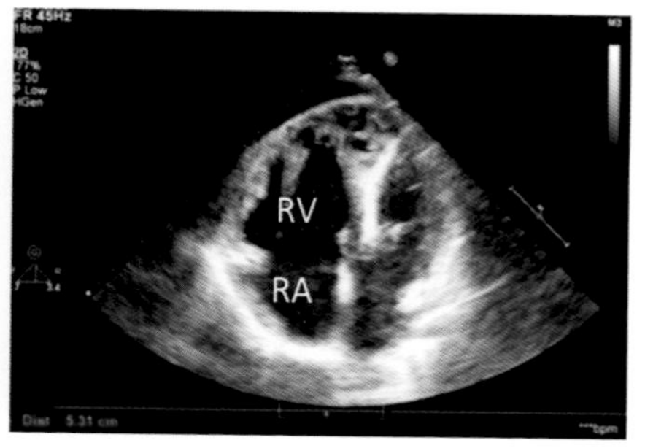

图2-160　四腔心切面示：右心增大

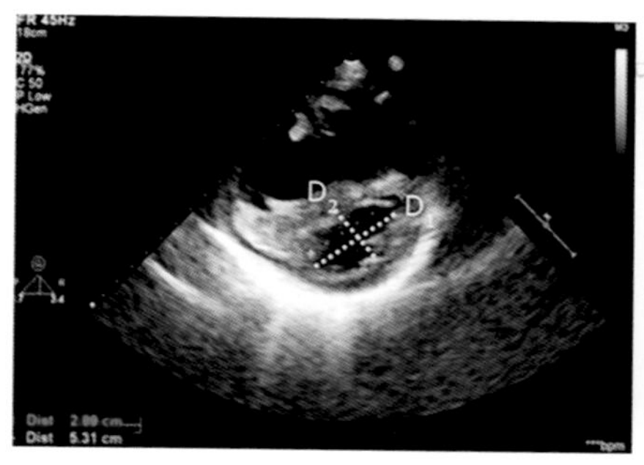

图2-161　左室短轴呈“D”字征像（D1：左室舒张末横径；D2：左室舒张末前后径）

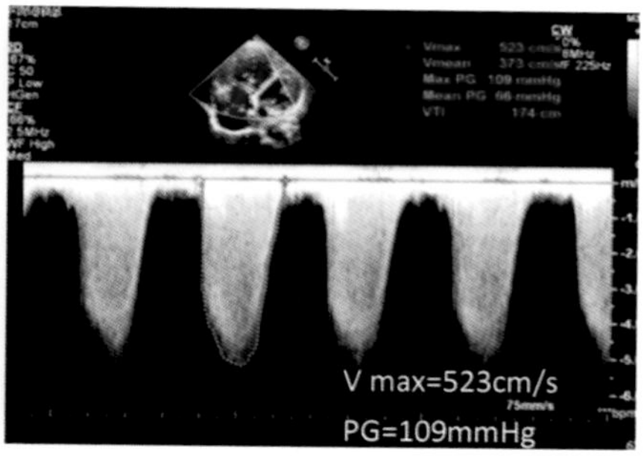

图2-162　四腔心切面示：三尖瓣反流估测肺动脉压

LV:左室　RV:右室　RA:右房

观察要点：

观察右心大小、判断右心扩大的程度，右心大小与肺动脉压及疾病严重程度呈正相关，右心内有无异常回声附着，肺动脉主干是否增宽，有无异常回声附着，三尖瓣反流程度及评价肺动脉压，下腔静脉是否扩张及评价右房压（图2-159、160）。

测量参数及正常值：

结合病史（肺部病变，如COPD、肺间质病变、肺气肿等）；右心增大、肺动脉增宽；右室基底部横径/左室基底部横径>1（正常：≤1）；左室短轴呈“D”字征像，左室偏心指数（EI）>1（正常：≤1）（图2-161）；下腔静脉肝后段扩张、下腔静脉塌陷率（IVC-CI）<50%；剑下右室侧壁舒张末厚度增厚（正常≤5 mm）；右室收缩功能减低：TAPSE、FAC、S'、RIMP、肺动脉压测定（测量方法见正常标准切面及测量部分）（图2-162）。

9.急性肺栓塞（Acute pulmonary embolism，APE）

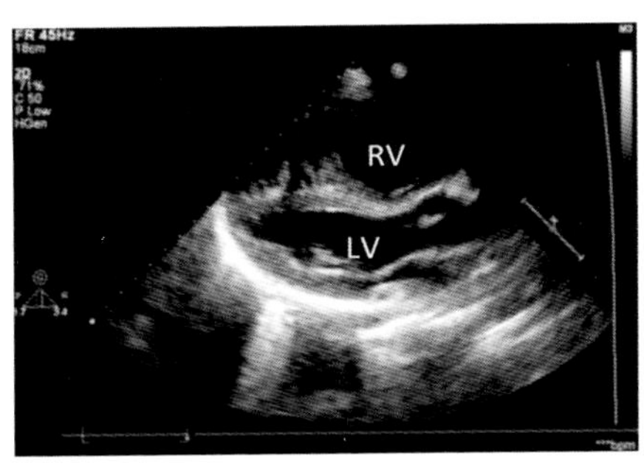

图2-163　左室长轴切面示：室间隔往左侧偏移，提示右心增大

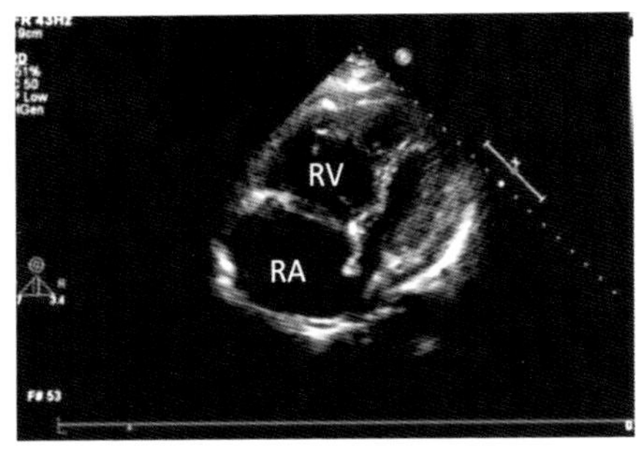

图2-164　四腔心切面示：右心增大

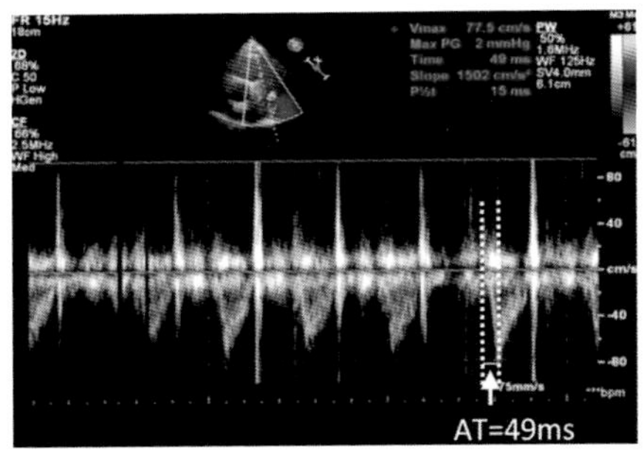

图2-165　大动脉短轴切面示：肺动脉射血加速时间<60 ms

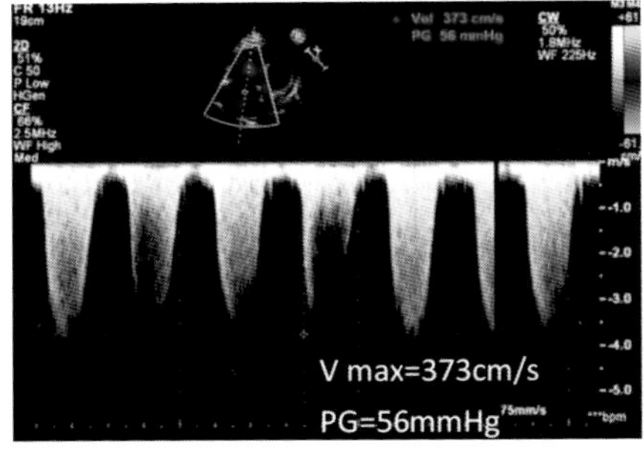

图2-166　四腔心切面示：三尖瓣反流估测肺动脉压

AT:加速时间　LV:左室　RV:右室　RA:右房

Vmax及PG:三尖瓣反流峰值流速及峰值压差

观察要点：

观察右心大小、判断右心扩大的程度（图2-163、164），右心内有无

异常回声附着，肺动脉主干是否增宽，有无异常回声附着，三尖瓣反流程度及评价肺动脉压（图2-165、166）；下腔静脉是否扩张及评价右房压，结合病史：①“三联征”——胸痛、咯血、呼吸困难；②一般无慢性肺部疾病病史；③长期卧床、术后、产后及下肢深静脉血栓病史；④右心血栓或占位性病变病史；⑤突然发病，病程较短。

测量参数及正常值：

急性肺栓塞超声征象：

①McConnell sign：右心室游离壁运动幅度减低，心尖部运动相对正常；

②60/60征：肺动脉射血加速时间＜60 ms，三尖瓣反流峰值压差＜60 mmHg；

③指拳征：肺动脉前向血流频谱收缩中期出现切迹，同时伴随血流速度明显减低、血流加速时间（ACT）缩短（＜60 ms）、右室射血前期（RPEP）缩短（＜300 ms）及ACT与右室射血时间（RVET）比值减低＜40%。

④右室显著扩大、左室受压，室间隔“D”字征像，并测量偏心指数；

⑤反映右室收缩功能的各项参数异常：TAPSE、FAC、S’、RIMP；

⑥下腔静脉肝后段扩张、下腔静脉塌陷率（IVC-CI）＜50%。

10.心房黏液瘤（Atrial myxoma）

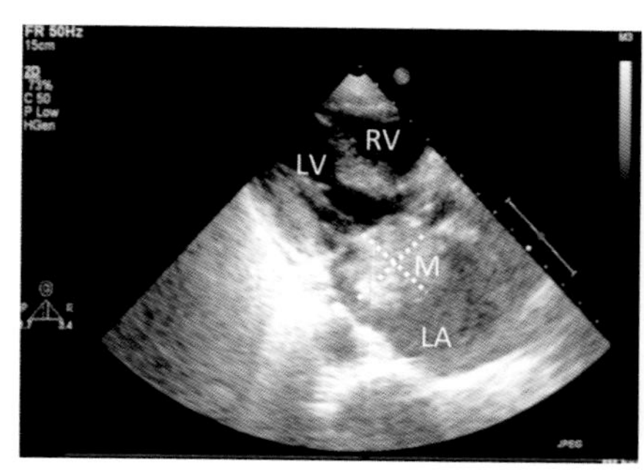

图2-167　左室长轴切面示：左房内高回声

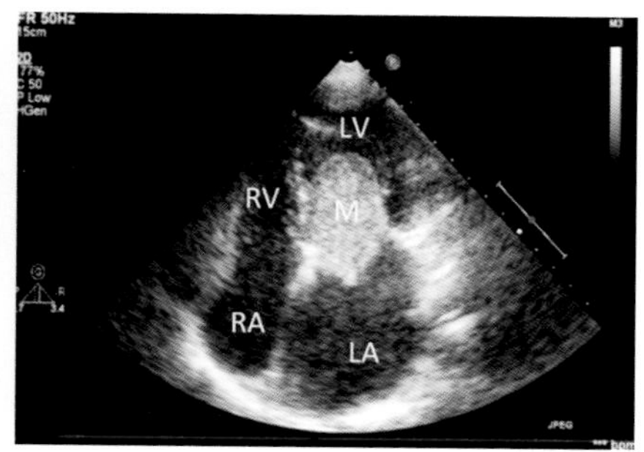

图2-168　四腔心切面示：舒张期高回声（M）跨过二尖瓣口部分进入左室

M：占位病变　LA：左房　LV：左室　RV：右室　RA：右房

观察要点：

多切面判断肿瘤所在的位置、肿瘤的附着点，测量肿瘤大小、基底部宽及基底部距二尖瓣环、三尖瓣环距离；测量二尖瓣或三尖瓣口舒张期血流速度，判断肿瘤对血流的影响并排除瓣口梗阻（图2-167、168）；同时须注意与左房内血栓鉴别，是否合并二尖瓣狭窄、房颤等，是否有血栓形成的条件。

11.川崎病（kawasaki disease，KD）

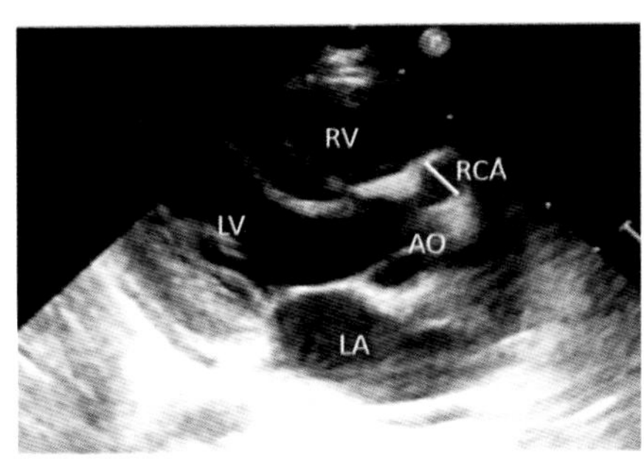

图2-169　左室长轴切面测量右冠状动脉内径

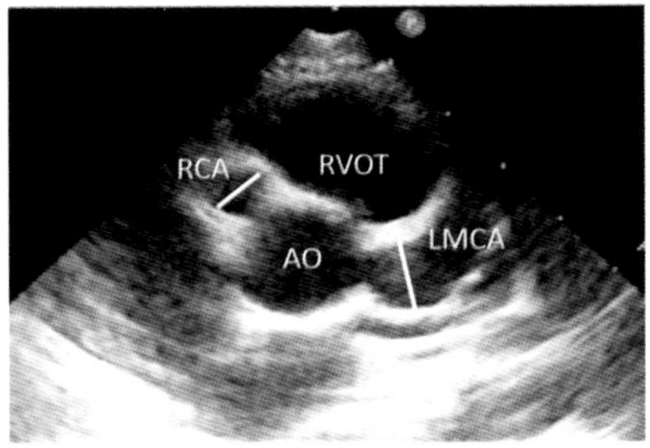

图2-170　大动脉短轴切面测量左、右冠状动脉内径

RCA:右冠状动脉　LMCA:左冠状动脉主干　LA:左房
LV:左室　RV:右室　AO:主动脉

观察要点：

观察心脏是否扩大，室壁运动是否正常，是否合并心包积液；判断冠脉内径是否增宽，冠状动脉内血流是否缓慢、甚至呈涡流，观察冠状动脉管腔内是否有血栓形成及狭窄；彩色血流显示心腔内、肺动脉内有无异常血流，除外冠脉—心室、肺动脉瘘。

测量参数及正常值：

胸骨旁大动脉短轴切面显示左冠状动脉主干（LMCA）、左前降支（LAD）、左旋支（LCX），冠脉开口后3～5 mm处分别测量LMCA、LAD、LCX内径；胸骨旁大动脉短轴及左室长轴切面显示右冠状动脉（RCA），于RCA开口后3～5 mm处、右房室沟分别测量RCA近段及中段内径，并测量上述冠脉的显示长度（图2-169、170）；

测量主动脉（aorta，AO）根部内径并计算：LCA/AO、RCA/AO，二者正常比值分别为<0.19、<0.17；计算Z值，正常幼儿冠脉Z值<2；当2≤Z值<5时，为小型冠状动脉瘤或冠状动脉扩张；当5≤Z值<10时，为中型冠状动脉瘤；Z值≥10为巨大冠状动脉瘤。

参考文献

［1］张运，尹立雪，邓又斌，等.中国成年人超声心动图检查测量指南［J］.中华超声影像学杂志，2016,25（08）：645-665.

［2］［美］William F. Armstrong, Thomas Ryan.Feigenbaum超声心动图学[M].谢明星,译.北京:中国科学技术出版社.2022:409-413

［3］Mitchell C，Rahko P S，Blauwet L A，et al. Guidelines for performing a comprehensive transthoracic echocardiographic examination in adults：reco mmendations from the American Society of Echocardiography［J］.Journal of the American Society of Echocardiography，2019，32（1）：1-64.

［4］Lang R M，Badano L P，Mor-Avi V，et al. Reco mmendations for cardiac chamber quantification by echocardiography in adults：an update from the American Society of Echocardiography and the European Association of Cardiovascular Imaging［J］.European Heart Journal-Cardiovascular Imaging，2015，16（3）：233-271.

［5］Nagueh S F，Smiseth O A，Appleton C P，et al. Reco mmendations for the evaluation of left ventricular diastolic function by echocardiography：an update from the American Society of Echocardiography and the European Association of Cardiovascular Imaging［J］.European Journal of Echocardiography，2016，17（12）：1321-1360.

［6］Augustine D X，Coates-Bradshaw L D，Willis J，et al. Echocardiographic assessment of pulmonary hypertension：a guideline protocol from the British Society of Echocardiography［J］.Echo Research and Practice，2018，5（3）：G11-G24.

［7］Nagueh SF. Left Ventricular Diastolic Function：Understanding Pathophysiology，Diagnosis，and Prognosis With Echocardiography［J］. JACC Cardiovasc Imaging. 2020 Jan;13（1 Pt 2）：228-244.

[8] Humbert M, Kovacs G, Hoeper M M, et al. 2022 ESC/ERS Guidelines for the diagnosis and treatment of pulmonary hypertension [J].European Respiratory Journal, 2022 Aug 26: ehac237.

[9] Sanchis L, Andrea R, Falces C, et al. Differential Clinical Implications of Current Reco mmendations for the Evaluation of Left Ventricular Diastolic Function by Echocardiography [J]. J Am Soc Echocardiogr. 2018 Nov;31 (11): 1203-1208.

[10] 贺新建，董凤群，魏九茹，等.超声估算左心室舒张末容积指数、McGoon比值和Nakata指数对法洛四联症术前评估的对比研究[J].中国超声医学杂志，2010.26（8）：716-719.

[11] 刘延玲.临床超声心动图学[M].第4版.北京：科学出版社.2022：152-162.

[12] 中华医学会超声医学分会超声心动图学组.经导管主动脉瓣置入术围术期超声心动图检查专家共识[J].中华超声影像学杂志，2018，27（2）：93-107.

[13] Baumgartner H, Hung J, Bermejo J, et al. Reco mmendations on the echocardiographic assessment of aortic valve stenosis: a focused update from the European Association of Cardiovascular Imaging and the American Society of Echocardiography [J]. Eur Heart J Cardiovasc Imaging. 2017;18 (3): 254-275.

[14] Falk V, Baumgartner H, Bax J J, et al. 2017 ESC/EACTS Guidelines for the management of valvular heart disease [J]. Eur Heart J. 2017;38 (36): 2739-2791.

[15] Zoghbi W A, Asch F M, Bruce C, et al. Guidelines for the evaluation of valvular regurgitation after percutaneous valve repair or replacement: a report from the American Society of Echocardiography developed in collaboration with the Society for Cardiovascular Angiography and Interventions, Japanese Society of Echocardiography, and Society for Cardiovascular Magnetic Resonance [J].Journal of the American Society of Echocardiography, 2019, 32 (4): 431-475.

[16] 中国医师协会心血管内科医师分会结构性心脏病专业委员会.经

导管主动脉瓣置换术中国专家共识（2020更新版）［J］.中国介入心脏病学杂志，2020，28（6）：301-309.

［17］国家心血管病专家委员会微创心血管外科专业委员会.中国经导管主动脉瓣置入术（TAVI）多学科专家共识［J］.中华胸心血管外科杂志，2018，34（12）：705-712.

［18］潘翠珍，潘文志，周达新.二尖瓣反流介入治疗的超声心动图评价中国专家共识［J］.中国介入心脏病学杂志，2019，27（01）：6-12.

［19］郭颖，张瑞生.中国成人心脏瓣膜病超声心动图规范化检查专家共识［J］.中国循环杂志，2021，36（02）：109-125.

［20］樊朝美，安硕研.2017年英国超声心动图学会扩张型心肌病诊断和评估指南解读［J］.2022：139-144.

［21］邹玉宝，宋雷.中国成人肥厚型心肌病诊断与治疗指南解读［J］.中国循环杂志，2018（S02）：6.

［22］中华医学会超声医学分会超声心动图学组，中国医师协会心血管内科分会超声心动图委员会.超声心动图诊断心肌病临床应用指南［J］.中华超声影像学杂志，2020，29（10）：17.

［23］王丽，孙兰兰，李一丹，等.致左室中部梗阻肥厚型心肌病的超声心动图诊断与临床应用价值［C］.中国超声医学工程学会全国超声心动图学术会议.2014.

［24］中华医学会医学遗传学分会遗传病临床实践指南撰写组.遗传性心肌病的临床实践指南［J］.中华医学遗传学杂志，2020，037（003）：300-307.

［25］刘文旭，赵映，薛超，等.致心律失常性右室心肌病的超声心动图特点和误诊、漏诊分析［J］.中华超声影像学杂志，2015，24（3）：199-203.

［26］刘文旭，何怡华，李治安.致心律失常性右室心肌病的超声心动图特点和误诊分析［C］.中国超声医学工程学会成立30周年暨全国超声医学学术大会.2014.

［27］杨扬，王志刚，任建丽，等.致心律失常性右室心肌病的临床特点及超声心动图分析［J］.临床超声医学杂志，2013，15（2）：84-86.

［28］夏云龙，陈菲菲，杨延宗. 2011年美国肥厚型心肌病诊治指南

解析［J］. 中国实用内科杂志，2012，032（007）：525-528.

［29］中华医学会心血管病学分会，中国心肌炎心肌病协作组.中国扩张型心肌病诊断和治疗指南［J］.临床心血管病杂志，2018,34（05）：421-434.

［30］樊朝美,安硕研.2017年英国超声心动图学会扩张型心肌病诊断和评估指南解读［J］.2022：139-144.

［31］唐超,蔡琳.2014 ESC肥厚型心肌病指南解读［J］.心血管病学进展，2014,35（05）：615-617.

［32］Konstantinides S V，Meyer G，Becattini C，et al. 2019 ESC Guidelines for the diagnosis and management of acute pulmonary embolism developed in collaboration with the European Respiratory Society （ERS） The Task Force for the diagnosis and management of acute pulmonary embolism of the European Society of Cardiology （ESC）［J］.European heart journal，2020，41（4）：543-603.

［33］中华医学会儿科学分会心血管学组，中华儿科杂志编辑委员会.川崎病冠状动脉病变的临床处理建议（2020年修订版）［J］.中华儿科杂志，2020，58（09）：718-724.

［34］王新房，谢明星.超声心动图学［M］.第五版.北京：人民卫生出版社.2016：269-288.

三、妇产超声

（一）妇科标准切面及测量

1. 子宫体的规范化测量

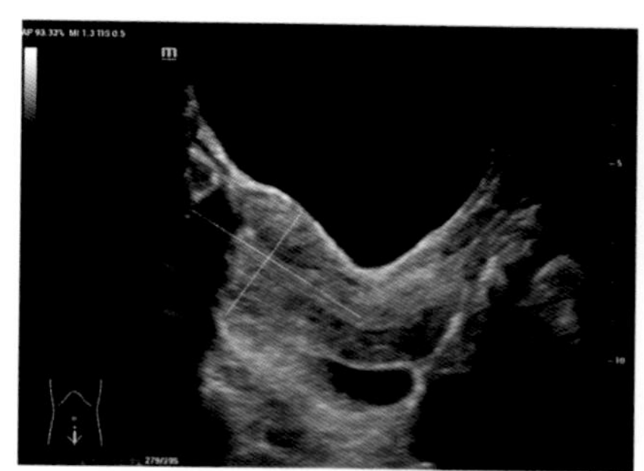

图3–1　经腹部超声子宫体长径、前后径的测量

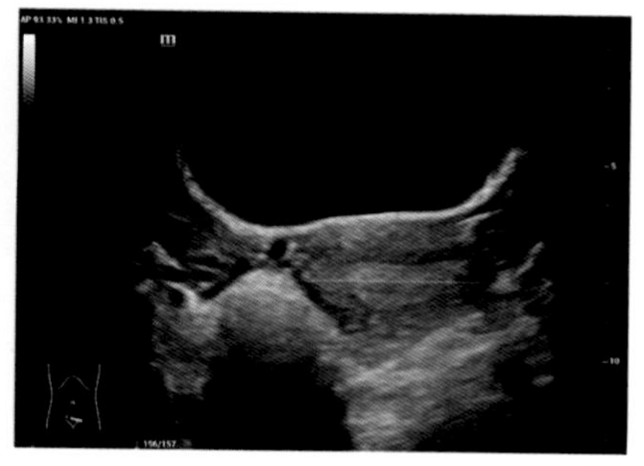

图3–2　经腹部超声子宫体横径的测量

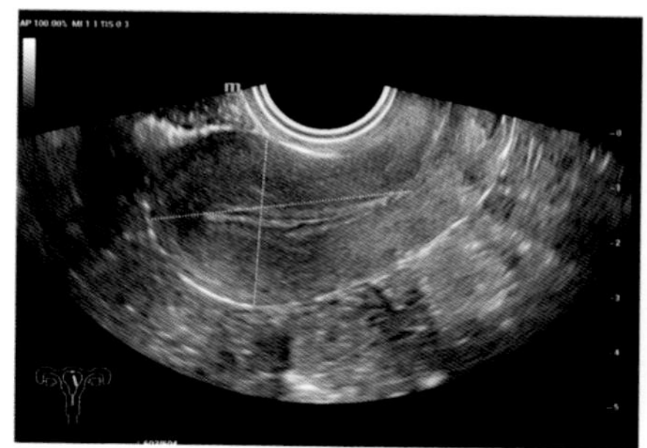

图3–3　经阴道超声子宫体长径、前后径的测量

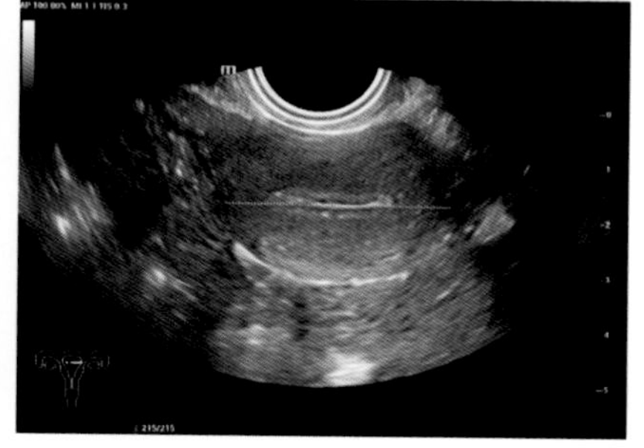

图3–4　经阴道超声子宫体横径的测量

观察要点：

子宫体的形态、大小及生理性变化，观察子宫肌层回声及有无占位性

病变。

测量参数及正常值：

以宫颈内口为界限，在子宫体的正中矢状切面测量子宫体的长径和前后径；将探头旋转90°，在子宫角下方、子宫体的横切面测量子宫体的横径。

正常值（生育期）：长径5.0～7.0 cm，前后径3.0～4.0 cm，横径4.0～5.0 cm。

2.阴道正中矢状切面

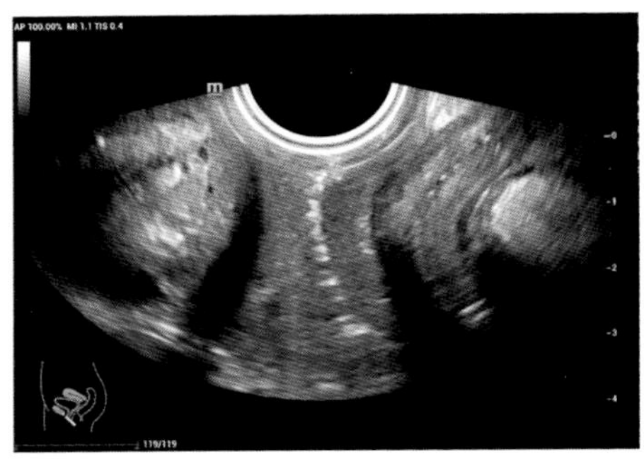

图3–5 阴道正中矢状切面

观察要点：

动态观察阴道壁及阴道周围脏器，排除阴道壁及直肠阴道隔膜部位的异常，从左至右显示尿道及与之相连的膀胱、阴道前壁、阴道、阴道后壁和直肠。

3.子宫颈的规范化测量

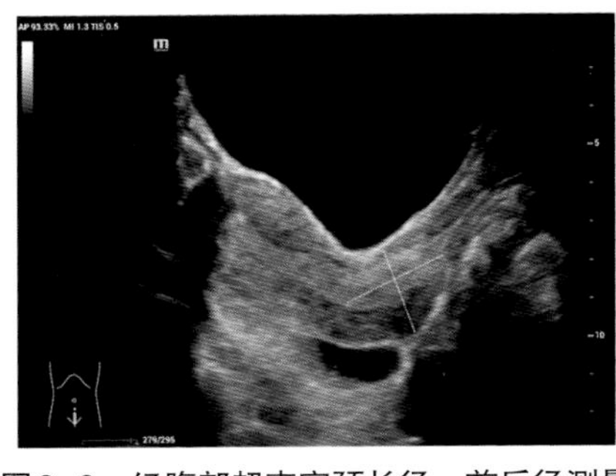

图3–6 经腹部超声宫颈长径、前后径测量

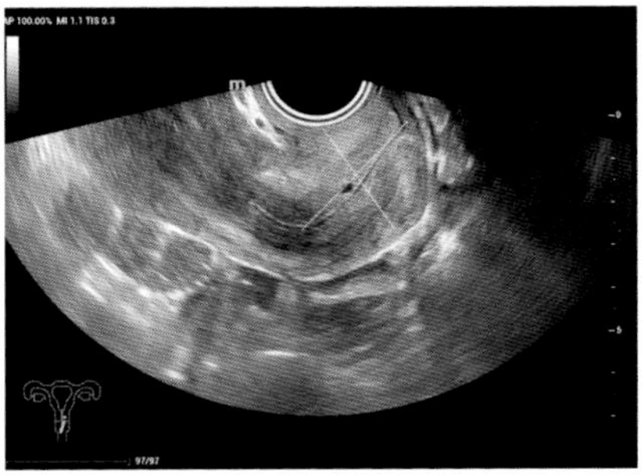

图3–7 经阴道超声宫颈长径、前后径测量

观察要点：

宫颈长度、前后径以及宫颈回声。

测量参数及正常值：

以宫颈内口为界限，在宫颈正中矢状切面测量宫颈的长径和前后径。宫颈正常值（生育期）：长径2.5～3.0 cm，前后径<3.0 cm。

4.子宫内膜的规范化测量

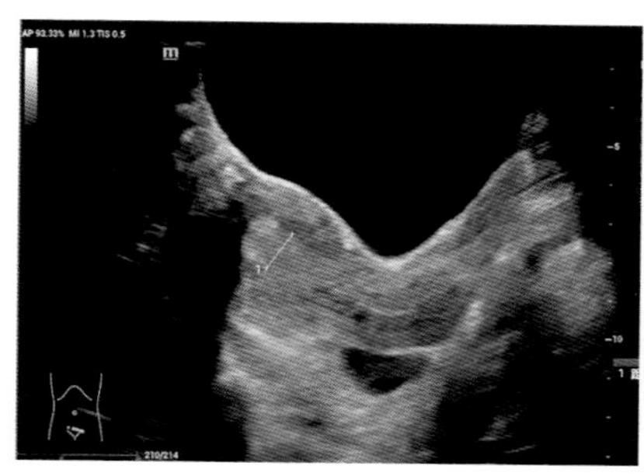

图3-8　经腹部超声子宫内膜测量

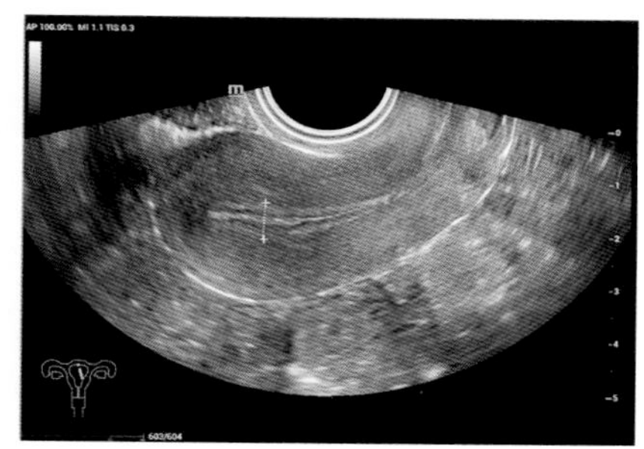

图3-9　经阴道超声子宫内膜测量

观察要点：

测量子宫内膜厚径，观察内膜回声在生理性周期的变化及有无占位性病变。

测量参数及正常值：

在子宫体的正中矢状切面、垂直于子宫内膜中线，测量双层内膜外侧边缘之间的最大厚径。月经期：0.1～0.4 cm；增生期（月经第5～14天）：0.5～0.7 cm；排卵期：厚度达1.1 cm；分泌期（月经第15～28天）：0.7～1.2 cm。

5.宫腔积液时子宫内膜的测量

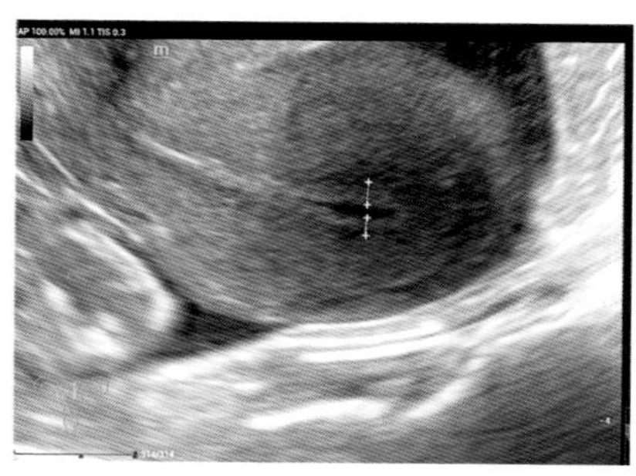

图3-10　宫腔积液时子宫内膜的测量

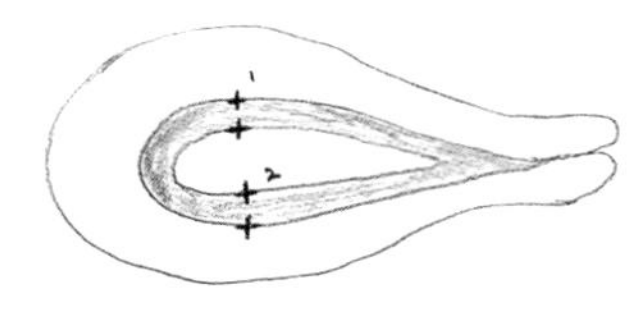

图3-11　宫腔积液时子宫内膜的测量

观察要点：

观察内膜的厚度及回声。

测量参数及正常值：

宫腔有积液时，分别测量前后两层内膜厚度，两者相加，液体深度不计入。

6. 宫内节育器的测量

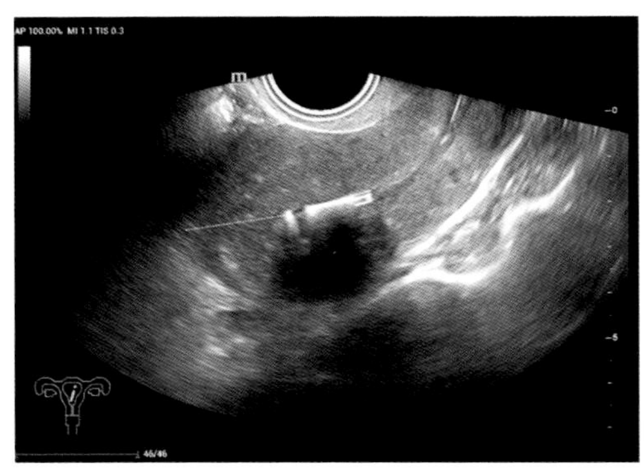

图3-12　宫内节育器的测量

观察要点：

观察宫内节育器的位置，观察节育器有无嵌顿、下移、旋转等。

测量参数及正常值：

子宫最大纵切面，测量宫内节育器上缘距宫底浆膜层的距离≤2 cm。

7. 子宫动脉的测量

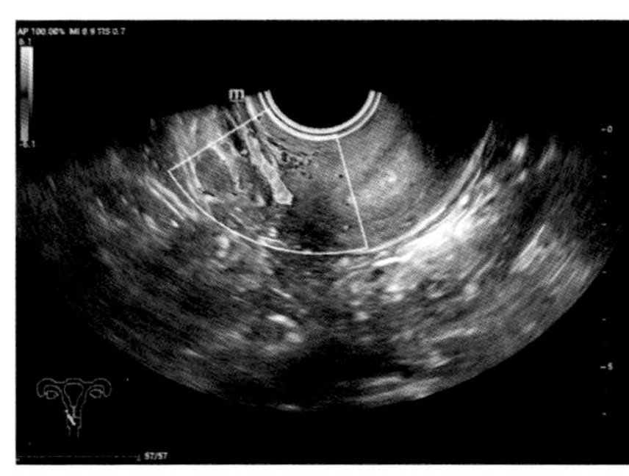

图3-13　右侧子宫动脉彩色血流

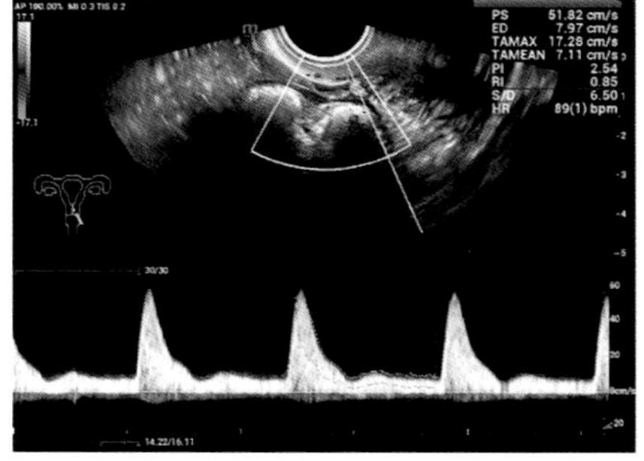

图3-14　右侧子宫动脉频谱

观察要点：

于子宫体、宫颈连接处可识别，可显示子宫动脉在阔韧带上行至子宫和输卵管连接处的整个走行，进行频谱分析时，使用较小取样容积，可避免采集到多条血流信号。

测量参数及正常值：

子宫动脉 RI：育龄期 0.86±0.04，增生期 0.88±0.05，黄体期 0.84±0.06，绝经后 0.89±0.06。

8. 宫腔内病变的规范化测量

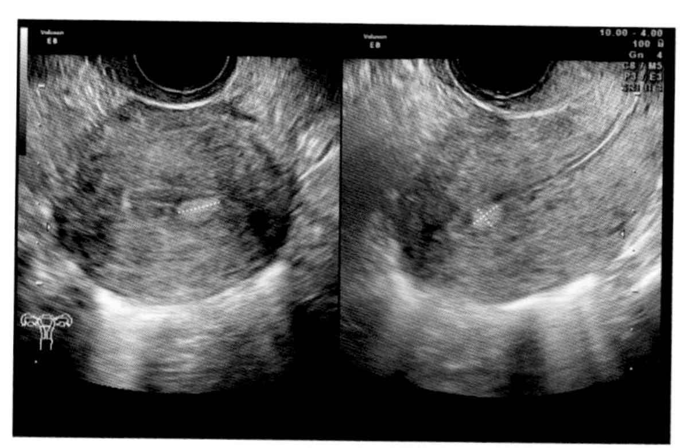

图 3–15　经阴道超声宫腔内病变测量方法

观察要点：

子宫内膜病变大小、形态、范围及与内膜、子宫肌层之间的界限。常见的局灶性病变包括子宫内膜息肉、子宫内膜局灶性增生过长、黏膜下肌瘤等；常见的宫腔内弥漫性病变包括子宫内膜弥漫性增生过长及弥漫性生长的子宫内膜癌。

测量方法：

在病变最大长轴切面，测量长径和前后径；转动探头 90°，测量横径（图 3–15）；利用公式（长径 cm×横径 cm×前后径 cm×0.52）可计算病变体积。

9. 子宫肌层病变

(1) 子宫肌瘤

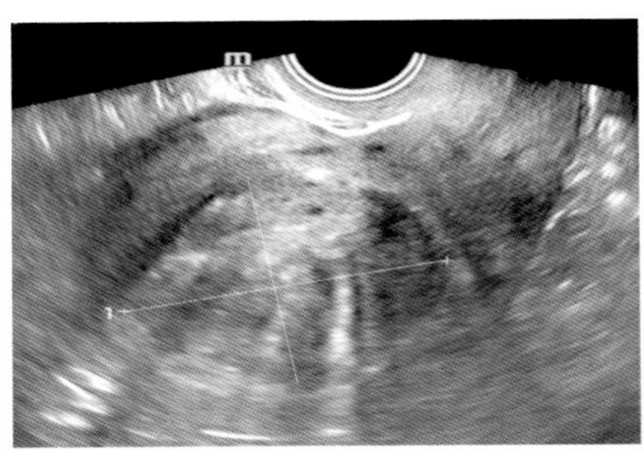

图3-16　黏膜下肌瘤：瘤体完全或部分凸入宫腔内

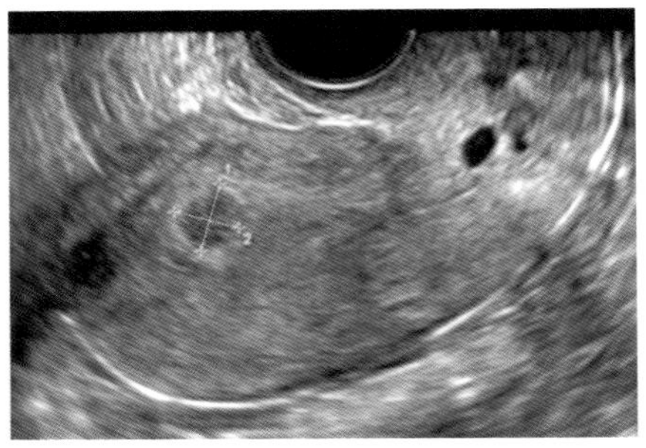

图3-17　肌壁间肌瘤：瘤体完全位于肌层内

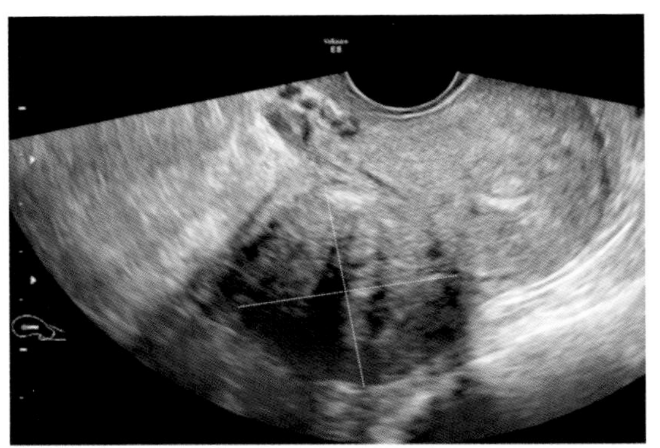

图3-18 浆膜下肌瘤：瘤体部分或全部凸出浆膜下

观察要点：

观察子宫肌瘤的大小、外形、内部回声及与子宫内膜和浆膜层的关系，分为黏膜下、肌壁间、浆膜下肌瘤3个主要类型。

测量方法：

在病变最大长轴切面，测量肌瘤的长径和前后径；转动探头90°，测量横径。

（2）子宫腺肌病

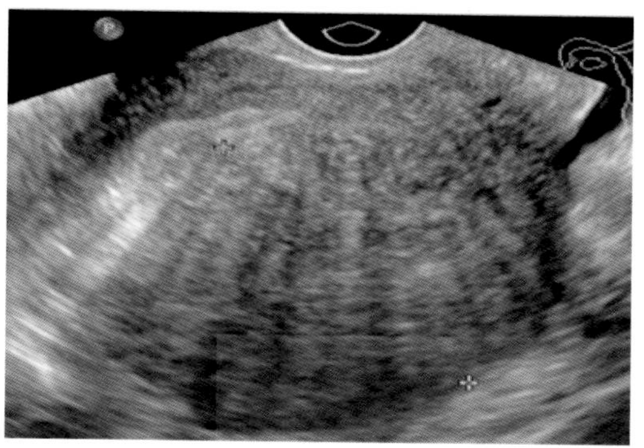

图3-19　子宫腺肌病

观察要点：

子宫可表现为非对称性增大，前后壁不对称，肌层回声不均匀，肌层内可见小的类圆形无回声区，周边回声略高，子宫内膜与肌层分界不清。

10. 正常卵巢

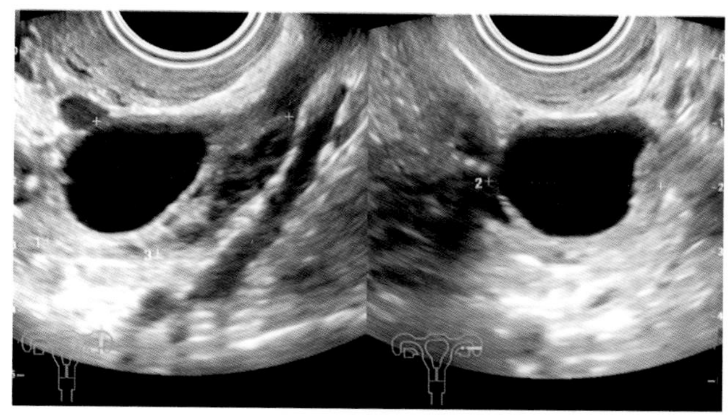

图3-20　卵巢大小的测量

观察要点：

卵巢大小、卵泡数量。

测量参数及正常值：

卵巢无异常不要求常规测量大小；如有异常（如卵巢多囊样变）或需要获取相关测值，应测量3个径线；在卵巢最大长轴切面测量长径，垂直于卵巢长轴测量前后径；将探头旋转90°，在卵巢最大横切面测量卵巢的横径。

正常值（成年女性），长径×横径×前后径：4.0 cm×3.0 cm×2.0 cm

11. 卵巢生理性囊肿

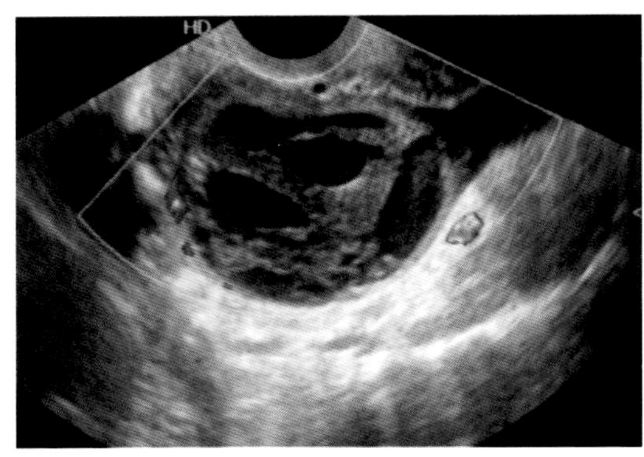

图3-21　卵巢生理性囊肿：黄体囊肿

观察要点：

生理性囊肿主要是由于育龄期卵巢有规律排卵，导致月经周期的不同阶段卵泡发育和排卵后黄体吸收过程中形成的囊肿。一般1–3月自行消退，需随访复查。常见卵巢生理性囊肿有卵泡囊肿、黄体囊肿、黄素化囊肿。主要观察记录生理性囊肿大小变化。

测量方法：

在囊肿最大长轴切面测量长径，垂直于囊肿长轴测量前后径；将探头旋转90°，在囊肿最大横切面测量囊肿的横径。

12. 多囊卵巢

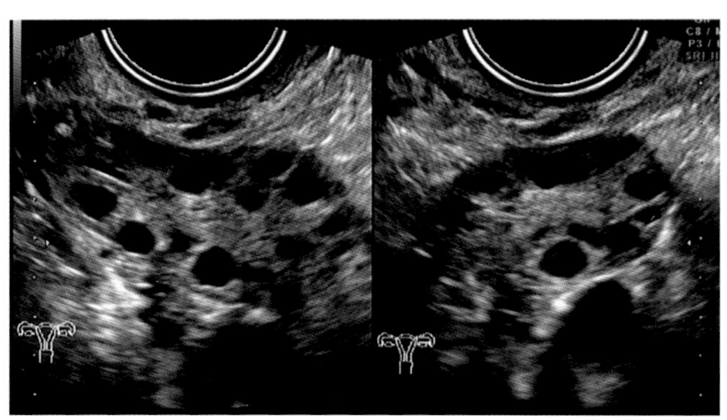

图3-22　多囊卵巢

观察要点：

多囊卵巢定义为一侧或双侧卵巢内直径2～9 mm的滤泡数＞12个或卵巢单切面直径2～9 mm的滤泡数＞10个和（或）卵巢体积≥10 ml（卵巢体积按0.5×长径cm×横径cm×前后径cm计算）。需要观察卵巢单切面卵泡数目或卵巢卵泡总数目、卵泡最大径，计算卵巢体积，观察卵巢包膜有无增厚，皮质回声有无增强，血流有无增多。

测量方法：

卵巢大小测量同正常卵巢大小，应测量3个径线；在卵巢最大长轴切面测量长径，垂直于卵巢长轴测量前后径；将探头旋转90°，在卵巢最大横切面测量卵巢的横径。测量卵泡最大径。

13. 卵巢局灶性病变

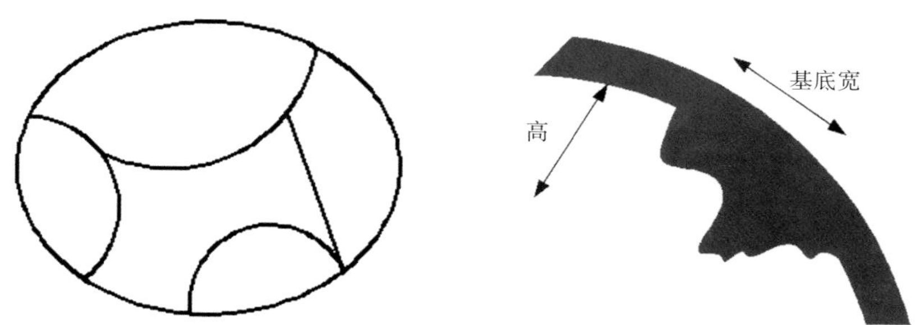

图3–23　多房囊肿房个数计数：含4个分隔，5个房；乳头状突起规范化测量（乳头状突起指囊壁上突入囊腔≥3 mm的实性成分）：在两个垂直切面从三个方向测量高、基底宽、基底宽

观察要点：

需要观察记录病灶的大小，病灶形态（单房囊肿、多房囊肿、单房囊实病灶，多房囊实病灶，实性病灶）。观察病灶有无囊性成分，囊性成分透声好/差，呈无回声、低回声（可见于黏液性肿瘤）、“磨玻璃”样外观（均匀弥散囊性内容物，如巧克力囊肿），还是出血性的（内部有线样结构，代表纤维蛋白链；出血性囊肿回声通常被描述为星状或网格状）；是否有“液体分层”征（由不同成分构成的液平面，液平面两侧的回声不同；多见于血凝块吸收的不同阶段或囊性畸胎瘤的脂液分层）；囊壁是否光滑，囊壁厚薄是否均匀；是否有分隔，分隔是否完整；囊壁是否有乳头状突起，乳头状突起个数，乳头状突起表面是否光滑；有无实性成分（包括乳头状突起）；病灶内有无钙化灶，有无声影；病灶囊壁、分隔、实性成分内是否有血流信号，血流阻力指数（RI）为高阻/低阻；是否同时伴有腹水。

测量方法：

卵巢病灶需测量三个径（长径cm×横径cm×前后径cm）。最大的实性成分大小应该测量两个垂直切面上的三个径。在一些病例中，乳头状突起是最大的实性成分，此时乳头状突起同时作为实性成分和乳头状突起应被测量。乳头状突起应在两个垂直切面测量：高、基底宽、基底宽。多房病灶房的个数需要计数。在子宫的矢状切面测量子宫直肠凹陷积液，测最大前后径，单位：cm。病灶分隔测量最宽处。病灶血流评分（1分：无血流；2分：少量血流；3分：中量；4分：大量；瘤体作为一个整体评分）。

（二）产科标准切面及测量

1.早孕期标准切面及测量

（1）妊娠囊标准切面

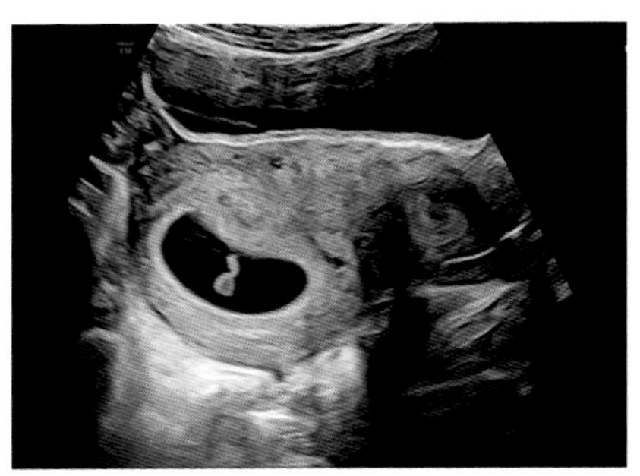
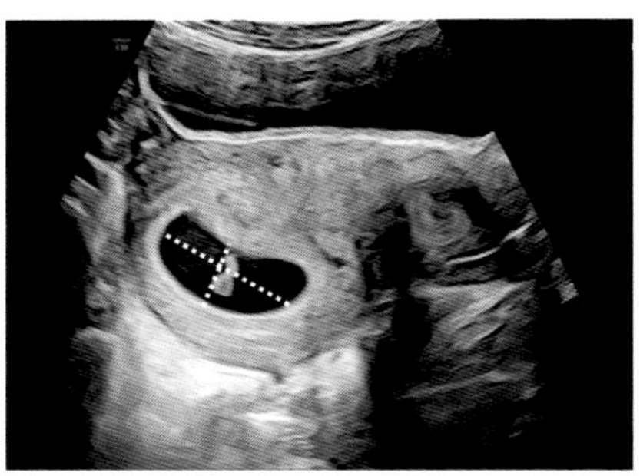

图3-24　妊娠囊最大纵切面

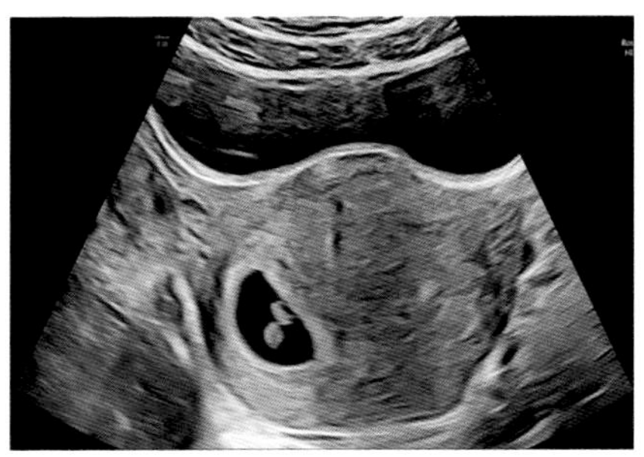
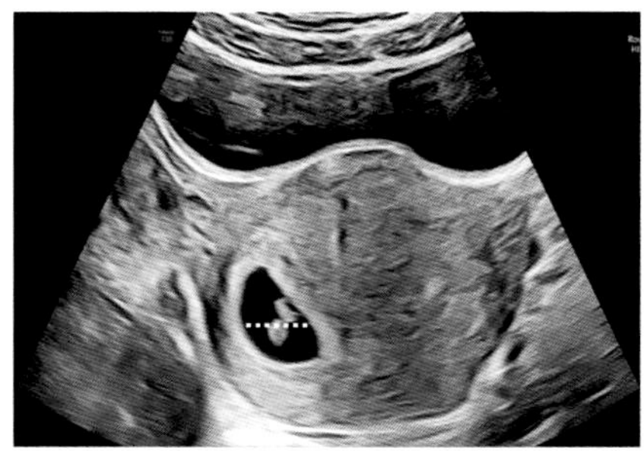

图3-25　妊娠囊最大横切面

观察要点：

重点观察妊娠囊的位置、数目、大小、形态，卵黄囊的大小与形态，以及子宫形态、肌层回声、子宫腔有无积液等。

测量参数及正常值：

在妊娠囊最大纵切面测量妊娠囊最大长径及前后径，妊娠囊最大横切面测量妊娠囊最大横径。妊娠时间（天）=30 + 妊娠囊平均内径（mm）。

（2）胚胎最大长轴切面

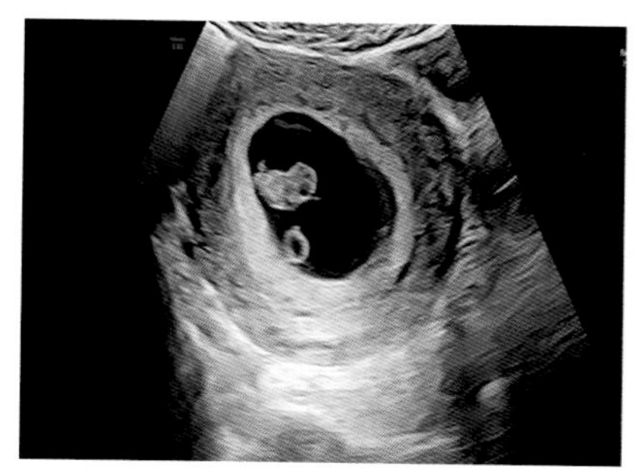

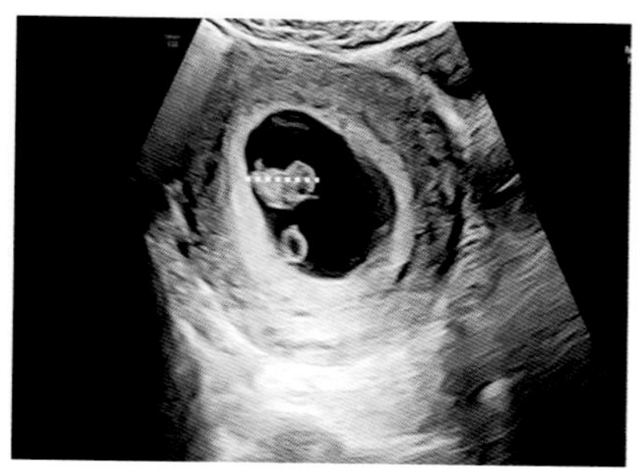

图 3–26　胚胎最大长轴切面

观察要点：

观察原始心血管搏动。

测量参数及正常值：

在胚胎最大长轴切面测量头臀长。孕周=头臀长（cm）+6.5

（3）双侧卵巢标准切面

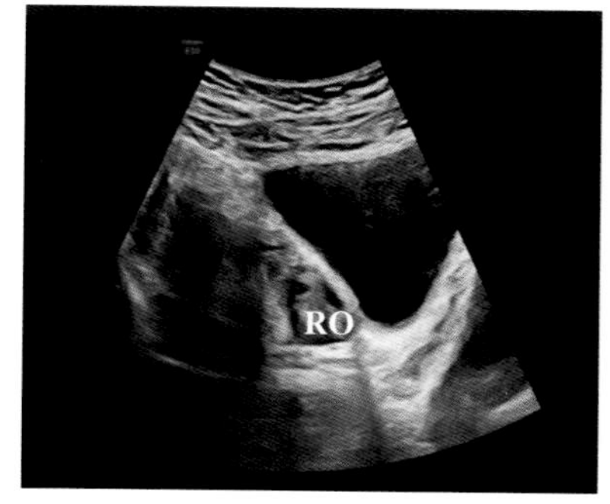

图 3–27　右侧卵巢长轴切面

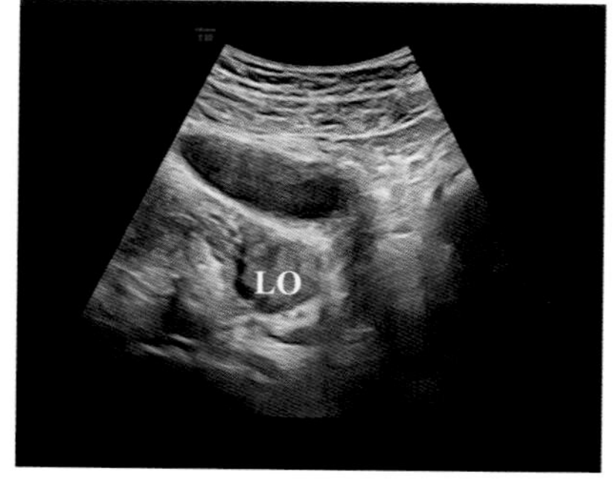

图 3–28　左侧卵巢长轴切面

RO:右侧卵巢　LO:左侧卵巢

观察要点：

重点观察双侧卵巢大小、形态、内部回声等，同时观察双附件区有无包块，如有包块需测量包块的大小并观察包块形态、边界、回声、血供，以及与卵巢、子宫的关系等，并评估包块的性质。

2.NT标准切面及测量

（1）胎儿正中矢状切面

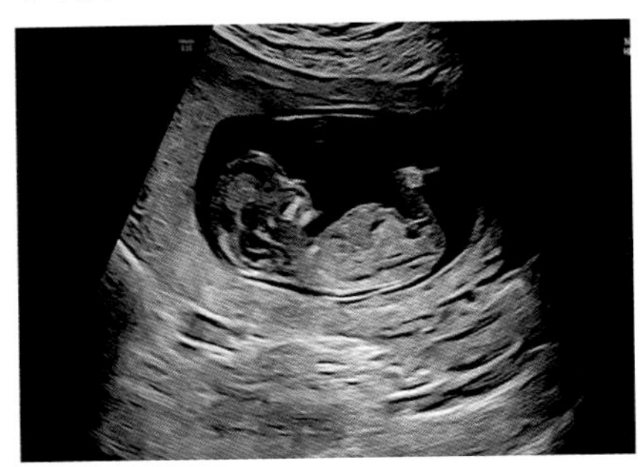

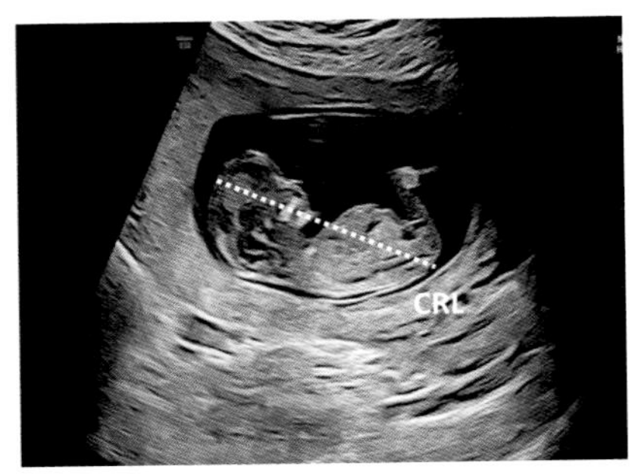

图3–29 正中矢状切面

CRL:头臀长

观察要点：

胎儿仰卧，处于自然伸展姿势；沿胎儿长轴取正中矢状切面，显示前额、鼻前皮肤、鼻骨、鼻尖，背部显示脊柱。头顶部及骶尾部清晰显示，躯干部显示脊柱矢状面全长。感兴趣区图像放大至超声图像区域2/3以上，在此切面上测量头臀长（CRL）。

测量参数及正常值：

测量游标置于胎儿头顶皮肤外缘至骶尾部皮肤外缘测量最大直线距离。正常孕11～13^{+6}周（头臀长45～84 mm）。

（2）胎儿头颈及上胸部正中矢状切面

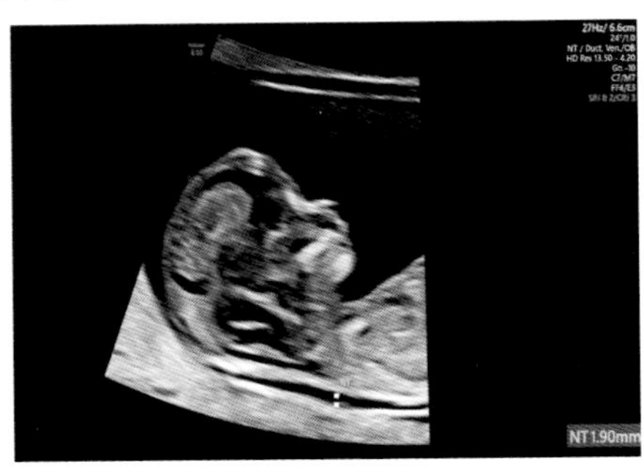

图3–30 头颈及上胸部正中矢状切面

NT:颈项透明层

观察要点：

胎儿头臀长介于45～84 mm，标准切面要求同CRL。在胎儿正中矢状切面基础上，感兴趣区图像放大至超声图像区域2/3以上，仅包括头颈部和上胸部，测量游标的精度为0.1 mm，在此切面上测量NT厚度。

测量参数及正常值：

在NT最宽处测量皮肤内缘与颈椎软组织间最宽的垂直距离，测量游标的内缘与NT无回声带的外缘相重叠，测量3次，取最大值。正常NT厚度<3 mm。

（3）胎儿头颅标准切面

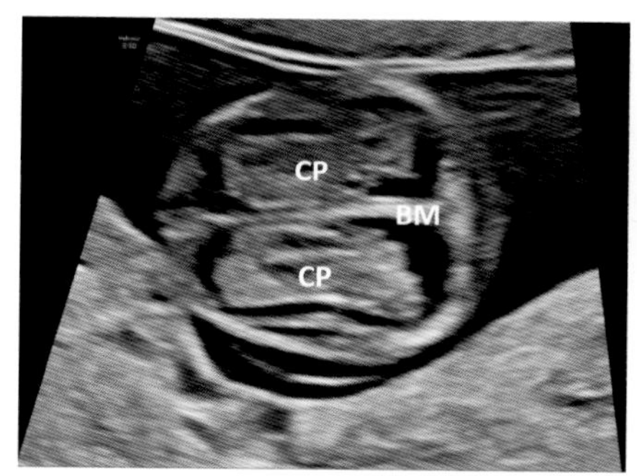

图3-31 胎儿侧脑室横切面

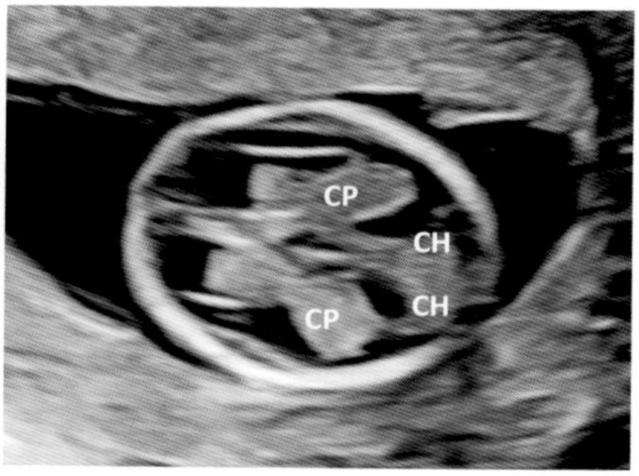

图3-32 胎儿小脑水平横切面

CP：脉络丛 BM：脑中线 CH：小脑半球

观察要点：

侧脑室横切面主要观察脑中线是否存在且居中，左右大脑半球是否对称、侧脑室大小及其内脉络丛高回声是否一致等。小脑横切面主要观察小脑半球是否对称，脑中线是否存在，第4脑室、颅后窝池是否存在等。

（4）胎儿颜面部标准切面

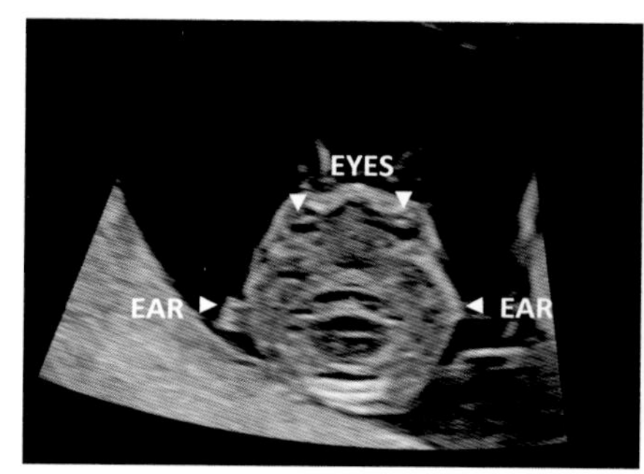

图3-33 胎儿双眼球横切面

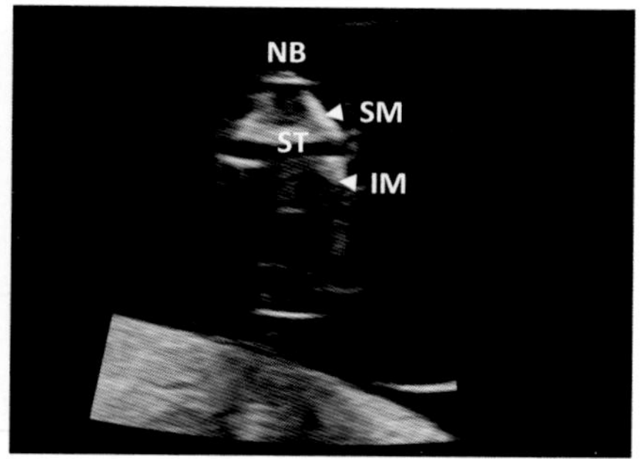

图3-34 胎儿鼻后三角冠状切面

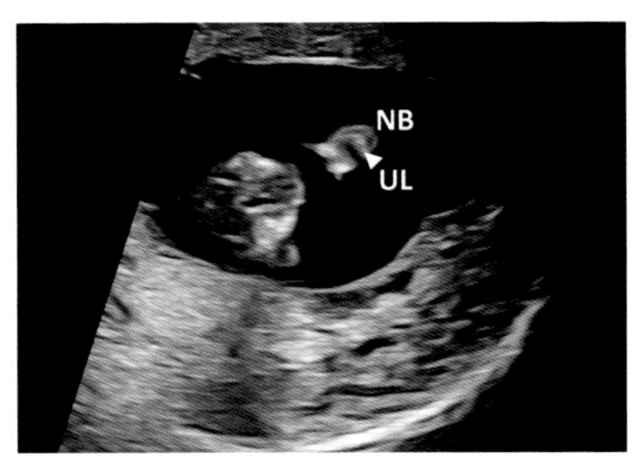

图3-35 胎儿鼻唇冠状切面

EYES:眼 EAR:耳 NB:鼻骨 SM:上颌骨 IM:下颌骨 ST:上牙槽 UL:上唇

观察要点：

双眼球横切面观察双侧眼球是否存在、大小及位置等。鼻后三角冠状切面主要观察鼻骨是否存在，上牙槽是否连续等。鼻唇冠状切面主要观察上唇是否连续完整、鼻的形态等。

（5）胎儿心脏标准切面

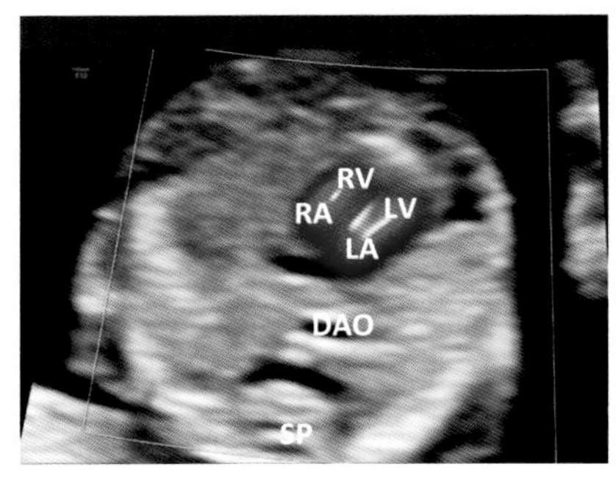

图3-36 胎儿四腔心切面

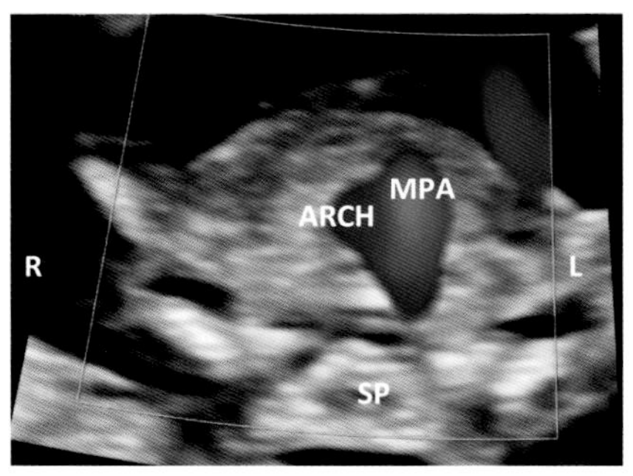

图3-37 胎儿三血管-气管切面

LA:左心房 RA:右心房 LV:左心室 RV:右心室 DAO:降主动脉

ARCH:主动脉弓 MPA:主肺动脉 SP:脊柱 L:左 R:右

观察要点：

四腔心切面观察心脏位置、心尖指向、心轴及心胸比，房室腔形态及比例，房室连接等。三血管-气管切面观察肺动脉、主动脉弓、上腔静脉排列关系，血管数目，血管内径及血流方向等。

（6）胎儿上腹部横切面

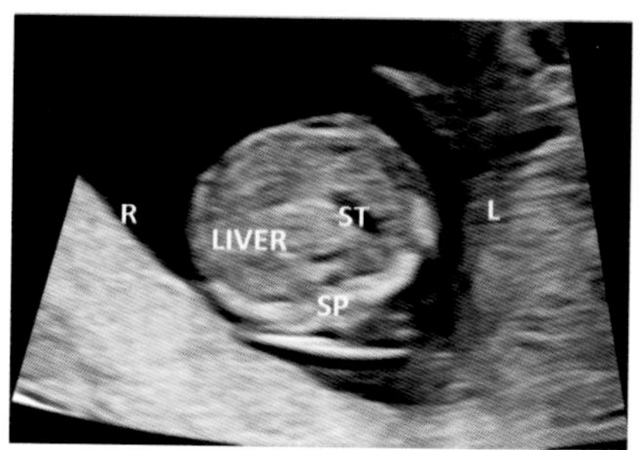

图3–38　胎儿上腹部横切面

ST:胃泡　LIVER:肝　SP:脊柱　L:左　R:右

观察要点：

主要观察胃泡及肝脏的位置、大小等。

（7）胎儿脐带腹壁入口横切面

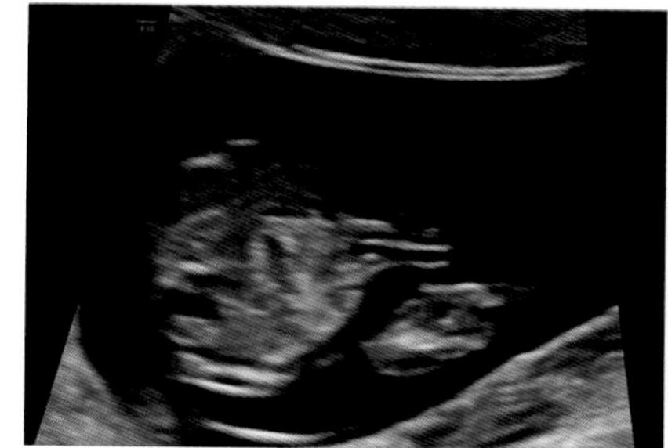
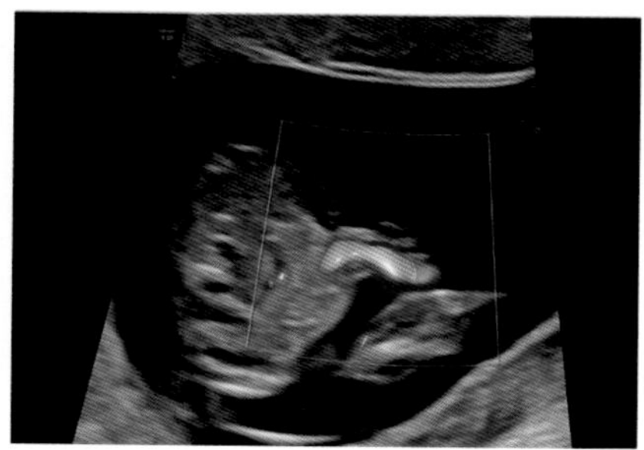

图3–39　胎儿脐带腹壁入口横切面

观察要点：

腹壁完整性与连续性，位置是否正常、有无包块及肠管外翻等。

（8）胎儿膀胱水平横切面

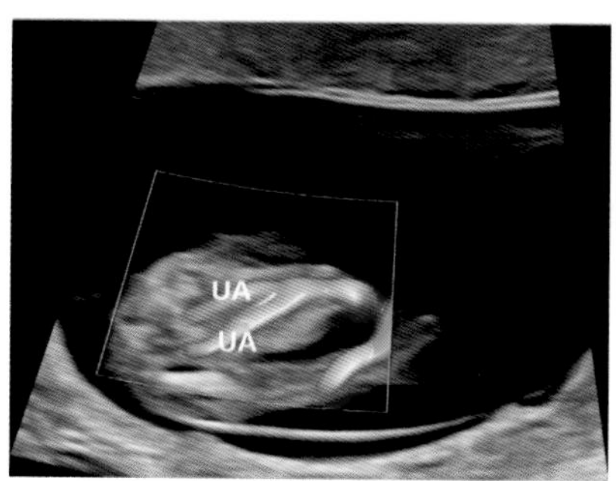

图3–40　胎儿膀胱水平横切面

UA:脐动脉

观察要点：

脐动脉数目，膀胱的位置、大小及壁的厚度等。

(9) 胎儿双上肢冠状切面

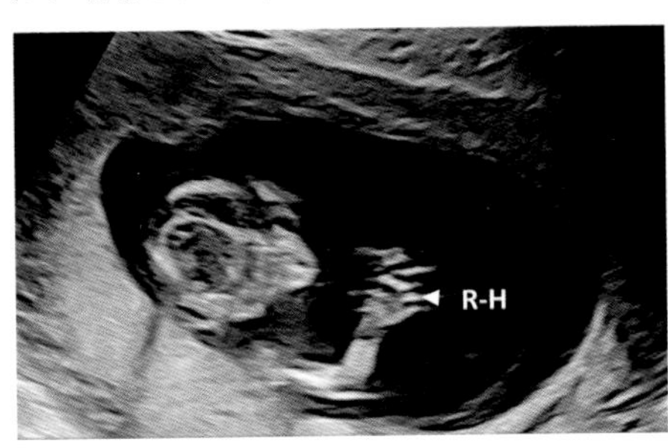

图3-41　胎儿右上肢冠状切面

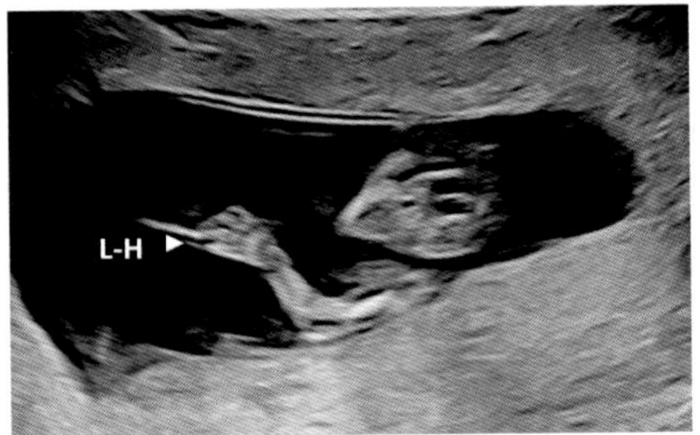

图3-42　胎儿左上肢冠状切面

R-H:右手　L-H:左手

观察要点：

重点观察双上肢骨的长度、回声强度、数目及形态，肢体是否缺如，手的形态是否正常。此孕期胎儿手呈张开状态，易于观察。

(10) 胎儿双下肢矢状切面

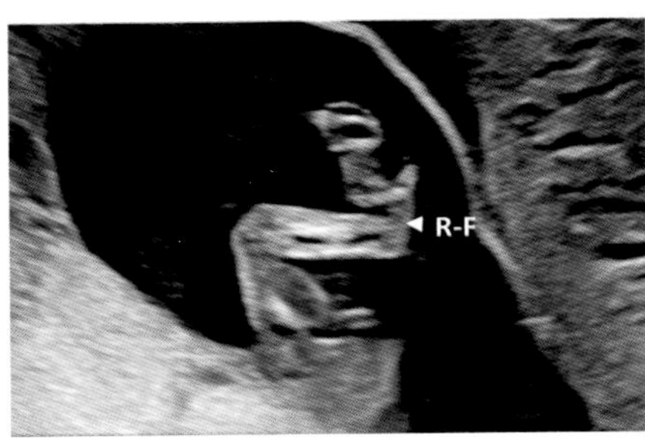

图3-43　胎儿右下肢矢状切面

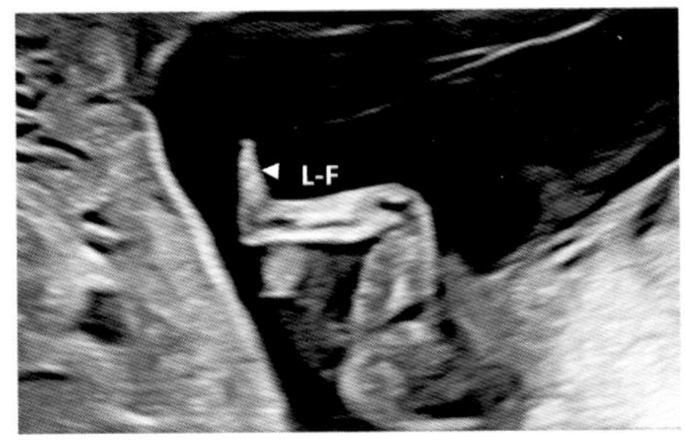

图3-44　胎儿左下肢矢状切面

R-F:右脚　L-F:左脚

观察要点：

重点观察双下肢骨的长度、回声强度、数目及形态，肢体是否缺如，足的形态是否正常。

（11）静脉导管频谱图

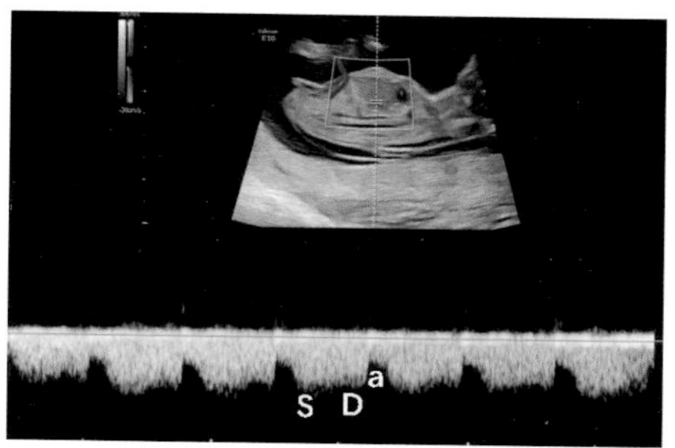

图3–45 静脉导管频谱图

S:S波 D:D波 a:a波

观察要点：

在胎儿相对安静状态下，正中矢状切面上观察静脉导管是否缺失，静脉导管频谱波形。

测量参数及正常值：

在正中矢状切面上放大图像至只显示胎儿下胸部和上腹部，调整声束与静脉导管血流之间的夹角，尽可能使该夹角小于60°，彩色多普勒取样容积应根据静脉导管血流信号进行调整，尽可能不超越静脉导管大小。正常情况下，静脉导管频谱S波、D波、a波均为正向，当a波接近基线甚至出现反向时，提示胎儿可能宫内缺氧、心脏功能受损、右心负荷过大、静脉回流障碍。

3. Ⅰ级标准切面及测量

（1）经丘脑横切面

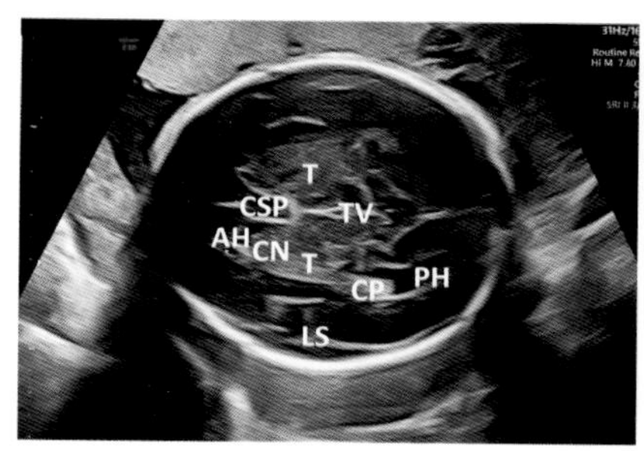

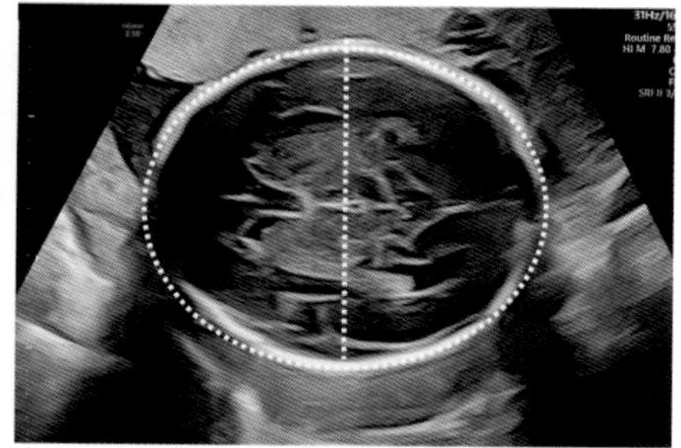

图3–46 丘脑横切面

AH:侧脑室前角 CN:尾状核 CSP:透明隔腔 TV:第三脑室

T:丘脑 LS:大脑外侧裂 CP:脉络丛 PH:侧脑室后角

观察要点：

显示颅骨强回声环、大脑镰、透明隔腔、两侧丘脑及丘脑后方的大脑脚。颅骨强回声环呈椭圆形，大脑镰居中，第三脑室位于丘脑之间。此切面主要用于测量双顶径（BPD）及头围（HC）。

测量参数及正常值：

BPD测量游标置于近端颅骨骨板外缘至远端颅骨骨板内缘（直线）；

HC测量沿胎儿颅骨外缘包括测量头围径线，不包括头皮及软组织（椭圆线）。

（2）腹围横切面

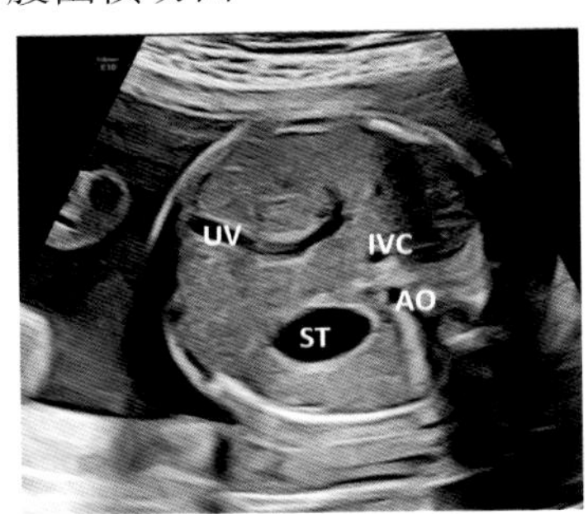

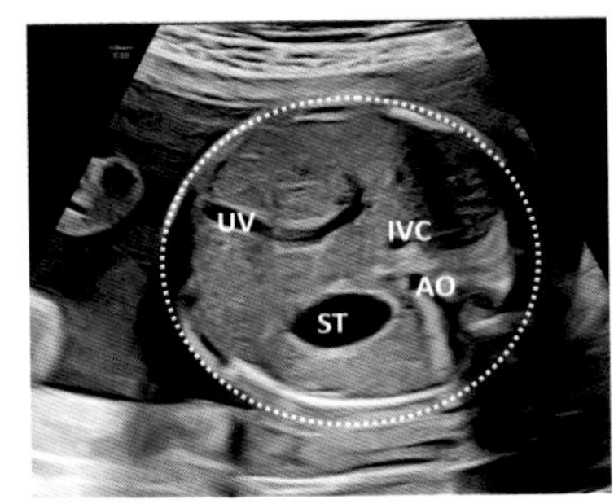

图3–47　腹围横切面

UV：脐静脉腹内段　IVC：下腔静脉　AO：腹主动脉　ST：胃泡

观察要点：

显示胃泡及脐静脉腹内段。胃泡位于腹腔左侧；腹主动脉位于脊柱左前方；下腔静脉位于脊柱右前方。此切面主要测量腹围（AC）。

测量参数及正常值：

沿腹壁皮肤外缘测量。

（3）股骨长轴切面

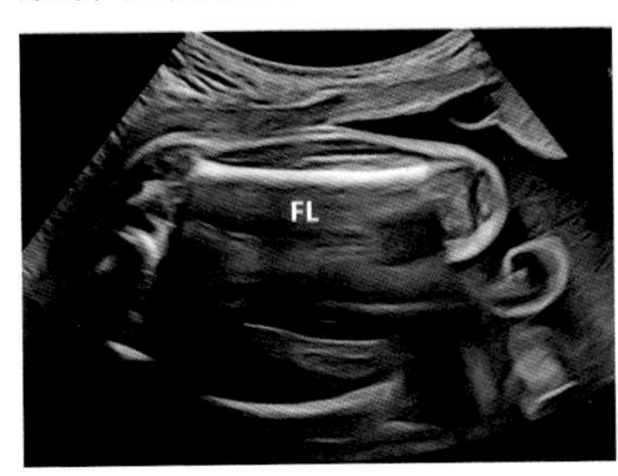

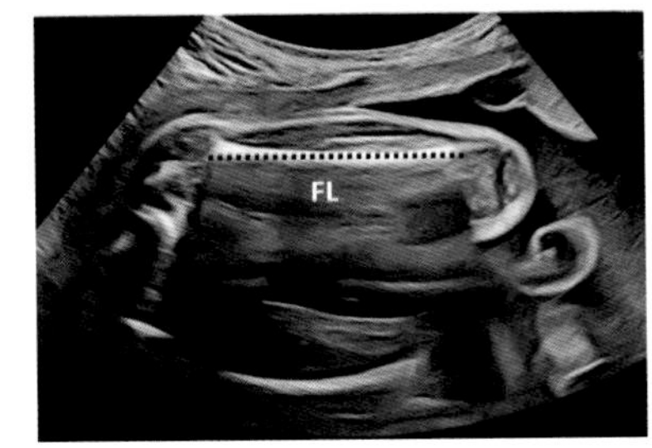

图3–48　股骨长轴切面

FL：股骨

观察要点：

显示股骨长轴，观察股骨形态、长短。此切面主要测量股骨（FL）长度。

测量参数及正常值：

测量一侧骨化的股骨干两端斜面中点之间的距离。

（4）孕妇宫颈标准切面及测量

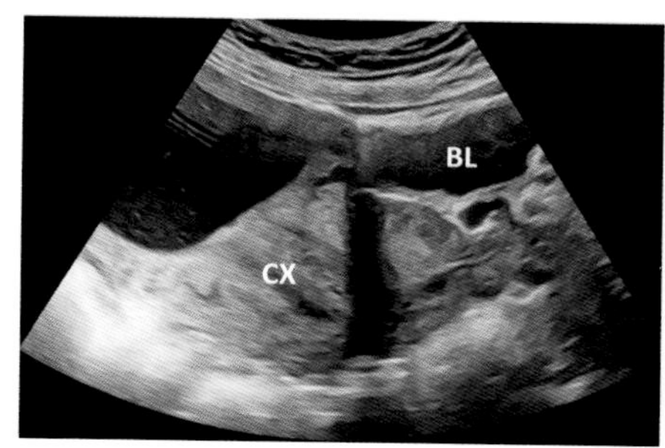

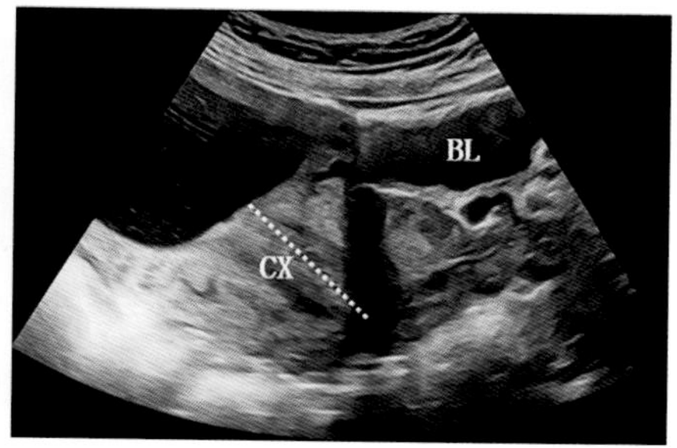

图3-49　孕妇宫颈切面

BL：膀胱　CX：宫颈

观察要点：

完整显示宫颈全长，观察宫颈内口是否闭合，宫颈长度及宫颈回声等。在此切面主要测量宫颈长度。

测量参数及正常值：

沿宫颈内口至宫颈外口之间测量。正常情况下，妊娠14-28周时宫颈长度稳定，变化符合钟形曲线，妊娠28-32周后，宫颈长度逐渐缩短为正常表现。宫颈长度的中位数为：妊娠22周前为40 mm，妊娠22-32周为35 mm，妊娠32周后为30 mm。

（5）测量胎心率图

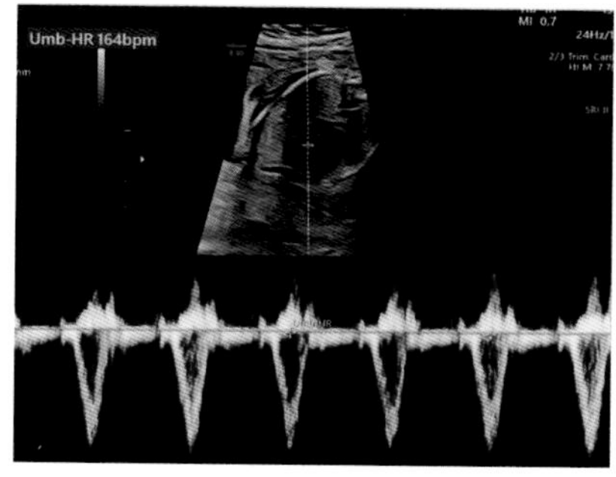

图3-50　测量心率图

观察要点：

观察胎儿心律是否整齐，胎心率是否正常。

测量参数及正常值：

正常胎儿心律齐，胎心率为110～170次/min，＞170次/min提示心动过速，＜110次/min提示心动过缓。

4.Ⅱ级标准切面及测量

(1) 经丘脑横切面

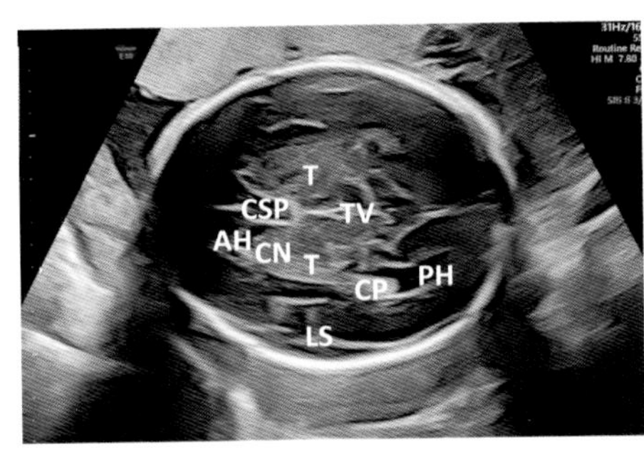

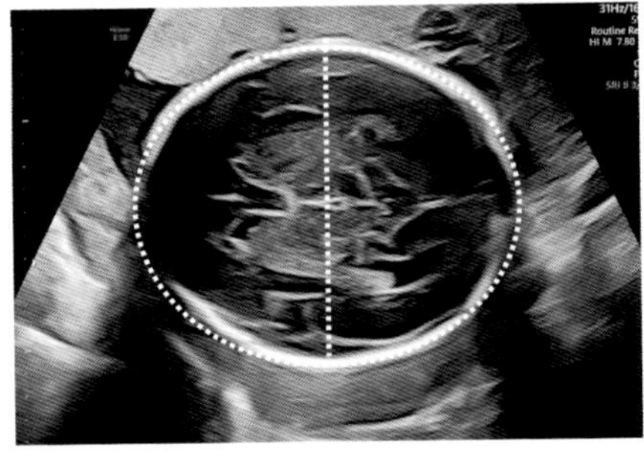

图3-51　丘脑横切面

AH：侧脑室前角　CN：尾状核　CSP：透明隔腔　TV：第三脑室
T：丘脑　LS：大脑外侧裂　CP：脉络丛　PH：侧脑室后角

观察要点：

显示颅骨强回声环、大脑镰、透明隔腔、两侧丘脑及丘脑后方的大脑脚。颅骨强回声环呈椭圆形，大脑镰居中，第三脑室位于丘脑之间。此切面主要用于测量双顶径（BPD）及头围（HC）。

测量参数及正常值：

BPD测量游标置于近端颅骨骨板外缘至远端颅骨骨板内缘（直线）；

HC测量沿胎儿颅骨外缘包括测量头围径线，不包括头皮及软组织（椭圆线）。

（2）经小脑横切面

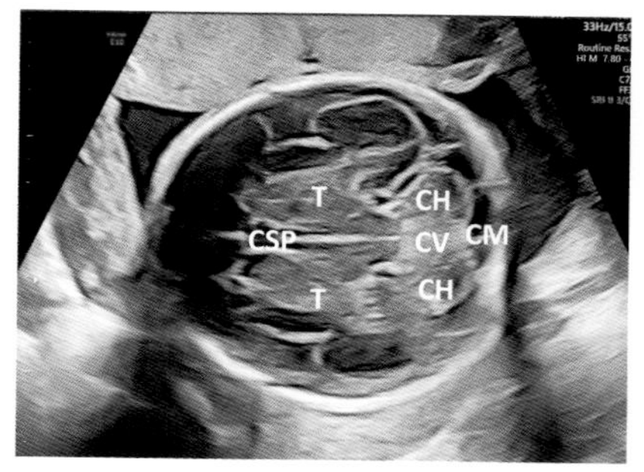

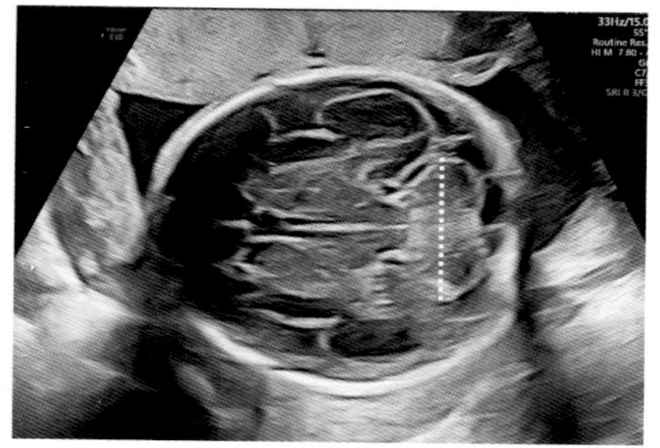

图3-52　小脑横切面

CSP：透明隔腔　T：丘脑　CH：小脑半球　CV：小脑蚓部　CM：颅后窝池

观察要点：

显示颅骨强回声环、透明隔腔、丘脑、大脑脚、小脑半球最大横径。颅骨环呈椭圆形，小脑半球对称，中间为中高回声的蚓部。蚓部前方的第四脑室及后方的颅后窝池（枕大池）前后径。此切面主要测量小脑横径。

测量参数及正常值：

游标置于小脑半球左右侧最外缘，与大脑镰（脑中线）垂直。正常情况下，中孕期小脑横径与孕周相同。

（3）四腔心切面

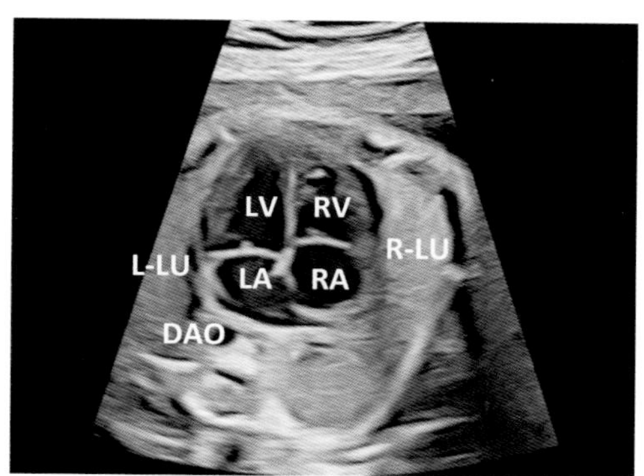

图3-53　四腔心切面

LV：左心室　RV：右心室　LA：左心房　RA：右心房

DAO：降主动脉　L-LU：左肺　R-LU：右肺

观察要点：

显示左右房室腔及两组房室瓣，同时至少显示一条完整肋骨。大部分心脏位于左侧胸腔，心尖指向左前方，心轴及心胸比正常，房室腔形态及比例正常，房室连接正常，彩色多普勒显示至少一条肺静脉汇入左心房，二尖瓣、三尖瓣启闭自如，左右两侧肺脏呈均匀回声。正常心轴为45°±20°，心脏面积大约为胸腔面积的1/3，心脏周长与胸围（C/T比）约为0.55。

（4）腹围横切面

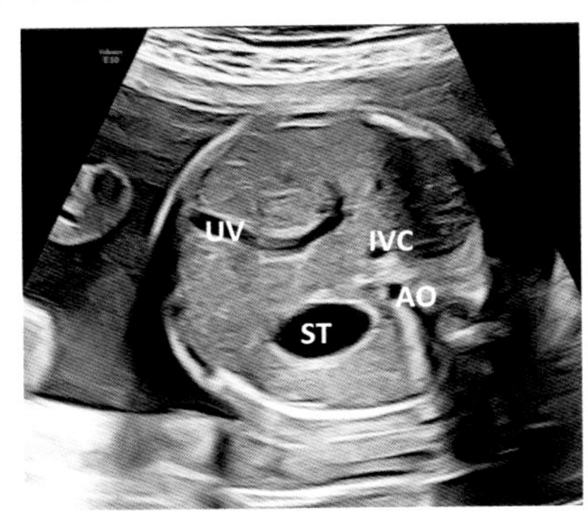

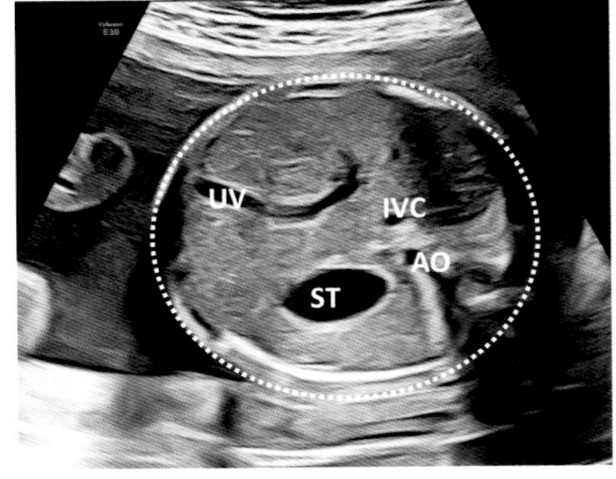

图3–54　腹围横切面

UV：脐静脉腹内段　IVC：下腔静脉　AO：腹主动脉　ST：胃泡

观察要点：

显示胃泡及脐静脉腹内段。胃泡位于腹腔左侧；腹主动脉位于脊柱左前方；下腔静脉位于脊柱右前方。此切面主要测量腹围（AC）。

测量参数及正常值：

沿腹壁皮肤外缘测量。

（5）脐带腹壁入口切面

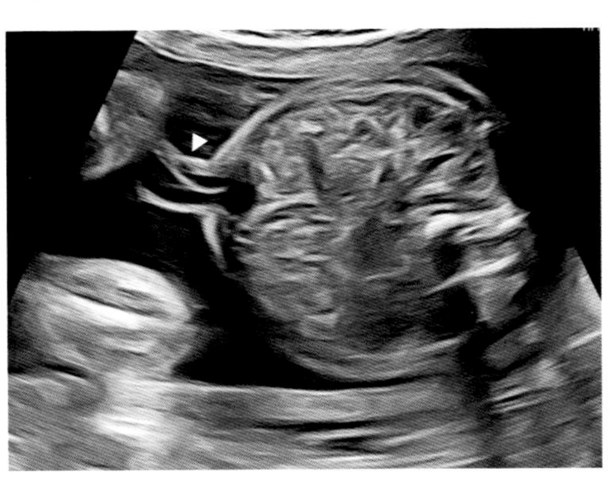

图3–55　脐带腹壁入口切面

观察要点：

显示脐带与腹壁的连接。了解腹壁是否完整，脐带腹壁入口位置是否正常，插入口有无异常回声。主要观察有无脐膨出、腹裂等畸形。

（6）膀胱水平横切面

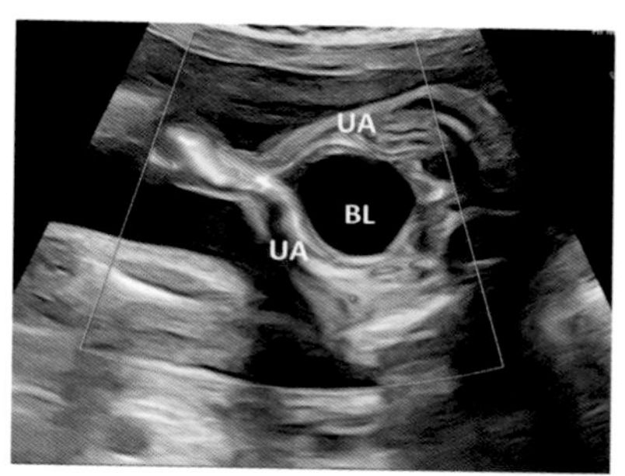

图3–56　膀胱水平横切面

BL：膀胱　UA：脐动脉

观察要点：

显示膀胱及两侧的脐动脉。观察膀胱大小、双侧脐动脉彩色血流及脐动脉是否缺失。

（7）双肾标准切面

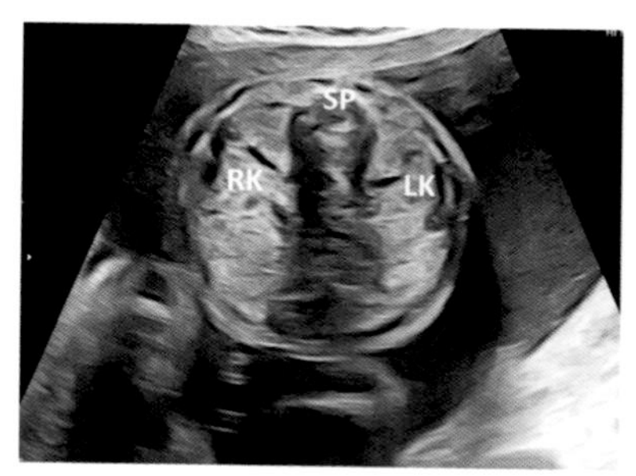

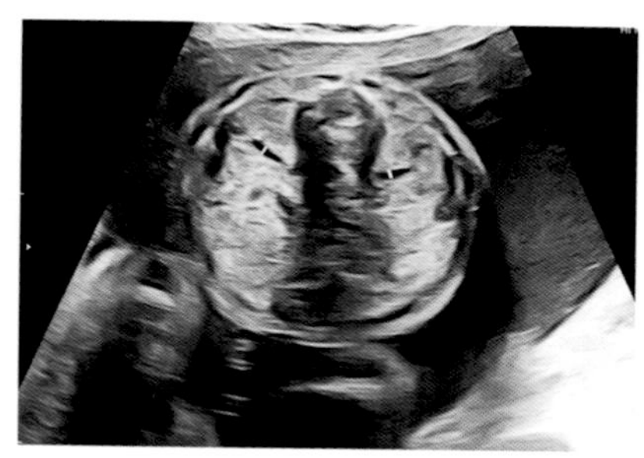

图3–57　双肾横切面

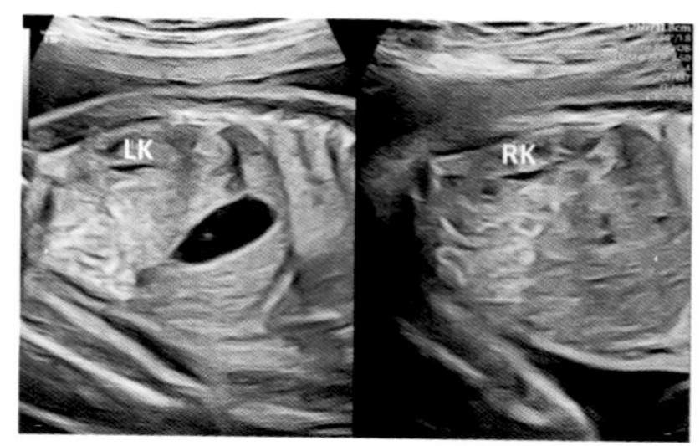

图3–58　双肾矢状切面

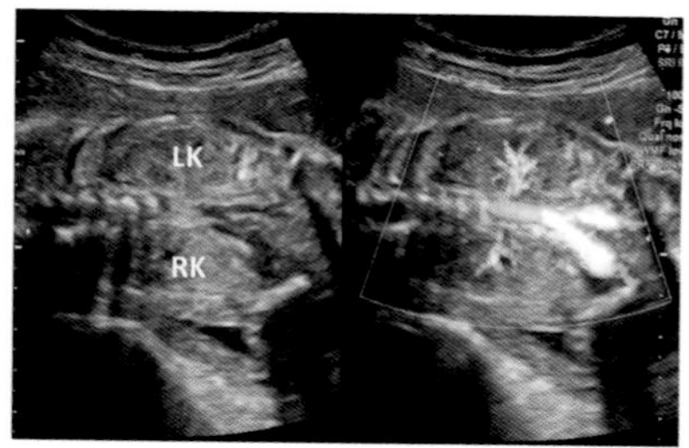

图3–59　双肾冠状切面

RK：右肾　LK：左肾　SP：脊柱

观察要点：

主要观察双肾的有无、位置、大小、形态、内部结构及回声等。双肾横切面，脊柱呈3个高回声点，不显示胃和肾上腺图像，双肾紧靠脊柱两旁，呈圆形，显示双侧肾盂。双肾矢状切面呈长圆形蚕豆样。双肾冠状切面主要观察双肾动脉的起源及有无异常分支动脉。

测量参数及正常值：

在横切面测量双肾肾盂宽度。正常胎儿中孕期肾盂宽度＜4 mm，晚孕期肾盂宽度＜7 mm。

（8）脊柱矢状切面

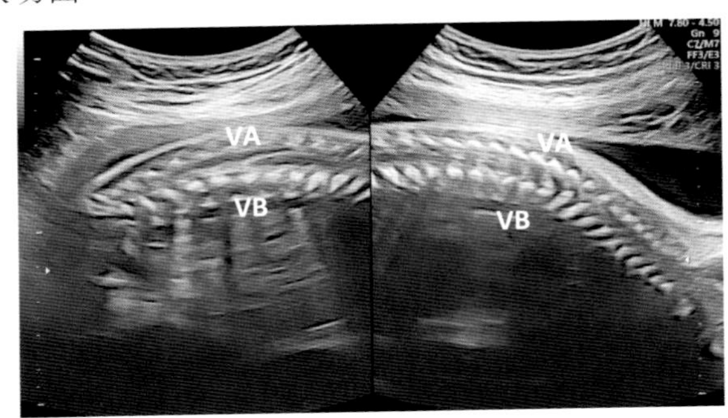

图3–60　脊柱矢状切面

VA：椎弓　VB：椎体

观察要点：

显示脊柱全长及其表面覆盖的皮肤，可以分段留存图像。脊柱呈自然生理弯曲，表面皮肤覆盖，椎体及椎弓排列整齐。常规显示脊柱矢状切面，怀疑脊柱异常时可加做脊柱冠状切面及横切面。

（9）股骨长轴切面

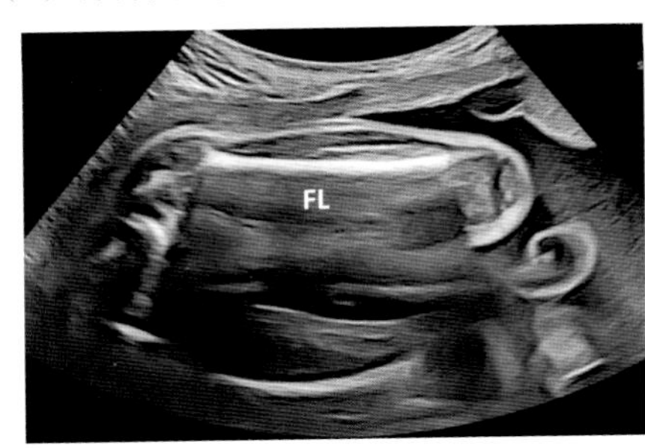

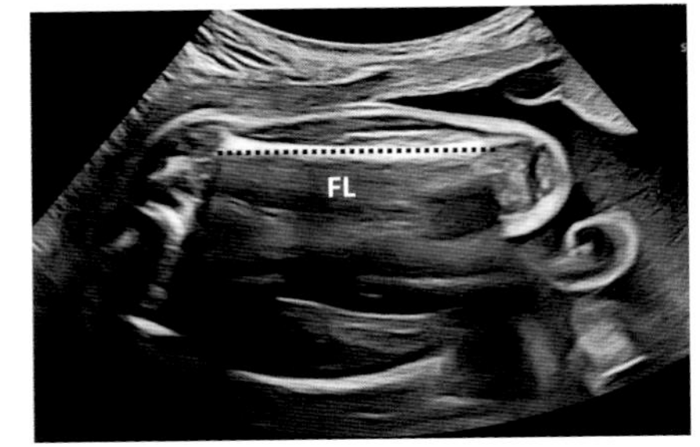

图3–61　股骨长轴切面

FL：股骨

观察要点：

显示股骨长轴，观察股骨形态、长短。此切面主要测量股骨（FL）长度。

测量参数及正常值：

测量一侧骨化的股骨干两端斜面中点之间的距离。

（10）孕妇宫颈标准切面及测量

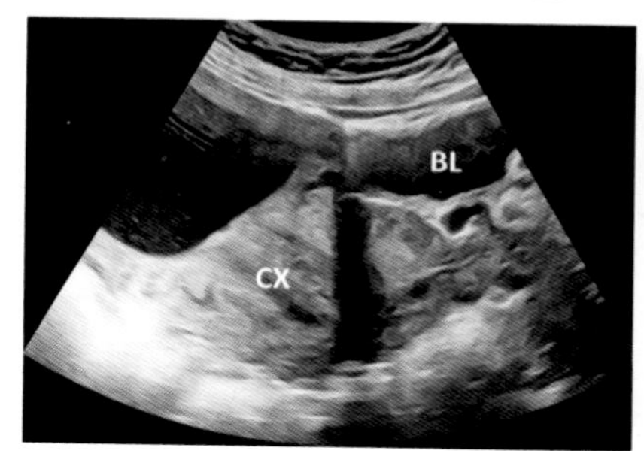

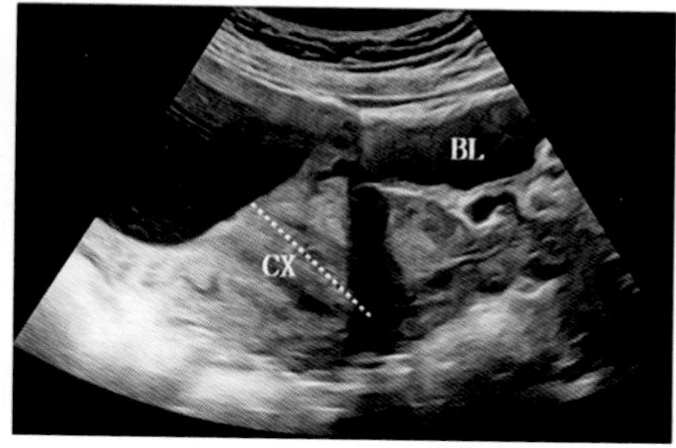

图3-62 孕妇宫颈切面

BL：膀胱 CX：宫颈

观察要点：

完整显示宫颈全长，观察宫颈内口是否闭合，宫颈长度及宫颈回声等。在此切面主要测量宫颈长度。

测量参数及正常值：

沿宫颈内口至宫颈外口之间测量。正常情况下，妊娠14–28周时宫颈长度稳定，变化符合钟形曲线，妊娠28–32周后，宫颈长度逐渐缩短为正常表现。宫颈长度的中位数为：妊娠22周前为40 mm，妊娠22–32周为35 mm，妊娠32周后为30 mm。

（11）测量胎心率图

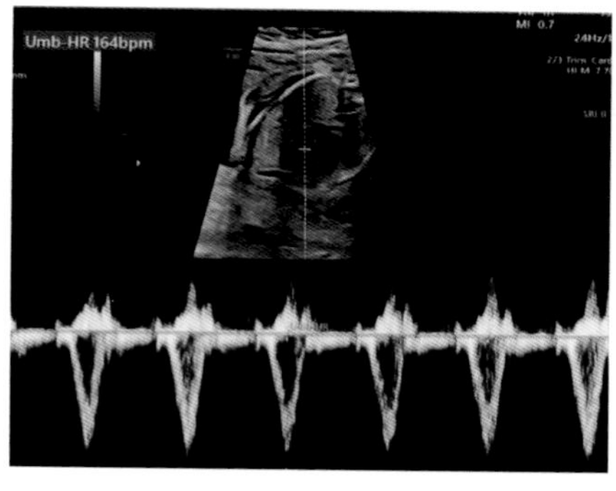

图3-63 测量心率图

观察要点：

观察胎儿心律是否整齐，胎心率是否正常。

测量参数及正常值：

正常胎儿心律齐，胎心率为110～170次/min，>170次/min提示心动过速，<110次/min提示心动过缓。

（12）测量胎盘厚度切面

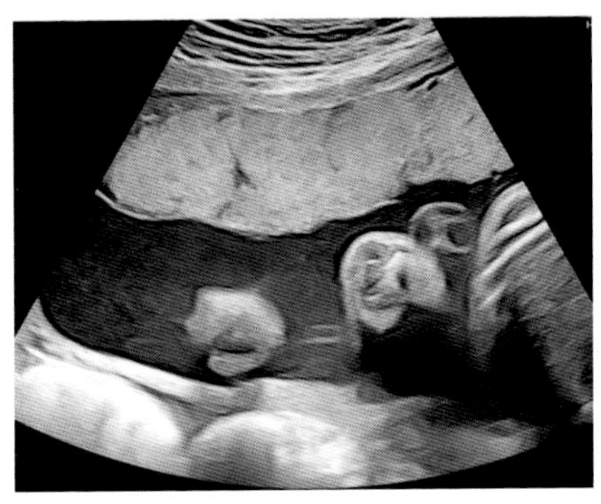
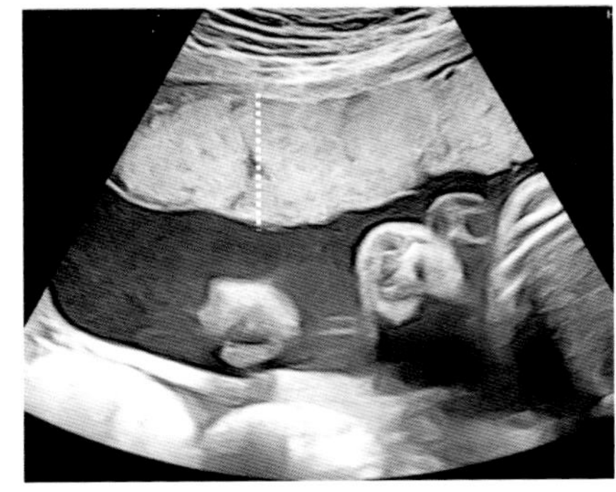

图3-64　胎盘测量图

观察要点：

胎盘位置、厚度、回声，胎盘下缘距宫颈内口距离。正常情况胎盘下缘距宫颈内口>2 cm。

（13）最大羊水池切面测量最大羊水池深度

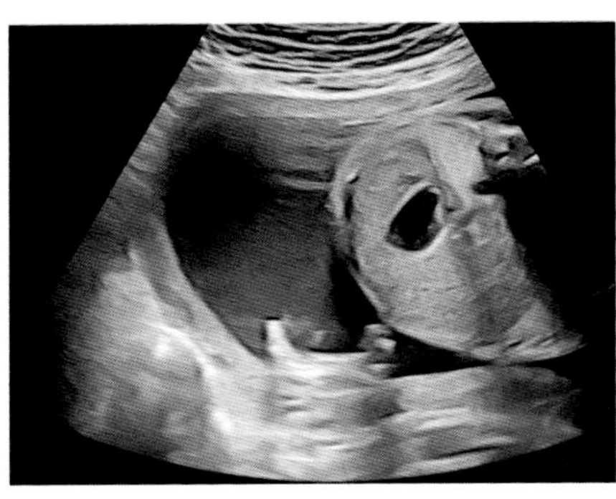
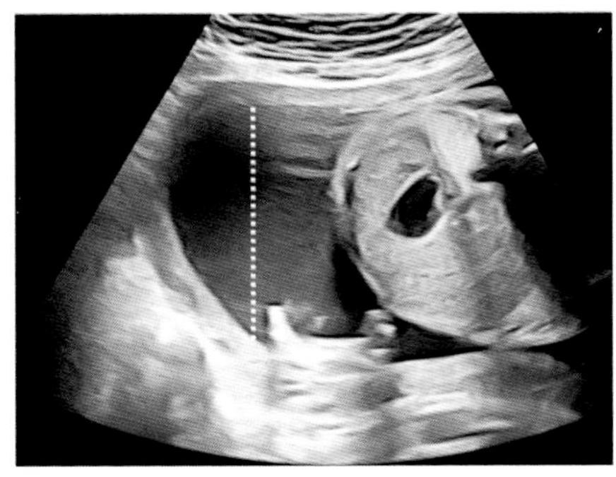

图3-65　羊水最大深度测量图

观察要点：

羊水池最大深度及羊水指数。

测量参数及正常值：

羊水池最大深度在羊水最深处垂直测量，正常羊水最大深度为3～8 cm。羊水指数以脐水平线和腹白线为标志将子宫分成四个象限，测量各象限最大羊水池的垂直径，四者之和即为羊水指数，正常羊水指数为8～25 cm。

5. Ⅲ级标准切面及测量

（1）头颅标准切面及测量

①经丘脑横切面

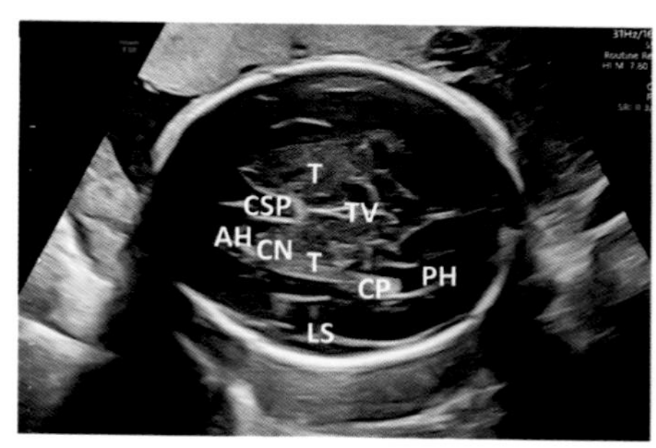

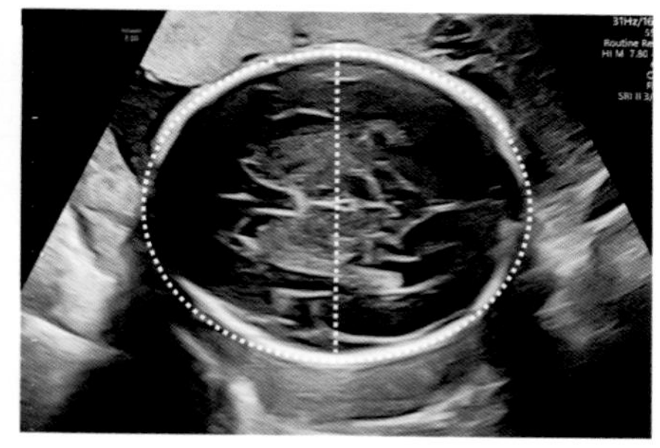

图3-66 丘脑横切面

AH：侧脑室前角 CN：尾状核 CSP：透明隔腔 TV：第三脑室
T：丘脑 LS：大脑外侧裂 CP：脉络丛 PH：侧脑室后角

观察要点：

显示颅骨强回声环、大脑镰、透明隔腔、两侧丘脑及丘脑后方的大脑脚。颅骨强回声环呈椭圆形，大脑镰居中，第三脑室位于丘脑之间。此切面主要用于测量双顶径（BPD）及头围（HC）。

测量参数及正常值：

BPD测量游标置于近端颅骨骨板外缘至远端颅骨骨板内缘（直线）；

HC测量沿胎儿颅骨外缘包括测量头围径线，不包括头皮及软组织（椭圆线）。

②经侧脑室横切面

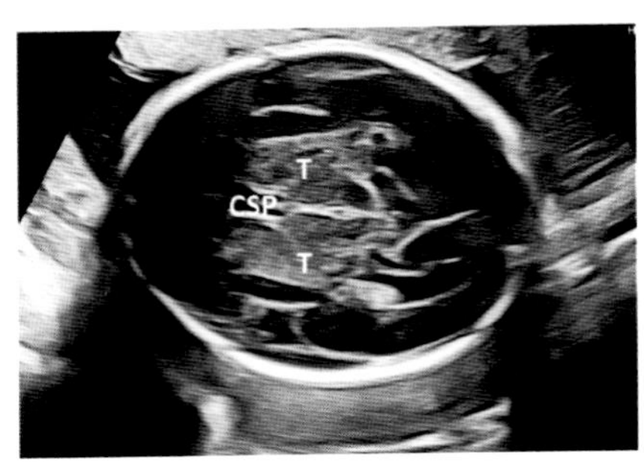

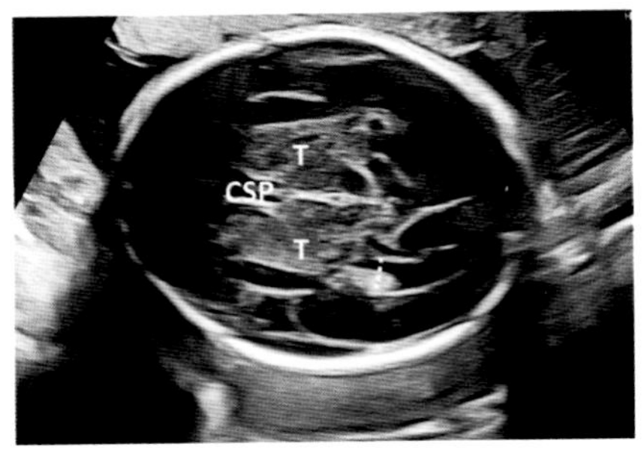

图3-67　侧脑室横切面

CSP:透明隔腔　T:丘脑

观察要点：

显示颅骨强回声环、大脑镰、透明隔腔、侧脑室前角及后角、脑室内脉络丛。颅骨环呈椭圆形，大脑镰居中，透明隔腔呈无回声的矩形，大脑外侧裂可见，侧脑室宽度及其内呈高回声的脉络丛。此切面主要用于测量侧脑室宽度。

测量参数及正常值：

游标置于侧脑室最宽处内侧缘，垂直于侧脑室长轴，测量其最大宽度。正常情况下，侧脑室宽度小于8 mm；8～10 mm为侧脑室正常高值；11～12 mm为轻度侧脑室扩张，13～15 mm为中度侧脑室扩张，>15 mm为脑积水。

③经小脑横切面

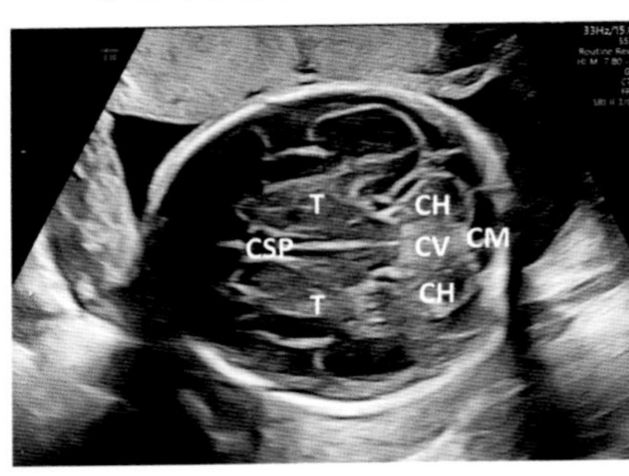

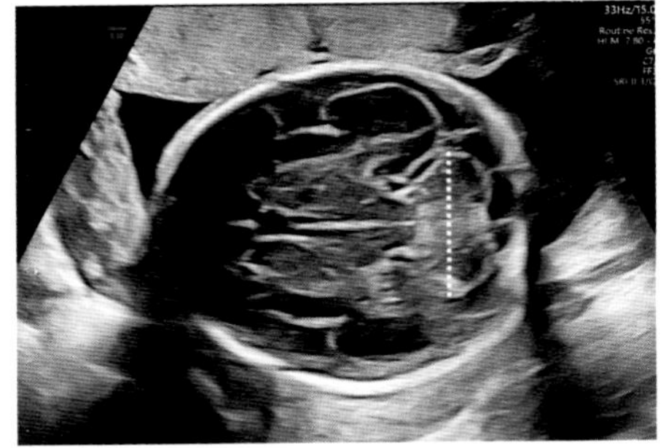

图3-68　小脑横切面

CSP:透明隔腔　T:丘脑　CH:小脑半球　CV:小脑蚓部　CM:颅后窝池

观察要点：

显示颅骨强回声环、透明隔腔、丘脑、大脑脚、小脑半球最大横径。颅骨环呈椭圆形，小脑半球对称，中间为中高回声的蚓部。蚓部前方的第四脑室及后方的颅后窝池（枕大池）前后径。此切面主要测量小脑横径。

测量参数及正常值：

游标置于小脑半球左右侧最外缘，与大脑镰（脑中线）垂直。正常情况下，中孕期小脑横径与孕周相同。

（2）颜面部标准切面及测量

①鼻唇冠状切面

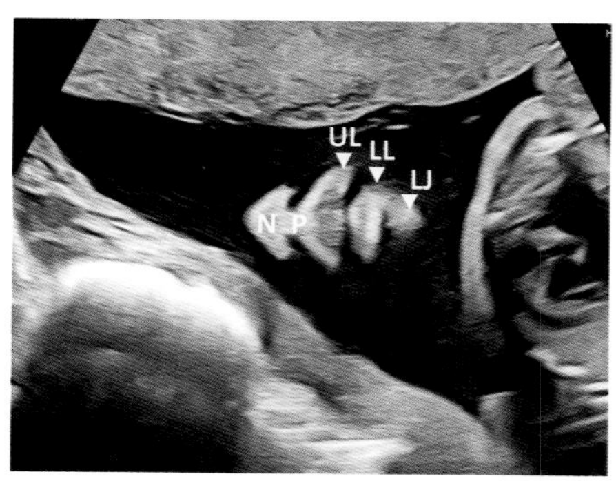

图3-69　鼻唇冠状切面

N:鼻　P:人中　UL:上唇　LL:下唇　LJ:下颌

观察要点：

显示双侧鼻孔、上唇。观察双侧鼻孔是否对称，上唇是否连续。

②双眼球横切面

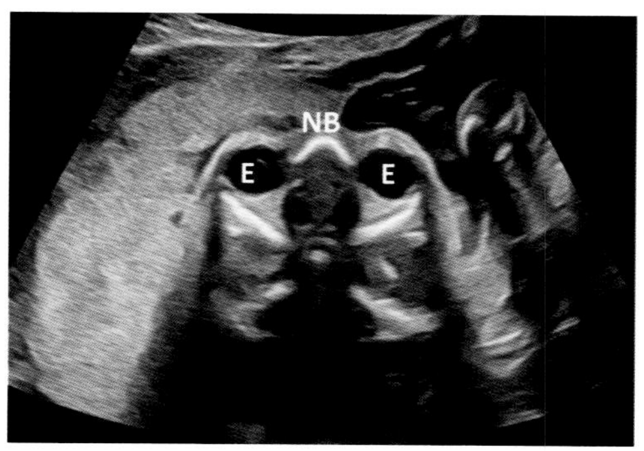

图3-70　双眼球横切面

NB:鼻骨　E:眼睛

观察要点：

同一平面上显示最大径线的双侧眼球。双侧眼球呈近圆形无回声，左右基本对称。正常情况下眼眶中心距离约等于孕周，内侧–内侧间距约等于外侧–外侧间距的三分之一，玻璃体动脉30周后消失。

③颜面部正中矢状切面

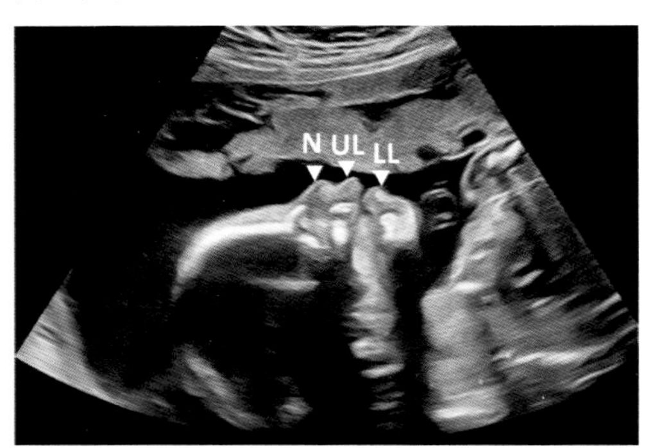

图3–71　颜面部正中矢状切面

N：鼻　UL：上唇　LL：下唇

观察要点：

要求声束尽可能正对胎儿面部，显示前额、额骨、鼻、鼻骨、上下唇、下颌。在此切面上不应显示眼眶。观察有无小下颌畸形、鼻骨缺失等。

（3）胎儿心脏标准切面及测量

①四腔心切面

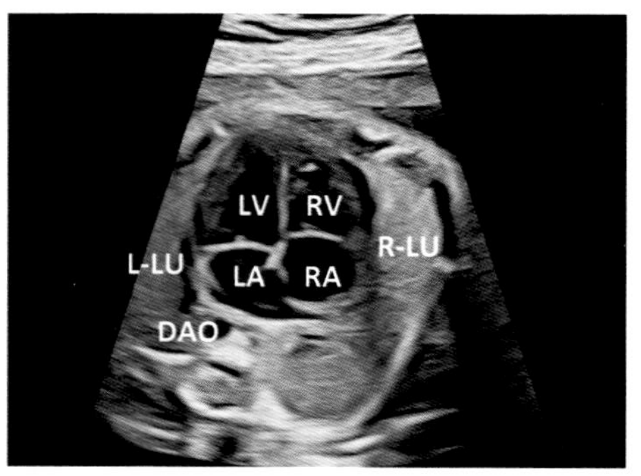

图3–72　四腔心切面

LV：左心室　RV：右心室　LA：左心房　RA：右心房

DAO：降主动脉　L-LU：左肺　R-LU：右肺

观察要点：

显示左右房室腔及两组房室瓣，同时至少显示一条完整肋骨。大部分心脏位于左侧胸腔，心尖指向左前方，心轴及心胸比正常，房室腔形态及比例正常，房室连接正常，彩色多普勒显示至少一条肺静脉汇入左心房，二尖瓣、三尖瓣启闭自如，左右两侧肺脏呈均匀回声。正常心轴为45°±20°，心脏面积大约为胸腔面积的1/3，心脏周长与胸围（C/T比）约为0.55。

②左心室流出道切面

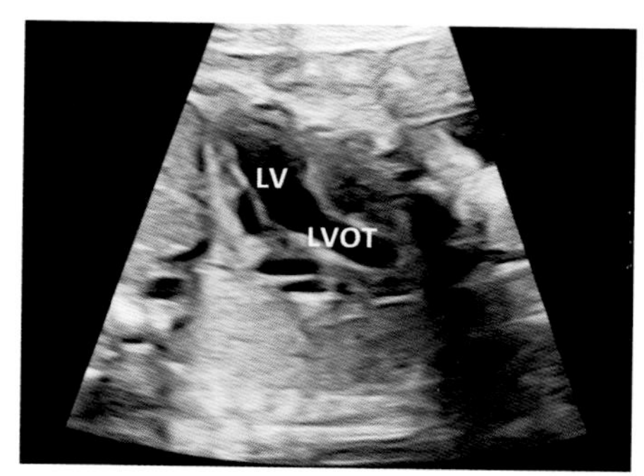

图3-73　左心室流出道切面

LV：左心室　LVOT：左心室流出道

观察要点：

显示左心室及起自左心室的主动脉和主动脉瓣。主动脉前壁与室间隔相连续；后壁与二尖瓣呈纤维性连接，起自左心室后向右上方走行，与肺动脉呈交叉走行，内径略窄于肺动脉，主动脉瓣启闭自如。

③右心室流出道切面

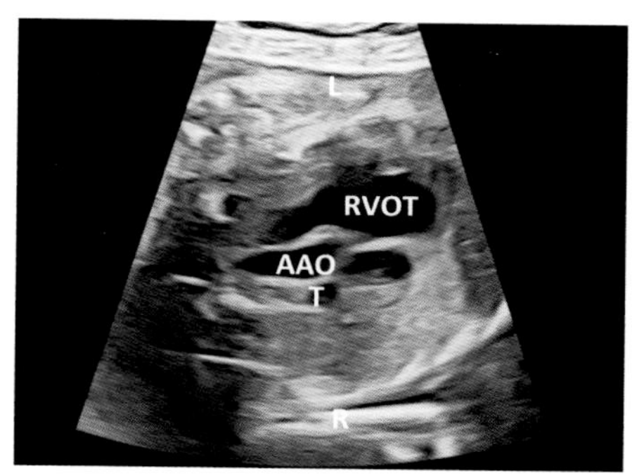

图3-74　右心室流出道切面

RVOT：右室流出道　AAO：升主动脉　T：气管　L：左　R：右

观察要点：

显示右心室及起自右心室的肺动脉和肺动脉瓣。主肺动脉起自右心室后向左后上方走行，与主动脉呈交叉关系，内径略宽于主动脉，肺动脉瓣启闭自如。

④三血管气管切面

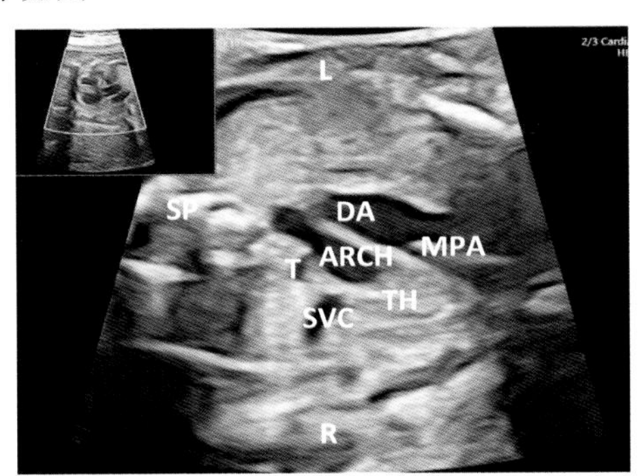

图3-75 三血管气管切面

MPA:肺动脉主干 DA:动脉导管 ARCH:主动脉弓 SVC:上腔静脉
T:气管 SP:脊柱 TH:胸腺 L:左;R:右

观察要点：

正常三血管-气管切面从左到右依次显示：肺动脉、主动脉弓、气管及上腔静脉。血管内径从左到右依次递减。肺动脉经动脉导管和主动脉共同汇入降主动脉，呈“V”形 。

⑤测量心率图

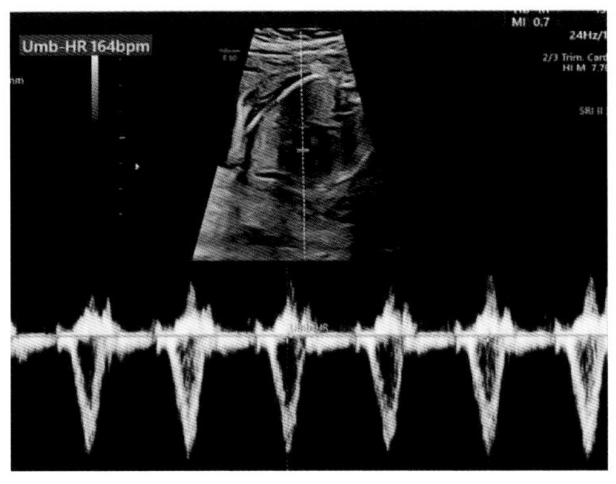

图3-76 测量心率图

观察要点：

观察胎儿心律是否整齐，胎心率是否正常。

测量参数及正常值：

正常胎儿心律齐，胎心率为110～170次/min，＞170次/min提示心动过速，＜110次/min提示心动过缓。

（4）膈肌标准切面

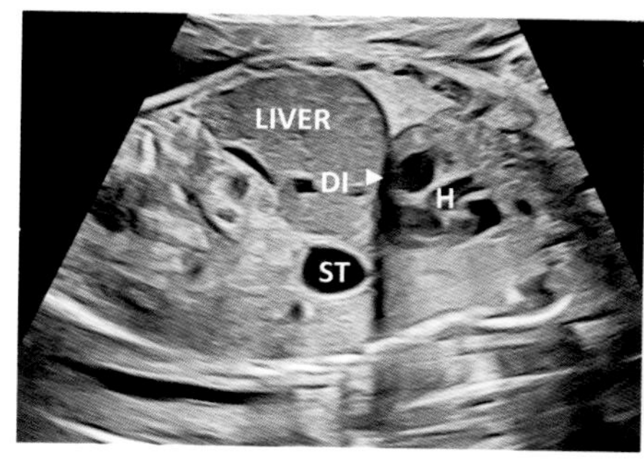

图3–77　膈肌冠状切面

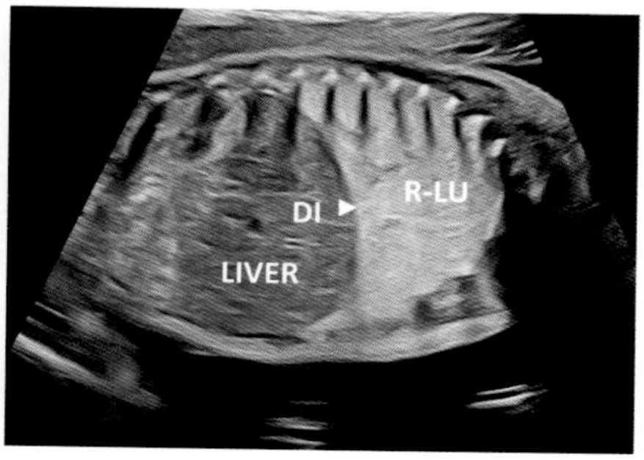

图3–78　右侧膈肌矢状切面

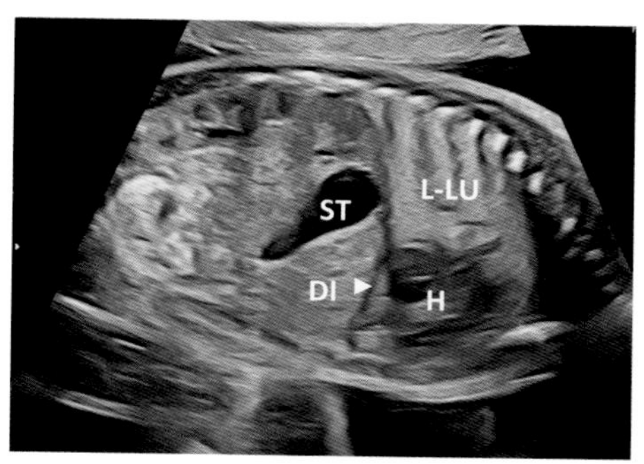

图3–79　左侧膈肌矢状切面

H:心脏　ST:胃泡　LIVER:肝　R-LU:右肺　L-LU:左肺　DI:膈肌(箭头所示为膈肌)

观察要点：

重点观察膈肌的连续性、腹腔脏器（胃泡、肝等）及心脏与膈肌的位置关系。

（5）腹部标准切面及测量

①腹围横切面

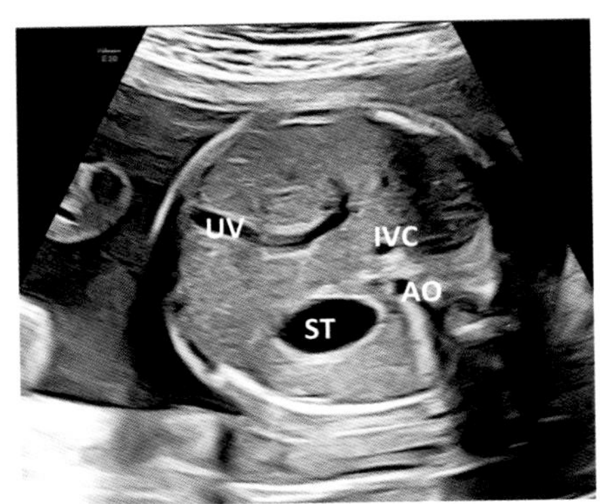

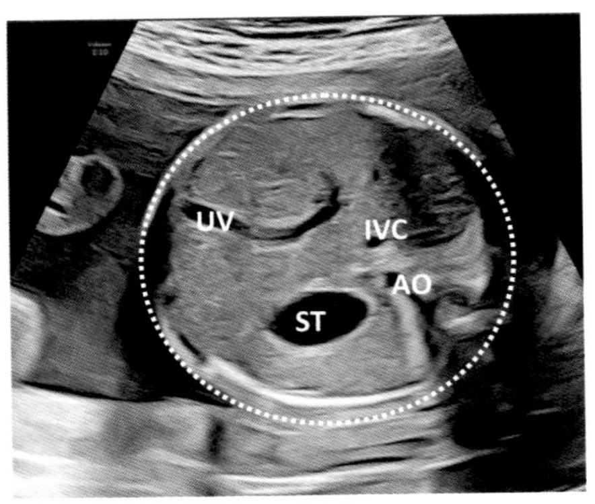

图3-80　腹围横切面

UV:脐静脉腹内段　IVC:下腔静脉　AO:腹主动脉　ST:胃泡

观察要点:

显示胃泡及脐静脉腹内段。胃泡位于腹腔左侧；腹主动脉位于脊柱左前方；下腔静脉位于脊柱右前方。此切面主要测量腹围（AC）。

测量参数及正常值:

沿腹壁皮肤外缘测量。

②脐带腹壁入口切面

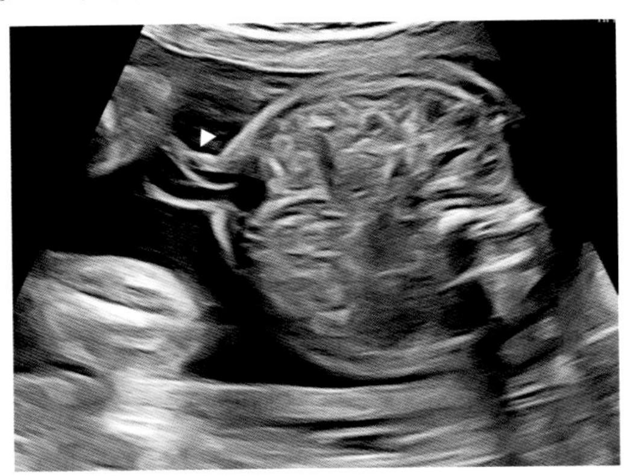

图3-81　脐带腹壁入口切面

观察要点:

显示脐带与腹壁的连接。了解腹壁是否完整，脐带腹壁入口位置是否正常，插入口有无异常回声。主要观察有无脐膨出、腹裂等畸形。

③膀胱水平横切面

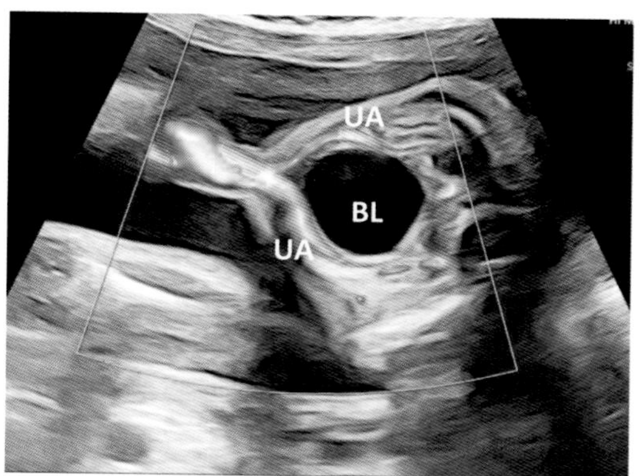

图3-82　膀胱水平横切面

BL:膀胱　UA:脐动脉

观察要点:

显示膀胱及两侧的脐动脉。观察膀胱大小、双侧脐动脉彩色血流及脐动脉是否缺失。

④双肾标准切面

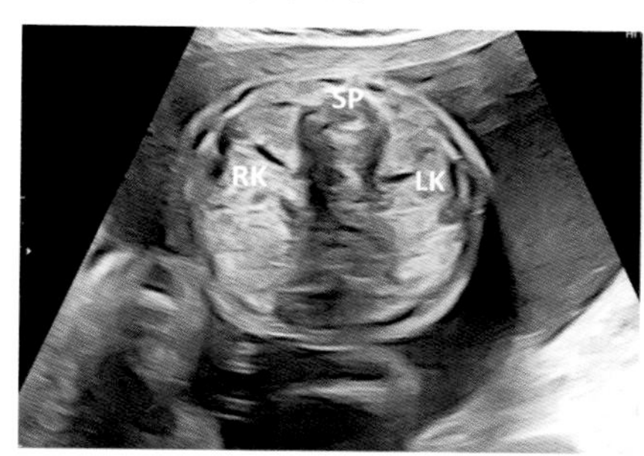

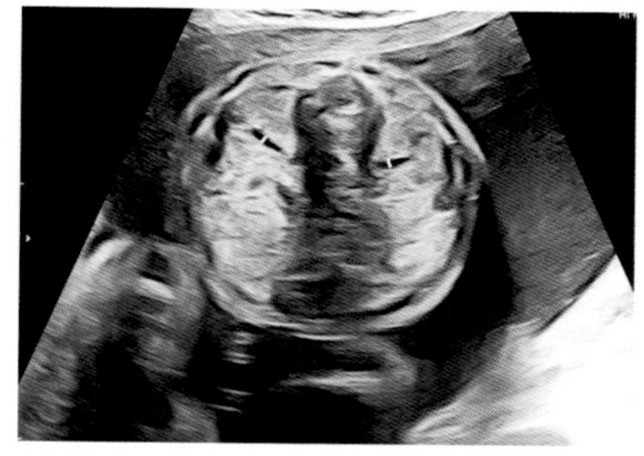

图3-83　双肾横切面

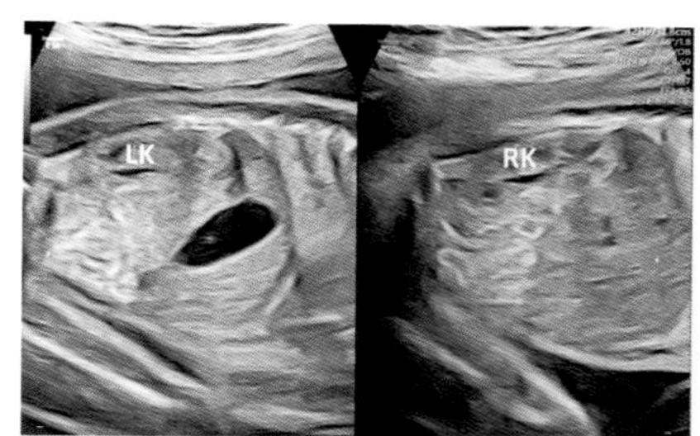

图3-84　双肾矢状切面

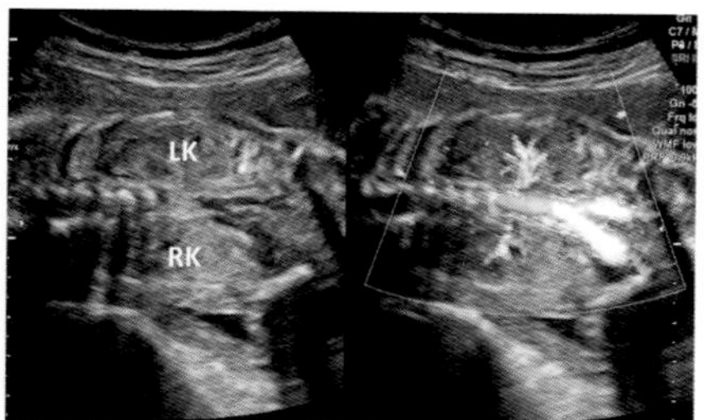

图3-85　双肾冠状切面

RK:右肾　LK:左肾　SP:脊柱

观察要点：

主要观察双肾的有无、位置、大小、形态、内部结构及回声等。双肾横切面，脊柱呈3个高回声点，不显示胃和肾上腺图像，双肾紧靠脊柱两旁，呈圆形，显示双侧肾盂。双肾矢状切面呈长圆形蚕豆样。双肾冠状切面主要观察双肾动脉的起源及有无异常分支动脉。

测量参数及正常值：

在横切面测量双肾肾盂宽度。正常胎儿中孕期肾盂宽度<4 mm，晚孕期肾盂宽度<7 mm。

（6）脊柱标准切面

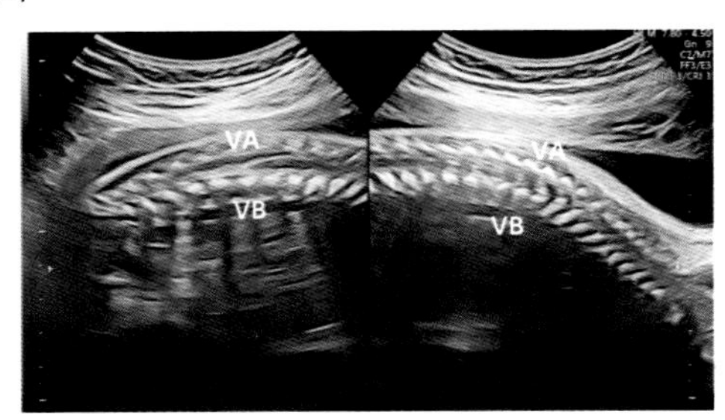

图3–86　脊柱矢状切面

VA：椎弓　VB：椎体

观察要点：

显示脊柱全长及其表面覆盖的皮肤，可以分段留存图像。脊柱呈自然生理弯曲，表面皮肤覆盖，椎体及椎弓排列整齐。常规显示脊柱矢状切面，怀疑脊柱异常时可加做脊柱冠状切面及横切面。

（7）四肢标准切面及测量

①肩胛骨水平横切面

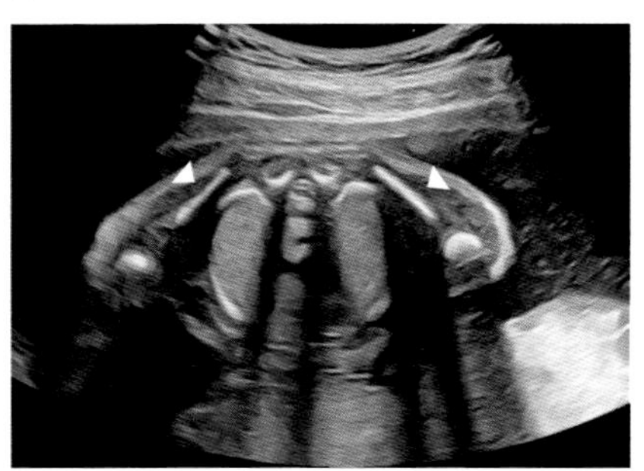

图3–87　肩胛骨水平横切面

箭头所示为肩胛骨

观察要点：

观察两侧肩胛骨形态。

②肱骨长轴切面

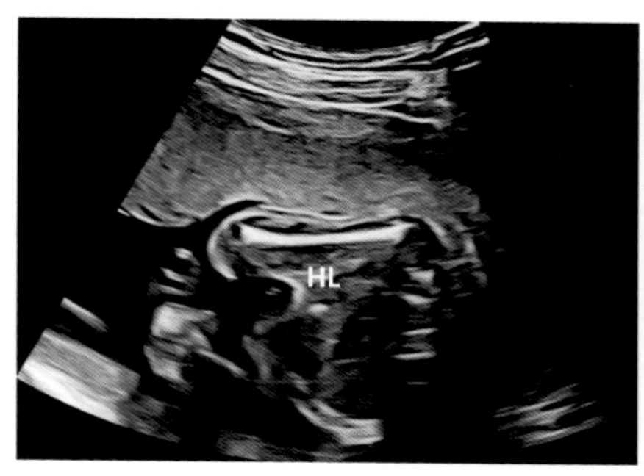

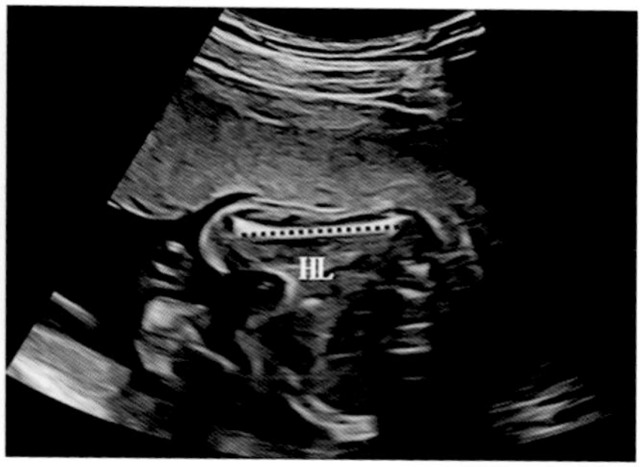

图3-88　肱骨长轴切面

HL:肱骨

观察要点：

显示肱骨长轴，观察肱骨形态、长短。此切面主要测量肱骨（HL）长度。

测量参数及正常值：

测量一侧骨化的肱骨干两端斜面中点之间的距离。

③尺骨及桡骨长轴切面

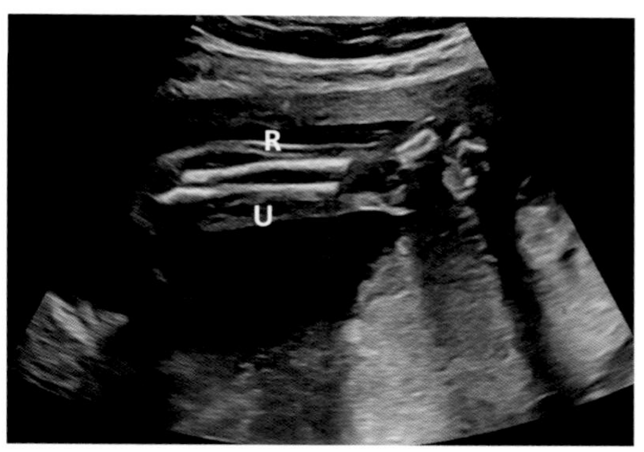

图3-89　尺骨及桡骨长轴切面

R:桡骨　U:尺骨

观察要点：

同时显示尺骨和桡骨长轴，观察尺、桡骨形态。

④手切面

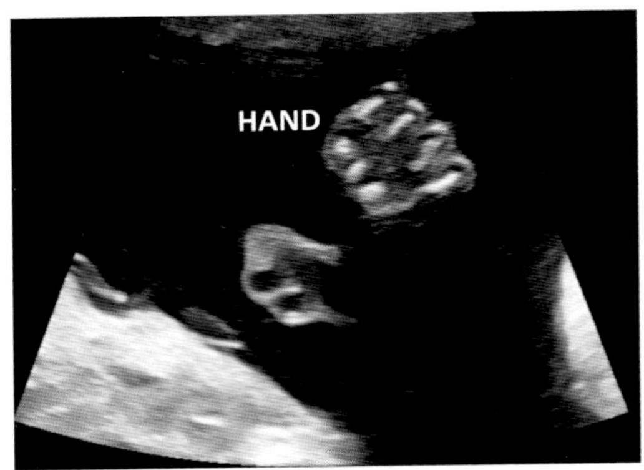

图3-90　手切面

HAND:手

观察要点：

观察手指数目、形态等。

⑤髂骨水平横切面

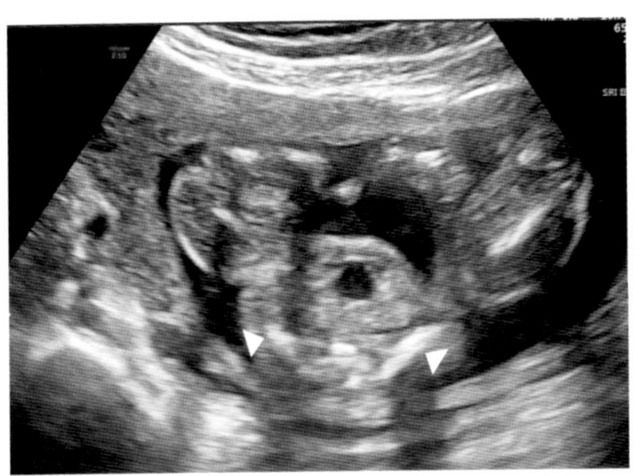

图3-91　髂骨水平横切面

箭头所示为髂骨

观察要点：

观察两侧髂骨形态。

⑥股骨长轴切面

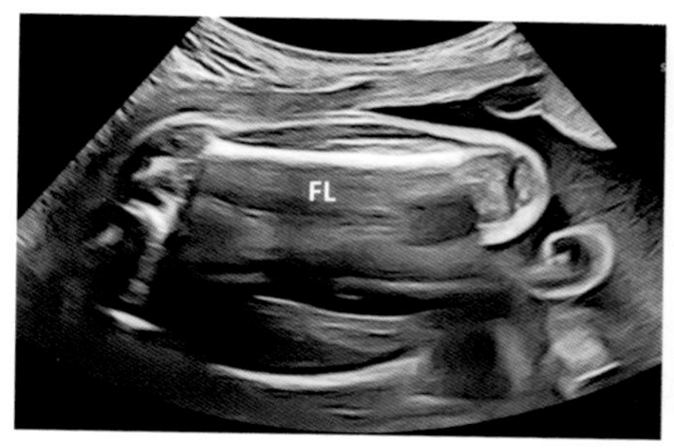

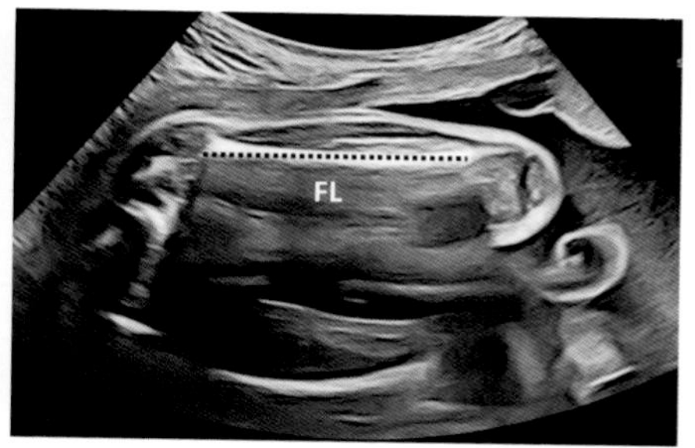

图3-92 股骨长轴切面

FL:股骨

观察要点：

显示股骨长轴，观察股骨形态、长短。此切面主要测量股骨（FL）长度。

测量参数及正常值：

测量一侧骨化的股骨干两端斜面中点之间的距离。

⑦胫骨/腓骨长轴-足底切面

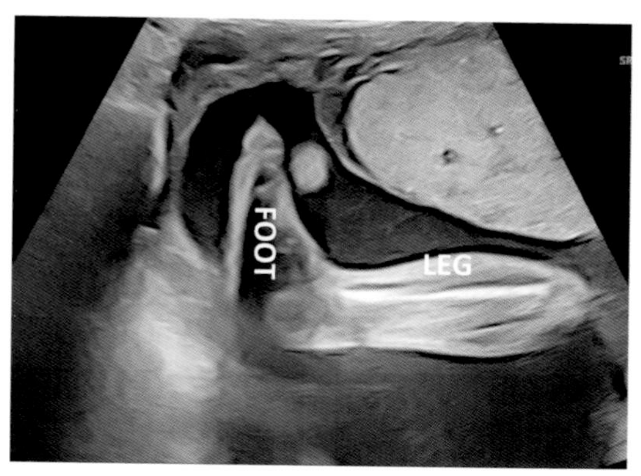

图3-93 胫骨/腓骨长轴-足底切面

FOOT:足 LEG:小腿

观察要点：

观察胫骨及腓骨形态，足与胫腓骨是否呈“L”型。

⑧胫骨及腓骨长轴切面

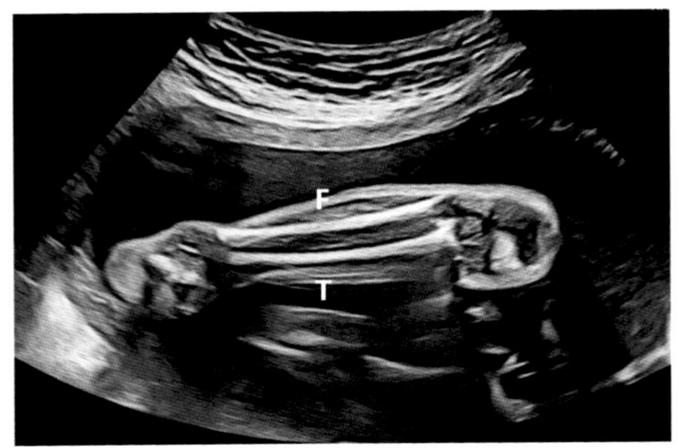

图3-94　胫骨及腓骨长轴切面

T:胫骨　F:腓骨

观察要点:

同时显示胫骨和腓骨长轴，观察胫、腓骨的形态。

⑨足底切面

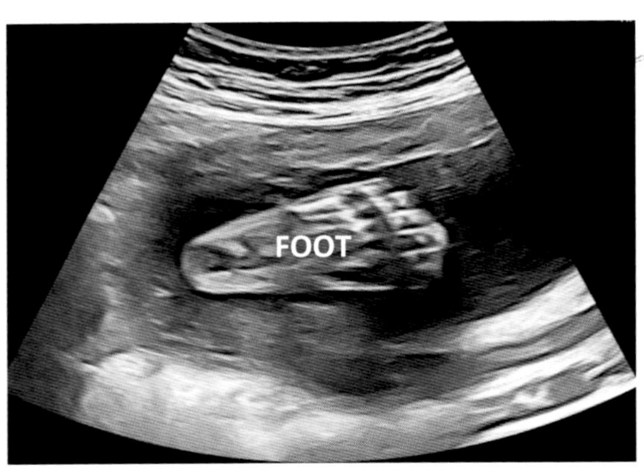

图3-95　足底切面

FOOT:足

观察要点:

观察脚趾数目、形态等。

（8）孕妇宫颈标准切面及测量

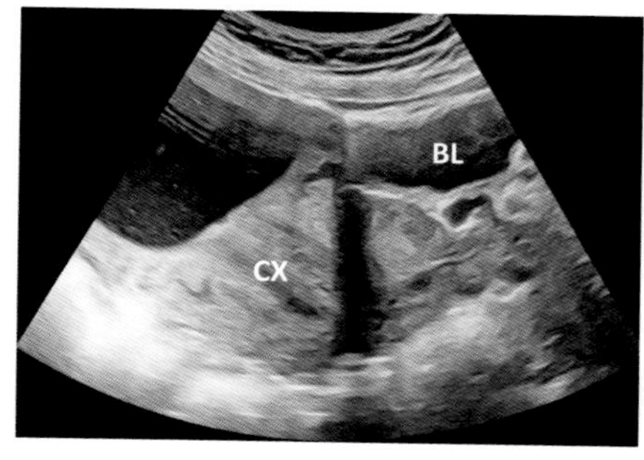

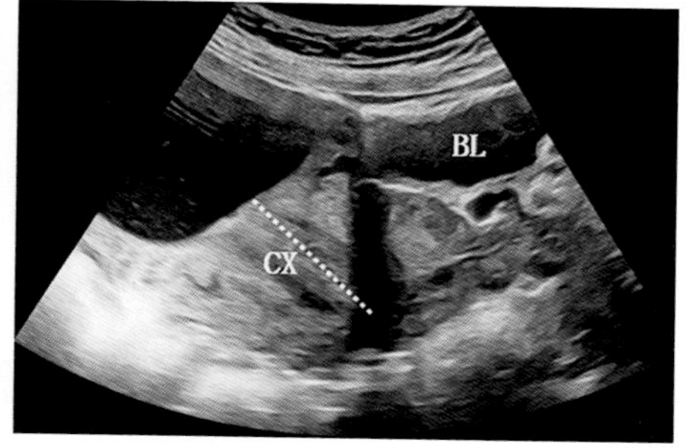

图3-96　孕妇宫颈切面

BL:膀胱　CX:宫颈

观察要点：

完整显示宫颈全长，观察宫颈内口是否闭合，宫颈长度及宫颈回声等。在此切面主要测量宫颈长度。

测量参数及正常值：

沿宫颈内口至宫颈外口之间测量。正常情况下，妊娠14-28周时宫颈长度稳定，变化符合钟形曲线，妊娠28-32周后，宫颈长度逐渐缩短为正常表现。宫颈长度的中位数为：妊娠22周前为40 mm，妊娠22-32周为35 mm，妊娠32周后为30 mm。

（9）胎盘脐带入口标准切面及测量

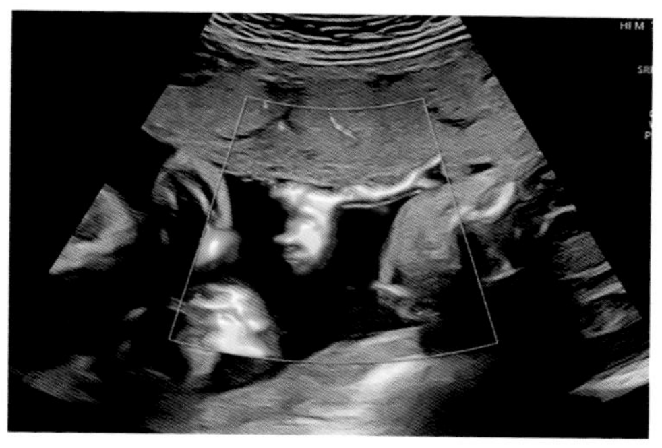

图3-97　胎盘脐带入口切面

观察要点：

显示胎盘入口处脐带与胎盘表面的脐血管呈“人”字形。彩色多普勒能更好地显示脐带插入部。主要了解胎盘脐带入口位置、胎盘表面及内部回声、胎盘后间隙回声、胎盘着床部位等。重点观察“球拍状”胎盘、

"帆状"胎盘等。

（三）盆底超声标准切面及测量

1.静息状态下，盆底正中矢状切面

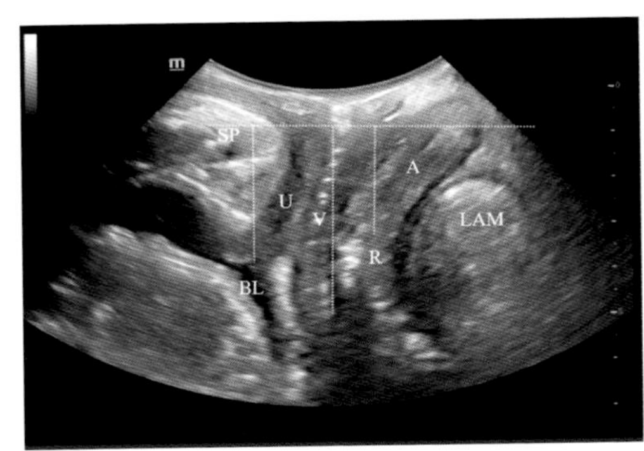

图3-98　静息状态下盆底正中矢状切面

SP:耻骨联合　U:尿道　BL:膀胱　V:阴道　A:肛管　R:直肠壶腹部　LAM:肛提肌

观察要点：

盆底正中矢状切面，清楚显示耻骨联合后下缘、耻骨后间隙、尿道、膀胱颈、膀胱、阴道、直肠壶腹部、肛管及肛提肌等结构。注意：1.耻骨联合后下缘距探头表面<10 mm；2.膀胱容量小于50 ml。

测量参数及正常值：

1）膀胱逼尿肌厚度；

2）膀胱颈距耻骨联合后下缘水平的距离；

3）尿道倾斜角：近端尿道与人体纵轴线形成的夹角，静息状态下参考值<30°；

4）膀胱尿道后角：膀胱后壁与近端尿道之间的夹角，静息状态下参考值约90°～120°；

5）宫颈外口距耻骨联合后下缘水平的距离；

6）直肠壶腹部距耻骨联合后下缘水平的距离。

2.Valsalva状态下，盆底正中矢状切面

（1）前盆腔-膀胱膨出

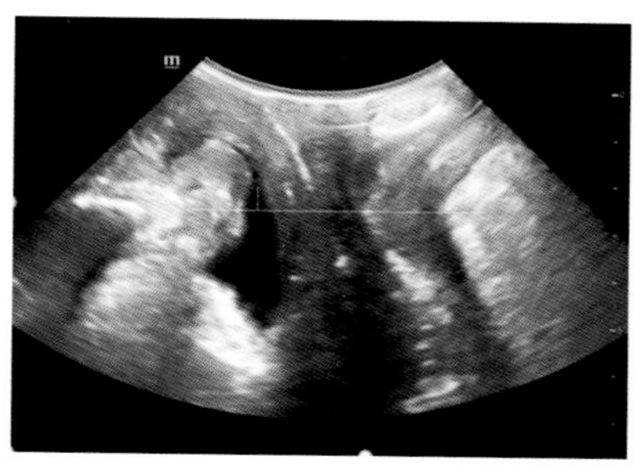

图3-99　Valsalva状态，膀胱膨出（Green I型）

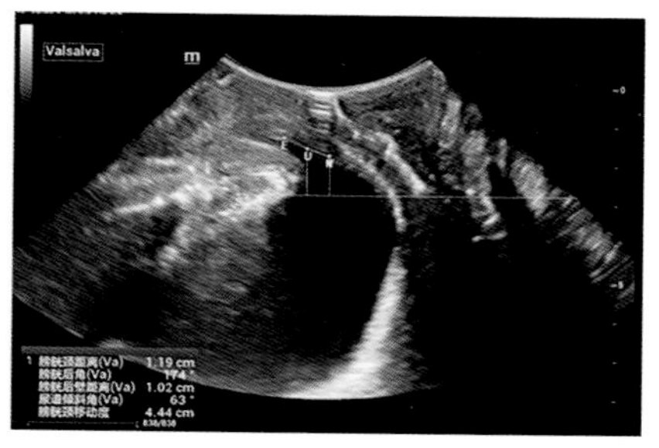

图3-100　Valsalva状态，膀胱膨出（GreenII型）

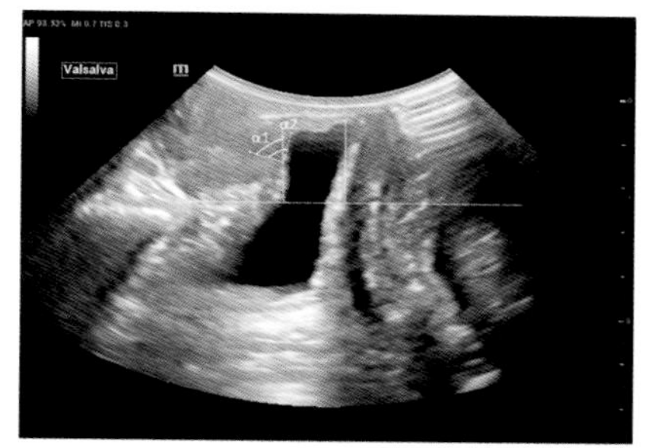

图3-101　Valsalva状态，膀胱膨出（Green III型）

观察要点：

盆底正中矢状切面，最大Valsalva动作6～10 s以上，观察尿道内口的形态，膀胱颈厚度、膀胱颈、膀胱后壁最低点位置。

压力性尿失禁表现：膀胱颈位置下移，尿道内口开放，近端尿道呈漏斗状，膀胱尿道后角增大，与Green I型、II型相关。

测量参数及正常值：

1）膀胱最低点距耻骨联合后下缘水平的距离，膀胱最低点位于耻骨联合后下缘以下10 mm定义为膀胱膨出：

Ⅰ型膀胱膨出：膀胱尿道后角≥140°，尿道旋转角度<45°；

Ⅱ型膀胱膨出：膀胱尿道后角≥140°，尿道旋转角度45°～120°；

Ⅲ型膀胱膨出：膀胱尿道后角<140°，尿道旋转角度≥45°。

2）膀胱颈移动度：静息与Valsalva动作后膀胱颈距耻骨联合后下缘距离的差值，参考值≤25 mm；

3）尿道旋转角：静息与Valsalva动作后尿道倾斜角的差值，参考值≤45°；

4）膀胱尿道后角：Valsalva动作后，参考值＜140°。

（2）中盆腔

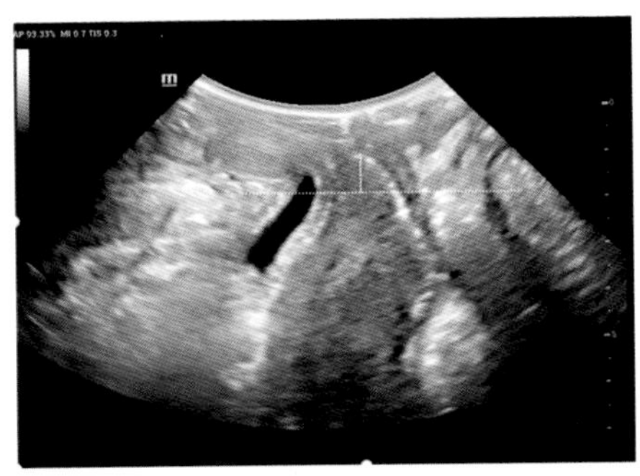

图3–102　子宫脱垂

观察要点：

盆底正中矢状切面，最大Valsalva动作6～10 s以上，观察宫颈外口最低点的位置。

测量参数及正常值：

测量宫颈外口距耻骨联合后下缘水平的距离

1）Ⅰ度：最低点位于耻骨联合后下缘水平以上15 mm以内；

2）Ⅱ度：最低点位于耻骨联合后下缘水平以下20 mm以内；

3）Ⅲ度：最低点位于耻骨联合后下缘水平以下20 mm以下，但未完全脱出阴道；

4）Ⅳ度：子宫体及宫颈全部脱出阴道。

（3）后盆腔

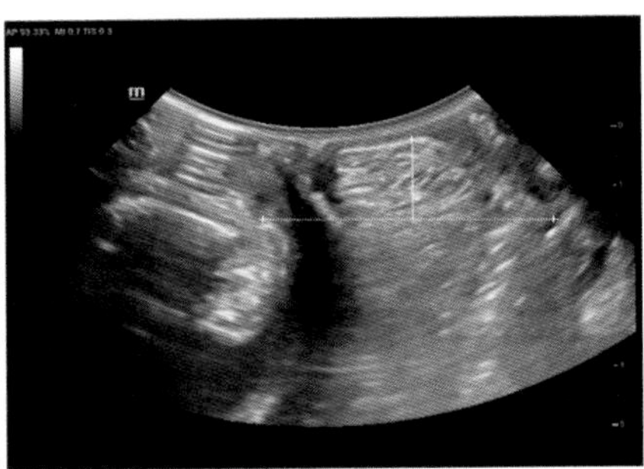

图3–103　肠疝

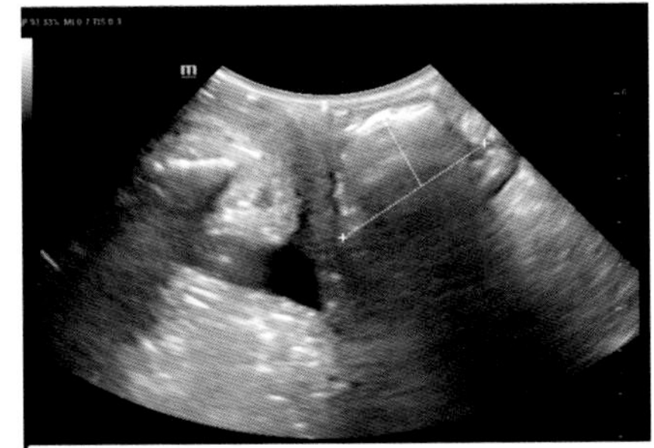

图3–104　直肠膨出

观察要点：

盆底正中矢状切面，最大Valsalva动作6～10 s以上，观察肛直肠壶腹部最低点的位置及阴道直肠间隙。

测量参数及正常值：

1）以沿肛门括约肌向头腹侧延伸的直线为参考线测量肛直肠壶腹部膨出物的最大深度；

2）正常人用力排粪时，膨出高度小于5 mm；

3）直肠膨出分度：轻度6～15 mm，中度16～30 mm，重度≥31 mm；

4）测量肠疝内容物最低点距离耻骨联合后下缘水平的距离；

5）会阴体活动过度：直肠壶腹部下移大于15 mm。

3. 缩肛状态，肛门内外括约肌及肛提肌的观察

（1）二维图像：肛门内外括约肌的观察

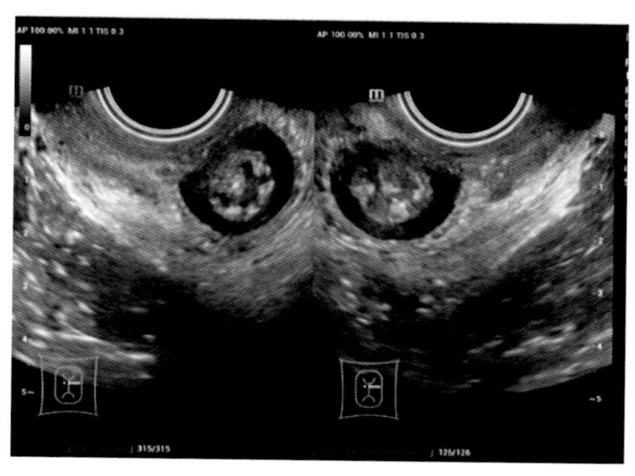

图3-105　缩肛状态下，肛门内外括约肌及双侧耻骨直肠肌的观察

观察要点：

二维灰阶超声检查：初始平面为肛管纵切面，逆时针旋转探头90°，并稍向后下方倾斜，调整至肛管横切面，连续追踪观察肛门内、外括约肌的连续性。

（2）三维成像：肛门内外括约肌的观察

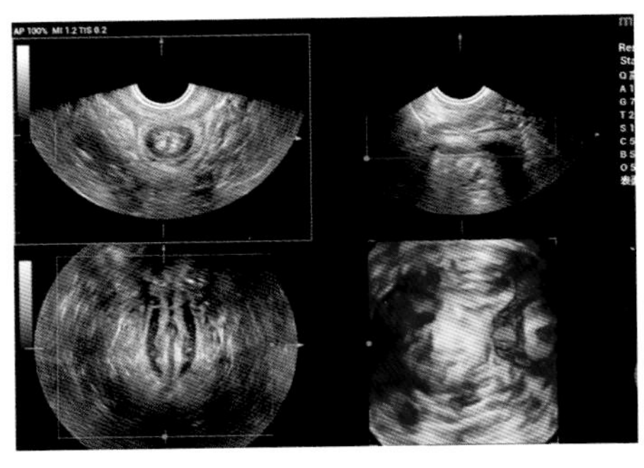
图3–106　缩肛状态下肛门内外括约肌三维成像

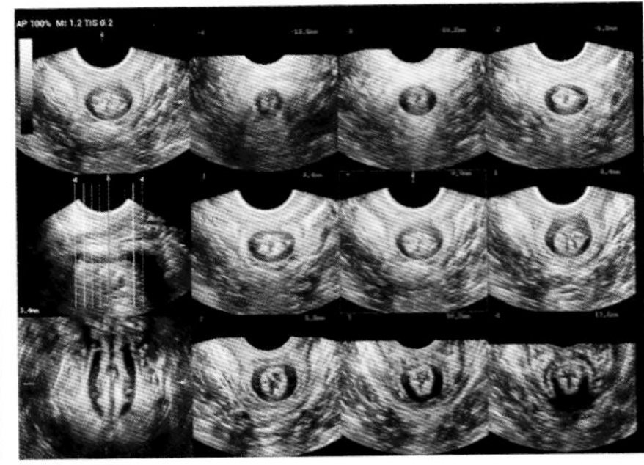
图3–107　缩肛状态下肛门内外括约肌断层成像

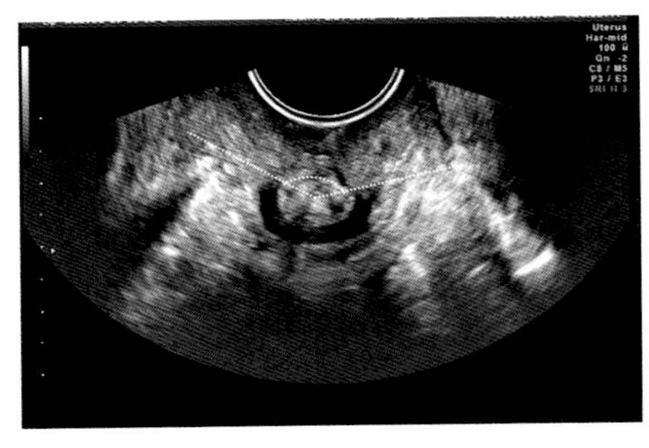
图3–108　肛门内外括约肌撕裂

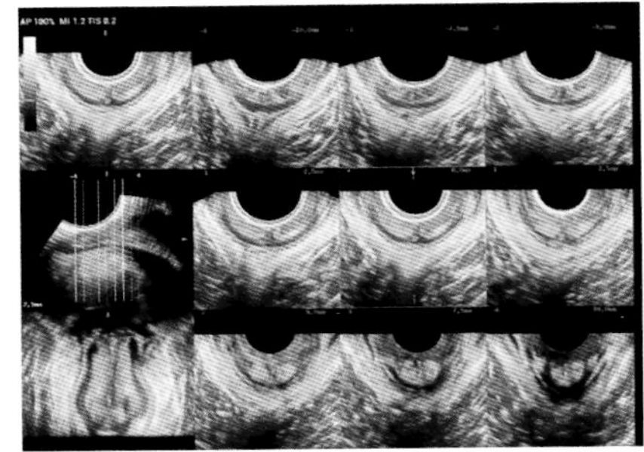
图3–109　肛门内外括约肌撕裂断层成像

观察要点：

三维超声检查：初始平面为肛管横切面，启动3D/4D扫查模式，采用断层成像模式，在横切面观察肛门内、外括约肌的连续性。

注意事项：

1）嘱受检者做缩肛动作，注意肛门外括约肌全长是否皆在视野内；

2）探头紧贴皮肤，同时注意保持肛门外括约肌环形不变；

3）层间距：9幅断层图像包含肛管全长。

测量参数及正常值：

截石位，XX点钟方位肛门内外括约肌回声连续性完全中断，测量撕裂长度及缺损角度。

（3）缩肛状态下，肛提肌的观察

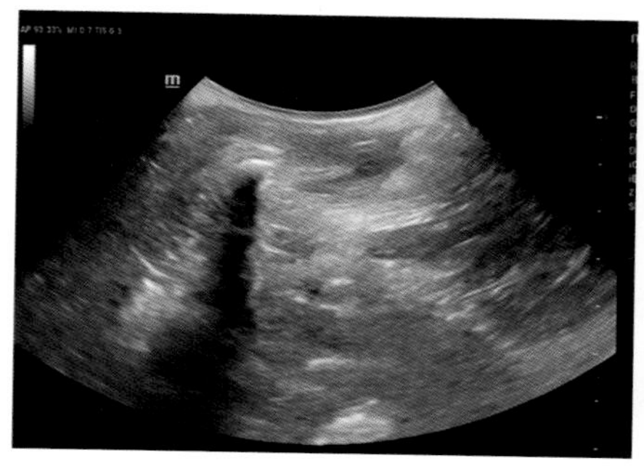

图3-110　缩肛状态下肛提肌二维图像

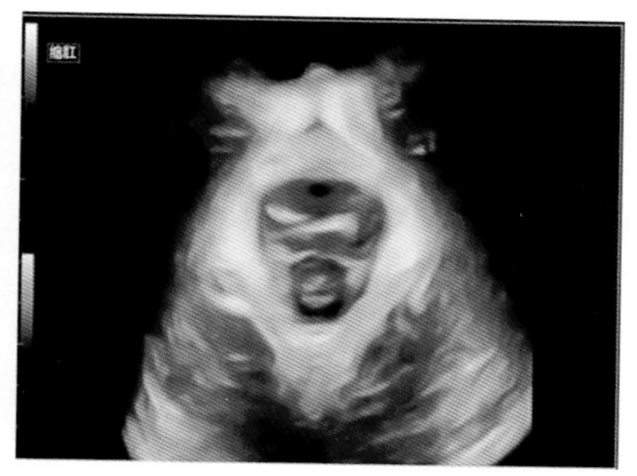

图3-111　缩肛状态下肛提肌三维成像

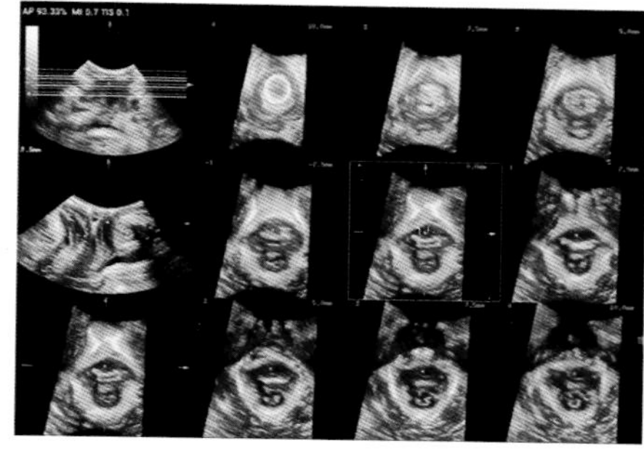

图3-112　缩肛状态下，肛提肌断层成像

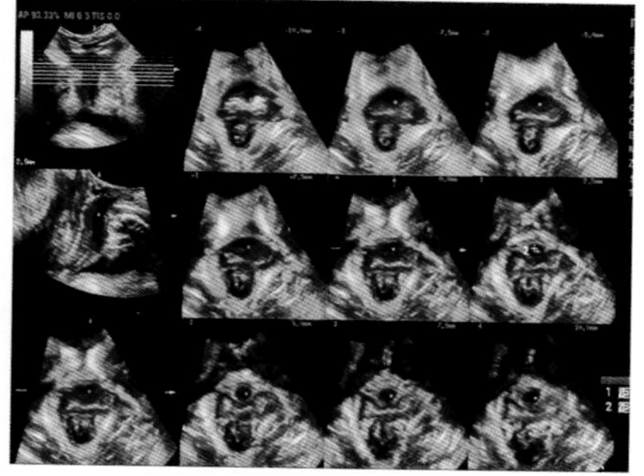

图3-113　左侧肛提肌撕裂断层成像

观察要点：

三维超声检查：初始平面为正中矢状切面，显示耻骨联合、尿道、阴道、肛管及肛提肌等结构，启动3D/4D扫查模式，获取盆底容积数据，并采用断层成像模式观察肛提肌连续性。一般层间距选择2.5 mm，中间三幅图像应显示耻骨联合的不同水平，表现为"开放""正在关闭""已关闭"状态。

注意事项：

1）缩肛状态下，保持耻骨联合与肛直肠角在同一水平线；

2）容积取样角度最大（约85°），层间距选取2.5 mm；

3）层数：共9层，正中3幅图；耻骨为开放、闭合、闭合。

测量参数及正常值：

肛提肌尿道间隙，即尿道至双侧肛提肌的距离，参考值为≤23.5 mm。

4.Valsalva动作后，肛提肌裂孔面积

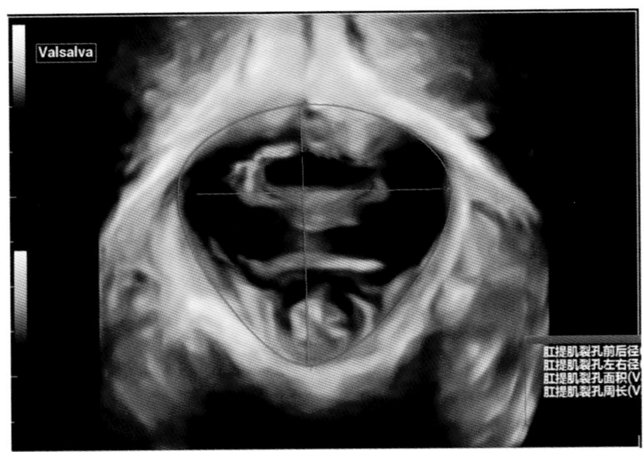

图3-114　肛提肌裂孔面积增大

观察要点：

三维超声检查方法如前，观察Valsalva动作后肛提肌裂孔面积的大小。

测量参数及正常值：

肛提肌裂孔面积<25 cm^2（国内可参考<20 cm^2），≥25 cm^2提示肛提肌裂孔面积增大，可能与盆腔脏器脱垂有关。

参考文献

［1］张丹，张颖，王佳颖，等.规范化妇科超声检查的重要性［J］.中华医学超声杂志（电子版），2020，17（6）：496-502.

［2］Abramowicz JS， Timmerman D. Ovarian mass-differentiating benign from malignant：the value of the International Ovarian Tumor Analysis ultrasound rules ［J］. Am J Obstet Gynecol. 2017；217（6）:652-660.

［3］Timmerman D， Valentin L， Bourne TH， et al. Terms， definitions and measurements to describe the sonographic features of adnexal tumors：a consensus opinion from the International Ovarian Tumor Analysis （IOTA） Group ［J］. Ultrasound Obstet Gynecol. 2000；16（5）:500-505.

［4］中华医学会妇产科学分会内分泌学组及指南专家组.多囊卵巢综合征中国诊疗指南［J］.中华妇产科杂志，2018，53（1）：2-6.

［5］中华医学会超声医学分会妇产超声学组，国家卫生健康委妇幼司全国产前诊断专家组医学影像组.超声产前筛查指南［J］.中华超声影像学杂志，2022，31（01）:1-12.

［6］李胜利，罗国阳.胎儿畸形产前超声诊断学［M］.2版.北京：科学出版社，2017:8-26.

［7］孙夫丽，吴青青，王莉，Carvalho JS， Allan LD. ISUOG实用指南（更新版）:胎儿心脏超声筛查指南解读［J］.中华医学超声杂志（电子版），2014，11（04）:283-290.

［8］中华医学会超声医学分会妇产超声学组.盆底超声检查中国专家共识［J］.中华超声影像学杂志，2022，31（3）:185-191.

［9］中华医学会妇产科学分会妇科盆底学组.盆腔器官脱垂的中国诊治指南（2020年版）［J］.中华妇产科杂志，2020，55（5）:300-306.

［10］Dietz HP， Pattillo Garnham A， Guzmán Rojas R. Is it necessary to diagnose levator avulsion on pelvic floor muscle contraction?［J］. Ultrasound Obstet Gynecol. 2017；49（2）:252-256.

［11］Dietz HP. Ultrasound in the assessment of pelvic organ prolapse［J］. Best Pract Res Clin Obstet Gynaecol. 2019；54:12-30.

四、浅表超声

（一）甲状腺及颈部淋巴结标准切面

1.甲状腺标准切面及测量

（1）甲状腺标准切面

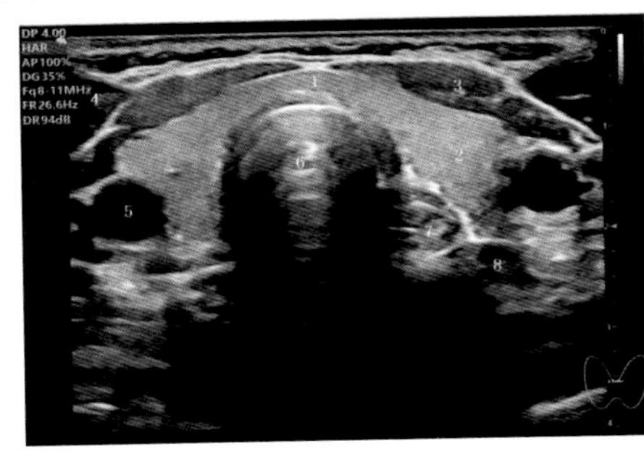

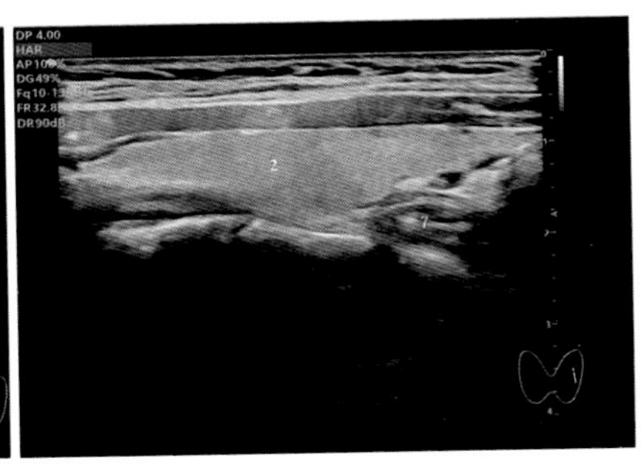

图4–1　正常甲状腺及周围结构　　　　图4–2　甲状腺左叶纵切面

1:甲状腺峡部　2:甲状腺左侧叶　3:颈前肌　4:胸锁乳突肌

5:颈总动脉　6:气管　7:食管　8:颈长肌

观察要点：

甲状腺形态、大小、内部回声及与周围组织的关系。

测量参数及正常值：

甲状腺最大横切面上测量左、右叶的前后径（厚径）和左右径（宽径），于气管前方测量峡部厚径，最大纵切面上测量上下径（长径）。注意上下径测量可受探头宽度的限制，当超过探头测量范围时，可选用梯形成像、宽景成像、双幅无缝拼接或用腹部探头进行测量。当甲状腺下极伸入胸骨后方，无法完全测量上下径时，应在报告中予以提示。甲状腺正常测量参考范围：上下径（长径）4～6 cm；左右径（宽径）1.5～2.5 cm；前后径（厚径）1.5～2.0 cm；峡部（厚径）0.2～0.4 cm。

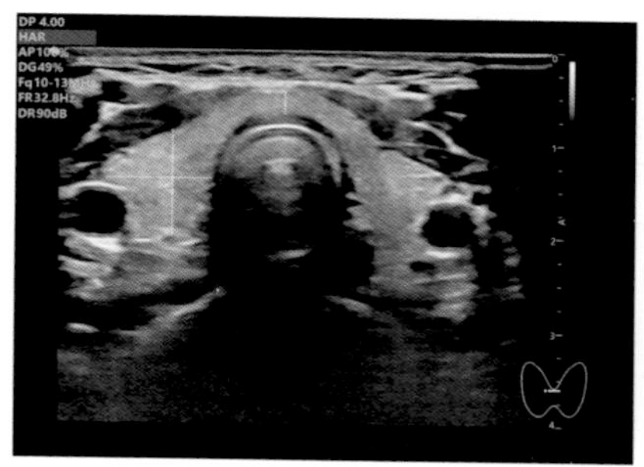

图4-3　甲状腺宽径、厚径及峡部测量

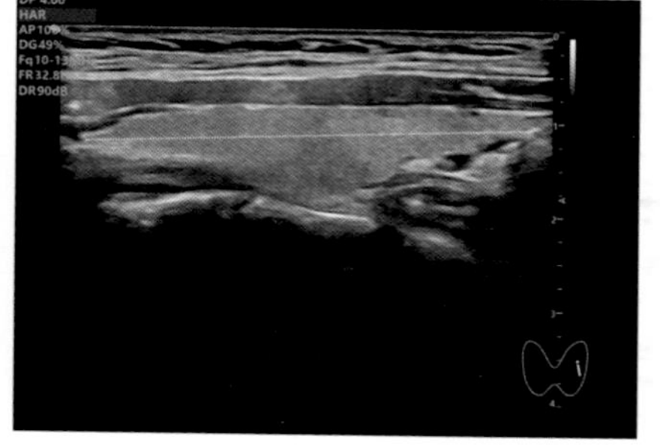

图4-4　甲状腺长径测量

（2）甲状腺结节大小的观察要点及测量方法

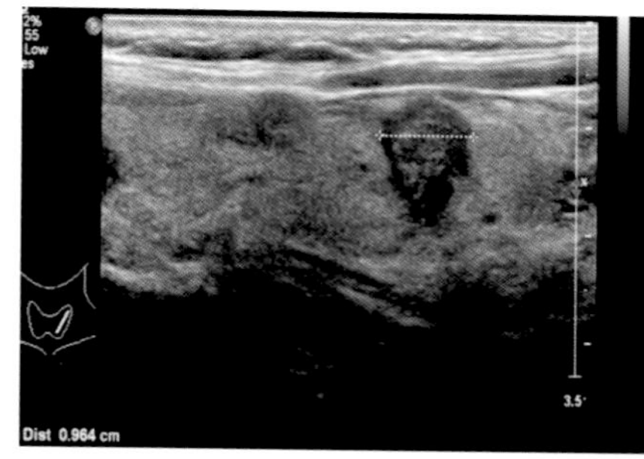

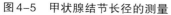

图4-5　甲状腺结节长径的测量

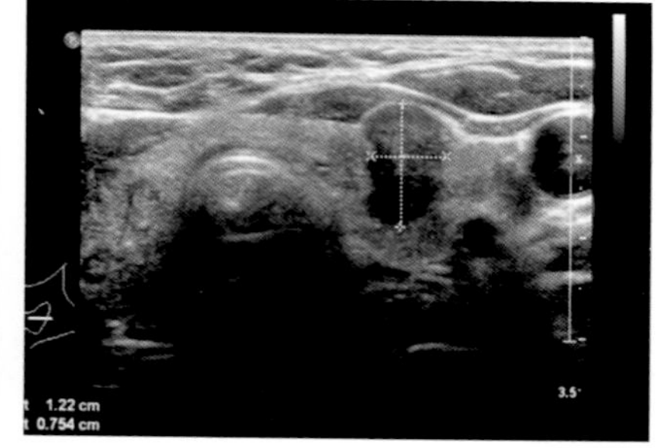

图4-6　甲状腺结节宽径、厚径的测量

观察要点：

甲状腺结节的回声、边缘、形态、内部有无钙化、与被膜的关系及内部血流等情况。

测量方法：

结节大小应该测量结节的3个径线，在横切面上测量结节的左右径（宽径）及与上述径线垂直的前后径（厚径），以上测量需在同一平面进行，在纵切面上测量上下径线（长径）。测量径线通常与声束平行或垂直，但当结节较为倾斜时，测量径线可与声束存在一定角度，应沿结节的长轴测量其最大径，然后测量与其相垂直的另一个径线。

（3）甲状腺上动脉推荐测量方法

甲状腺弥漫性病变基础上检测甲状腺上动脉，对于甲状腺功能亢进和甲状腺功能减低患者的病程监测具有一定的临床意义。测量方法为上段测量法：在颈外动脉第一分支处（甲状腺上动脉起始段）测量甲状腺上动脉管径及收缩期峰值血流速度；如甲状腺上动脉变异或起始段分支异常，则选取下段测量法，在甲状腺上动脉进入甲状腺上极分支之前测量甲状腺上动脉管径宽度及收缩期峰值血流速度。甲状腺上动脉血流参数正常测量值范围：甲状腺上动脉内径<0.2 cm，峰值流速（PSV）20～50 cm/s。注意多次测量取平均值，并左右对比。

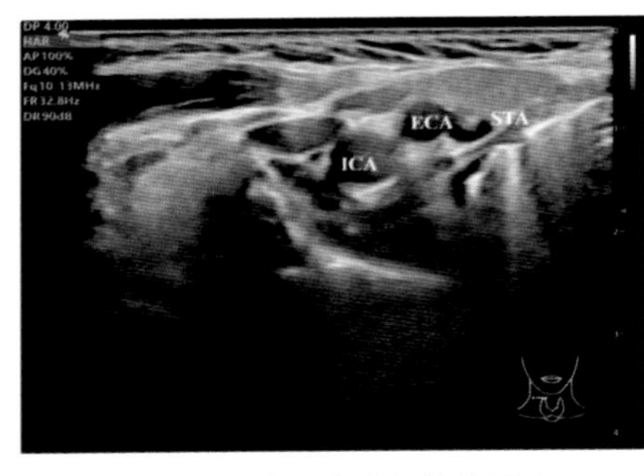

图4-7 甲状腺上动脉起始段显示

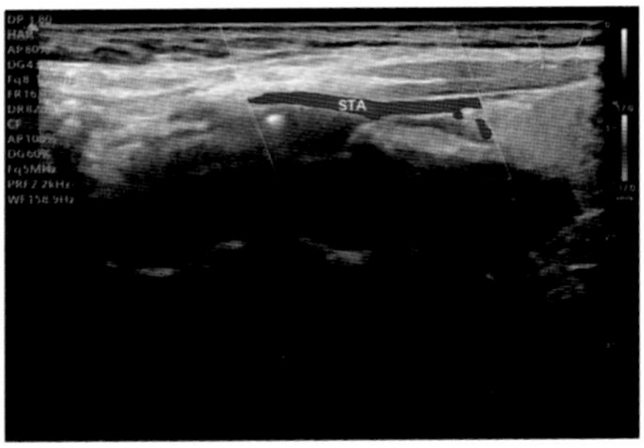

图4-8 甲状腺上动脉下段显示

ICA：颈内动脉　ECA：颈外动脉　STA：甲状腺上动脉

2. 颈部淋巴结的分区定位及检查

目前国内外常用七分区法来描述颈部淋巴结位置，具体如下。

Ⅰ区：

包括颏下（Ⅰa）及颌下淋巴结（Ⅰb）。上界为下颌骨，下界为舌骨，后界为二腹肌前腹内侧缘（Ⅰa），颌下腺后缘（Ⅰb）。超声可以识别的声像图标志：二腹肌前腹、颌下腺后缘、舌骨。

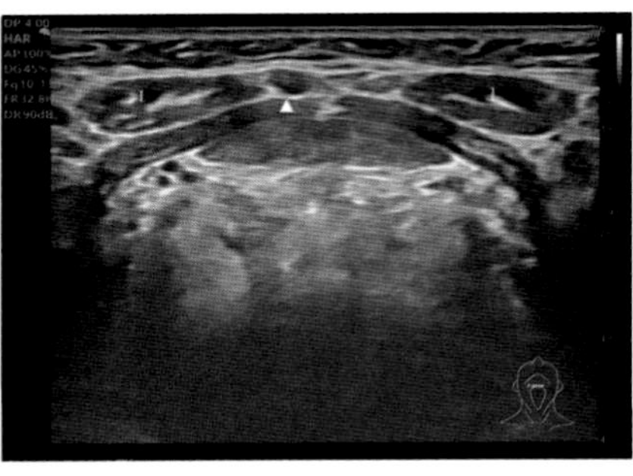

图4-9　Ⅰa区淋巴结（显示二腹肌前腹内侧缘）

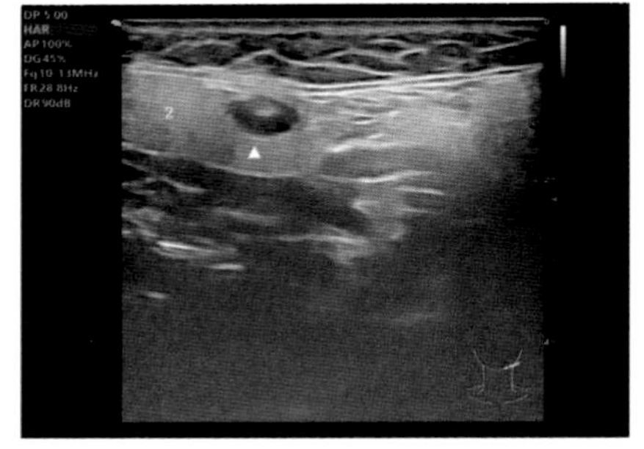

图4-10　Ⅰb区淋巴结（显示颌下腺）

1：二腹肌前腹　2：颌下腺　箭头：Ⅰa、Ⅰb区淋巴结

Ⅱ区：

为颈内静脉淋巴结上区，上界为颅底，下界为颈总动脉分叉处，前界为颌下腺后缘，后界为胸锁乳突肌后缘。超声可以识别的声像图标志：颈总动脉分叉、颌下腺后缘。

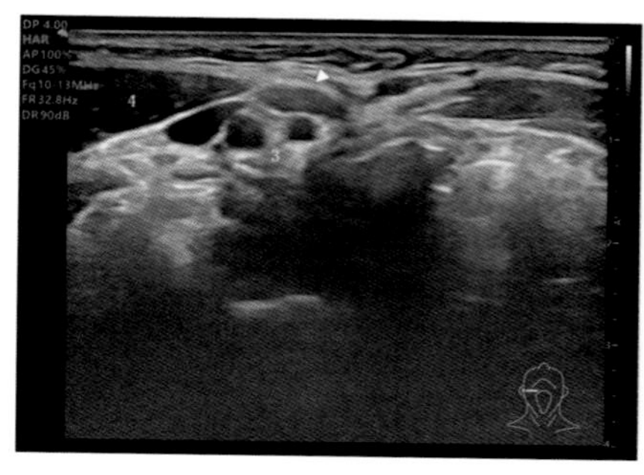

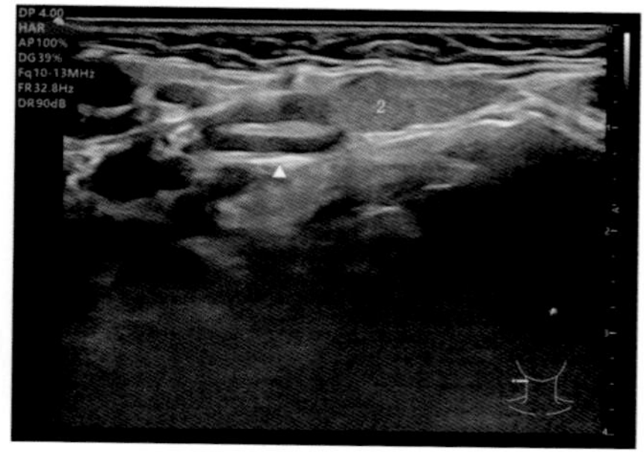

图4–11　Ⅱ区淋巴结（显示颈总动脉分叉）图4–12　Ⅱ区淋巴结（显示颌下腺后缘）

2：颌下腺　3：颈总动脉分叉处　4：胸锁乳突肌　箭头：Ⅱ区淋巴结

Ⅲ区：

为颈内静脉淋巴结中区。上界为颈总动脉分叉，下界为颈内静脉与肩胛舌骨肌交叉，前界为颈总动脉内侧缘，后界为胸锁乳突肌后缘。超声可以识别的声像图标志：颈总动脉分叉、肩胛舌骨肌、颈内静脉。

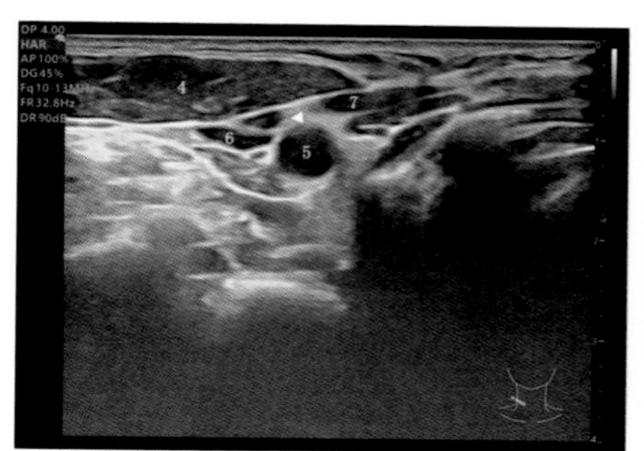

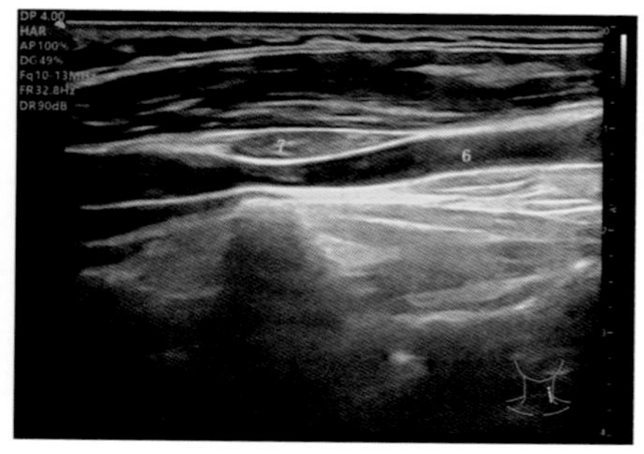

图4–13　Ⅲ区淋巴结（肩胛舌骨肌与颈内静脉交界处以上横切面）

图4–14　Ⅲ区肩胛舌骨肌与颈内静脉交界处纵切面

4：胸锁乳突肌　5：颈总动脉　6：颈内静脉　7：肩胛舌骨肌　箭头：Ⅲ区淋巴结

Ⅳ区：

为颈内静脉淋巴结下区。上界为颈内静脉与肩胛舌骨肌交叉，下界为锁骨下静脉上缘，前界为颈总动脉内侧缘，后界为胸锁乳突肌后缘。超声可以识别的声像图标志：肩胛舌骨肌、颈内静脉、锁骨下静脉上缘。

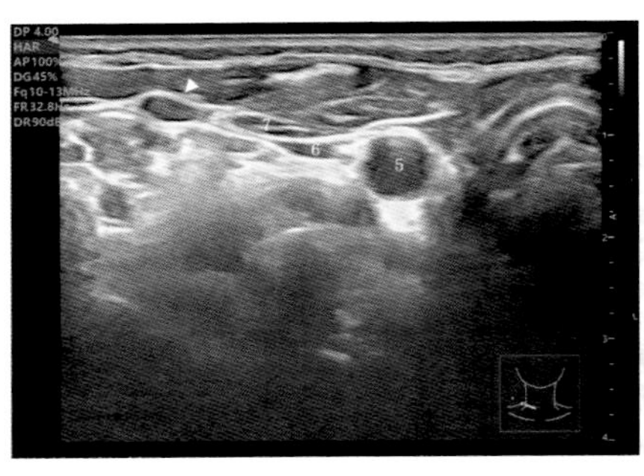

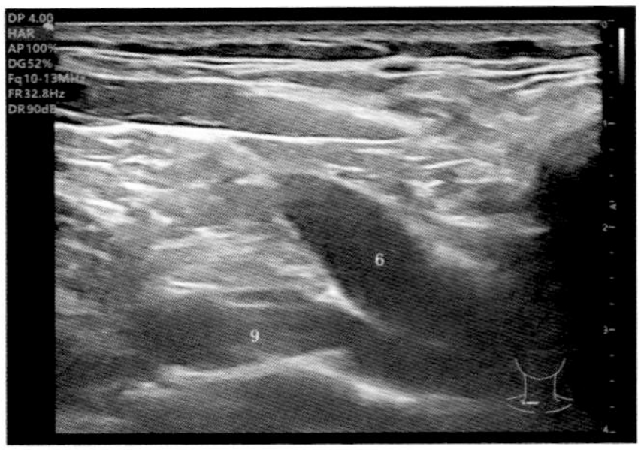

图4-15　Ⅳ区淋巴结（颈内静脉与肩胛舌骨肌交叉水平以下横切面）　图4-16　Ⅳ区下界显示锁骨下静脉上缘

5:颈总动脉　6:颈内静脉　7:肩胛舌骨肌　9:锁骨下静脉　箭头:Ⅳ区淋巴结

Ⅴ区：

包括颈后三角区淋巴结以及锁骨上组淋巴结。上界为胸锁乳突肌与斜方肌交角，下界为锁骨下静脉上缘，前界为胸锁乳突肌后缘，后界为斜方肌前缘。超声可以识别的声像图标志：胸锁乳突肌后缘、斜方肌前缘、锁骨下静脉上缘。

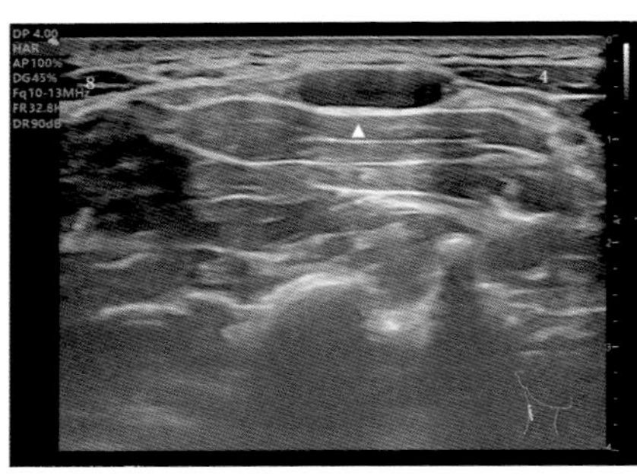

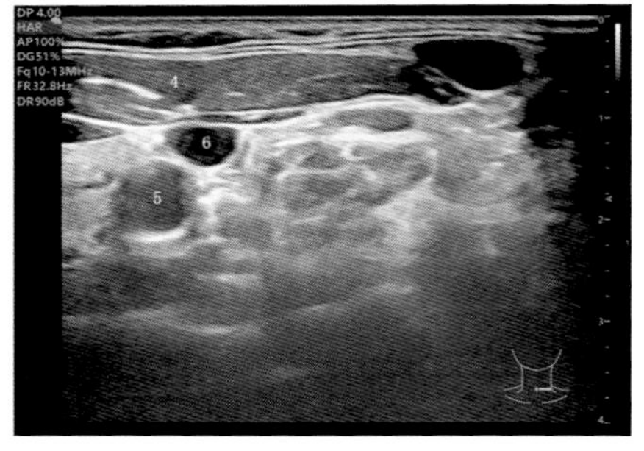

图4-17　Ⅴ区淋巴结（胸锁乳突肌与斜方肌交角）　图4-18　Ⅴ区前界显示胸锁乳突肌后缘

4:胸锁乳突肌　5:颈总动脉　6:颈内静脉　8:斜方肌　箭头:Ⅴ区淋巴结

Ⅵ区：

为颈前淋巴结，可进一步细分为六个亚组：气管前、喉前、左右气管旁上下组。上界为舌骨，下界为锁骨上窝，后界为两侧颈总动脉内侧缘。超声可以识别的声像图标志：舌骨、胸骨、颈总动脉内侧缘。

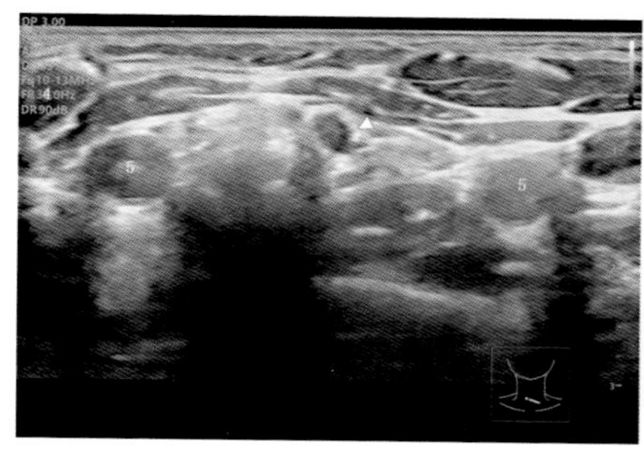

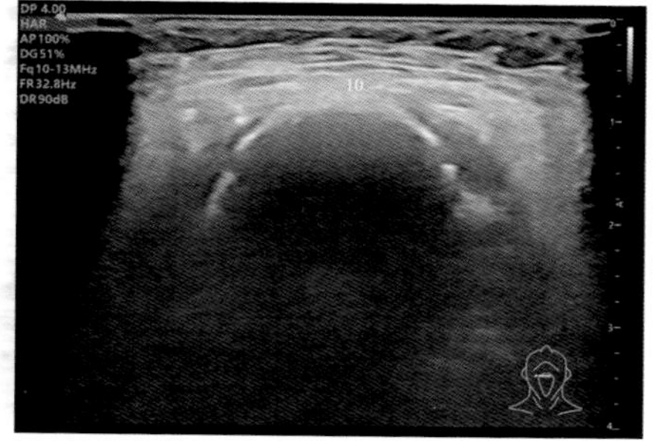

图4-19　Ⅵ区淋巴结（显示颈总动脉内侧缘）　　图4-20　Ⅵ区上界显示舌骨

4:胸锁乳突肌　5:颈总动脉　10:舌骨　箭头:Ⅵ区淋巴结

Ⅶ区：

为上纵隔的淋巴结，超声难以显示。

（二）乳腺标准切面

1.正常乳腺标准切面

（1）育龄期女性正常乳腺

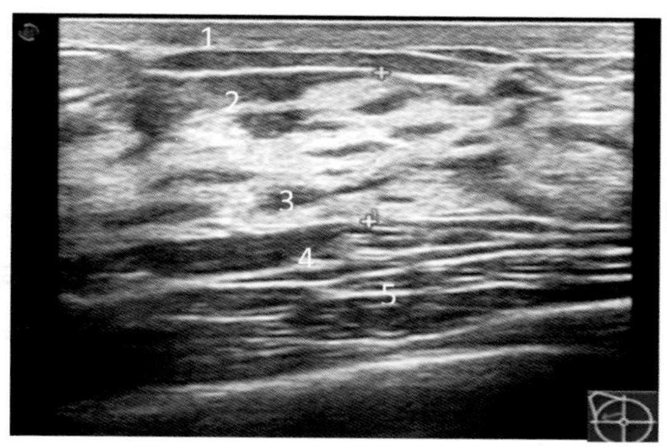

图4-21　育龄期女性正常乳腺

1:皮肤层　2:皮下脂肪层　3:腺体层　4:乳腺后间隙　5:胸壁

观察要点：

乳腺结构是否清晰，有无皮下组织增厚，腺体内有无包块、钙化等。

测量方法：

根据乳腺超声若干临床常见问题专家共识（2018版）认为正常乳腺不需要常规测量厚度，而男性乳腺发育、双侧乳腺不对称性增大等特殊情况需要测量。需要测量时选取左右两侧乳腺外上象限腺体最厚处进行测量。

（2）哺乳期女性正常乳腺声像图

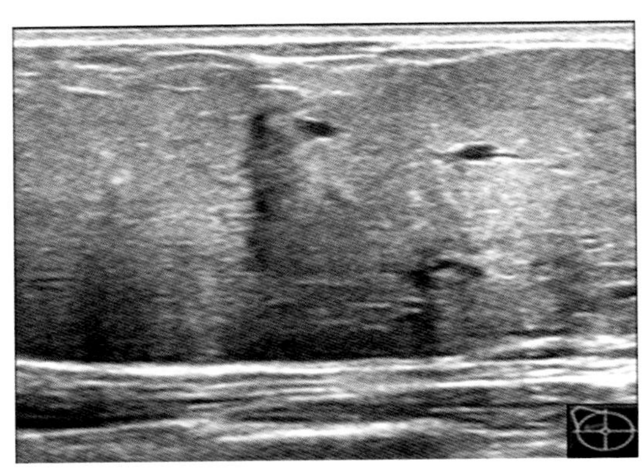

图4-22　哺乳期女性正常乳腺

观察要点：

哺乳期乳腺小叶结构呈密集点状略高回声，应重点观察腺体内有无包块、乳腺导管情况、有无局部回声异常、有无乳汁淤积、积乳囊肿等。

（3）老年女性正常乳腺声像图

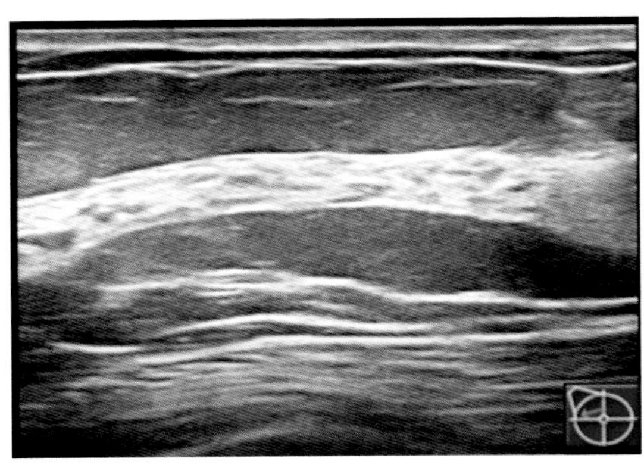

图4-23　老年女性正常乳腺

观察要点：

老年乳腺腺体萎缩、变薄，重点观察腺体层有无包块。

（4）男性正常乳腺声像图

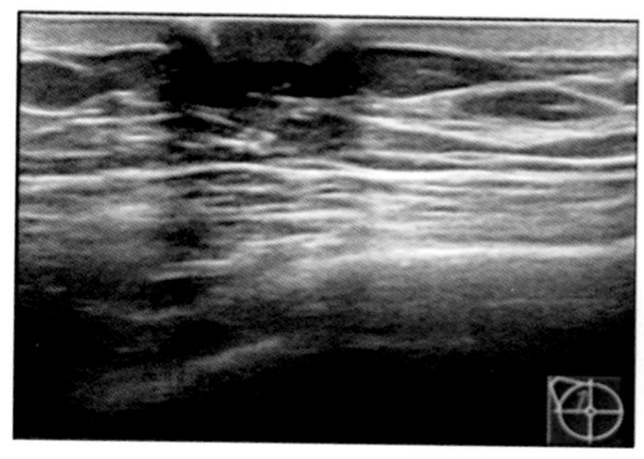

图4-24　男性正常乳头声像图显示

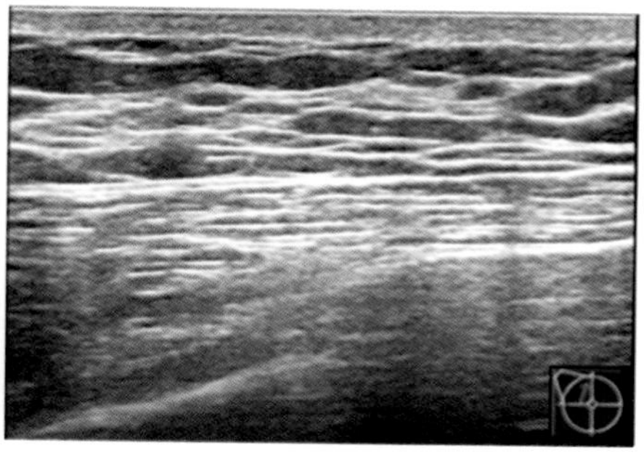

图4-25　男性正常乳腺区声像图显示

观察要点：

有无局部腺体组织增厚，腺体内有无包块。

2.乳腺结节观察要点及测量

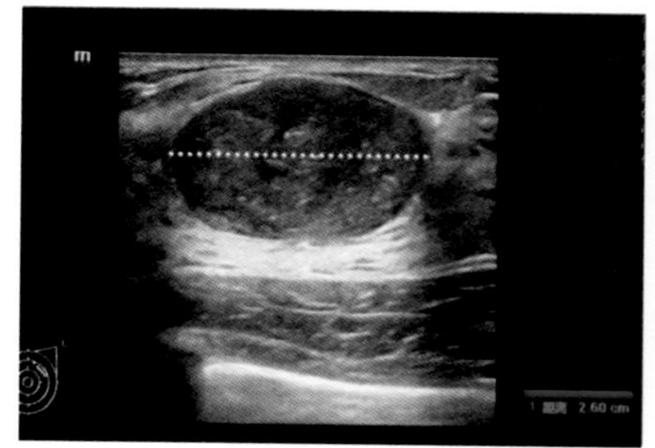

图4-26　结节的长径测量

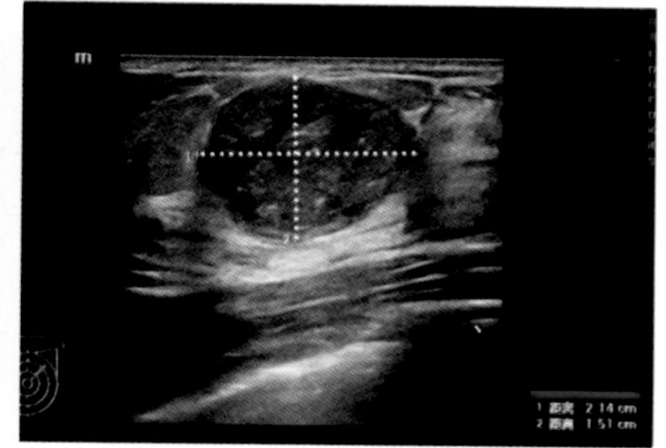

图4-27　结节的宽径和厚径测量

观察要点：

观察结节的位置，描述结节位于左/右侧乳腺的钟点方向（时钟表盘定位法）及与乳头距离。观察结节超声特征：结节回声、大小、外形、边界是否清晰、边缘是否光滑、内部有无钙化、后方有无声影及血流情况并依次描述。

测量方法：

腺体层平行方向测量肿块最长径，再测量与之垂直切面的两个径线，结节周边有晕环时，径线测量应达其不规则外缘。

（三）睾丸标准切面

1. 睾丸纵切面

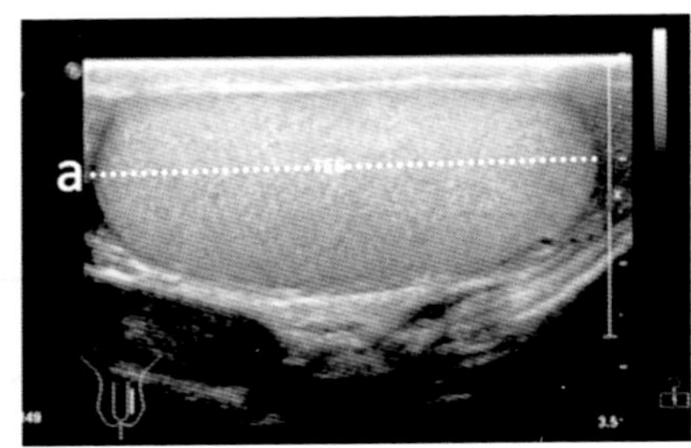

图4-28　正常睾丸纵切面

a:长径

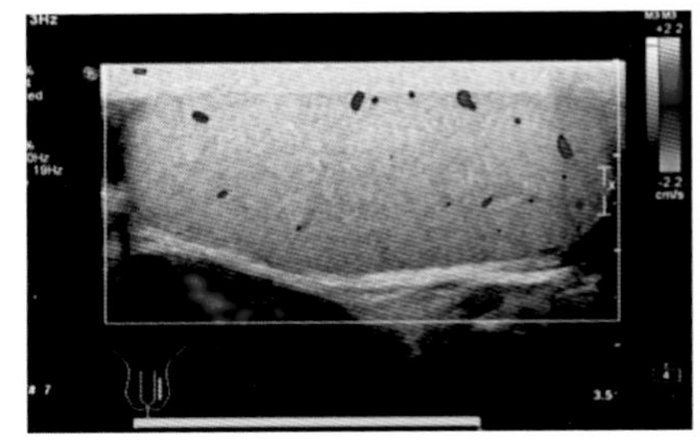

图4-29　正常睾丸纵切面血流图

观察要点:

显示睾丸、附睾头体尾部，观察位于上方的精索。

测量方法及正常值:

可以测量睾丸上下径及前后径。正常成人睾丸长径约4 cm。

2. 睾丸横切面

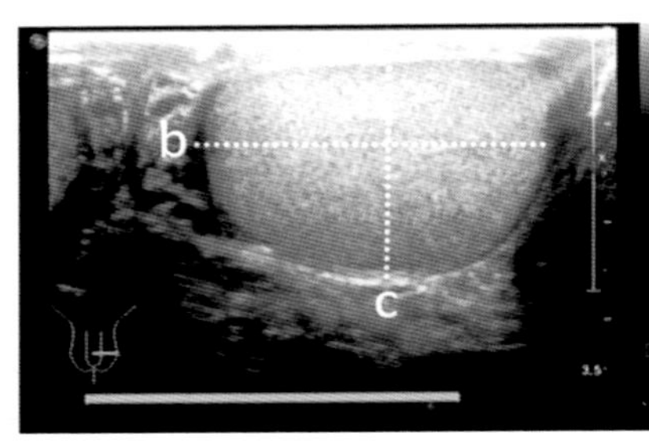

图4-30　正常睾丸横切面

b:宽径　c:厚径

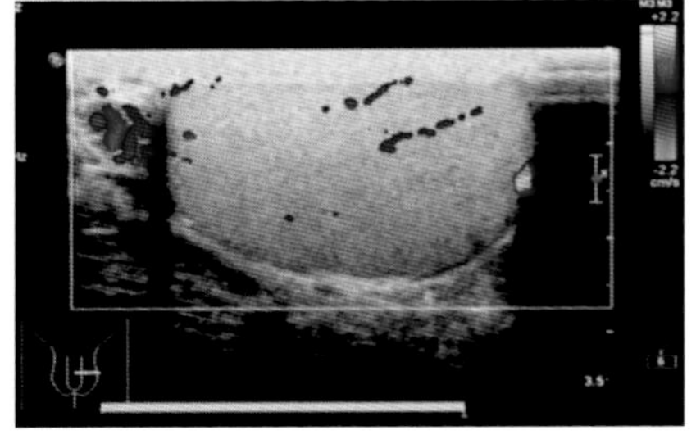

图4-31　正常睾丸横切面血流图

观察要点:

对比观察两侧阴囊皮肤、附睾和睾丸的形态、大小、包膜和内部回声改变。

测量方法及正常值:

可以测量睾丸横径及前后径。正常成人睾丸宽径、厚径分别约3 cm、2 cm。

3. 附睾纵切面

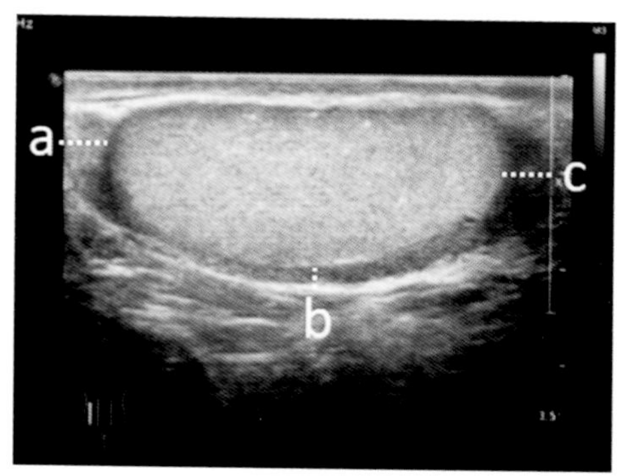

图4-32　正常附睾头、体、尾纵切面

a:附睾头厚径　b:附睾体厚径　c:附睾尾厚径

观察要点：

显示附睾头部、体部、尾部结构，并观察位于睾丸上方的精索结构。

精索静脉扫查及测量：

在静息状态下选取迂曲明显处行内径测量。Valsalva试验后在同一部位测量，反流时间也需要在同一部位测量。一般情况下精索静脉内径<0.2 cm。

睾丸、附睾扫查手法：

睾丸超声评估至少包含2个切面：纵切面和横切面。横切面上应检查睾丸上、中、下部，纵切面应从中心向内、外两侧检查。每侧睾丸均应全面评估。睾丸和附睾的大小、回声和血流情况均应双侧对比，双侧睾丸的对照检查最好选在横切面上进行。同时应评估附睾头部、体部和尾部。若怀疑睾丸扭转，应扫查精索。如需要，还应配合其他扫查技术，如乏氏运动或直立位检查。儿科患者应估测睾丸体积，计算方法有 Lambert 公式（长×宽×高×0.71）或椭圆公式（长×宽×高×0.52）。

注意事项：

阴囊超声应配备可实时扫查探头，推荐使用频率7.7MHz或以上的线阵探头。如需扩大扫查范围，可选用低频凸阵探头或扇形探头，以达到平衡分辨率和穿透率的要求。最高多普勒频率一般为5 MHz～10 MHz，可达到最佳分辨率和血流显示。多普勒频率与二维扫查频率可存在差异。如需要，可加用声垫以改善检查效果。

参考文献

［1］中国超声医学工程学会浅表器官及外周血管专业委员会. 甲状腺及相关颈部淋巴结超声若干临床常见问题专家共识（2018版）［J］. 中国超声医学杂志，2019，35（3）：193-204.

［2］中华医学会超声医学分会浅表器官和血管学组中国甲状腺和乳腺超声人工智能联盟. 2020甲状腺结节超声恶性危险分层的中国指南：C-TIRADS［J］. 中华超声影像学杂志，2021，30（3）：185-200.

［3］王立，曹红梅，王长梅，等. 甲状腺上动脉流速与甲状腺素及腺体增生关系的超声研究［J］. 中国医学影像学杂志，2005，13（5）：328-331.

［4］中国超声医学工程学会浅表器官及外周血管超声专业委员会. 乳腺超声若干临床常见问题专家共识（2018版）［J］. 中国超声医学杂志，2018，34（10）：865-870.

［5］侯新燕，武文，矫健，等. 正常成年女性静止期乳腺厚度的超声观察［J］. 中华超声医学杂志（电子版）.2010，7（5）：837-841.

［6］岳林先. 实用浅表器官和软组织超声诊断学［M］. 北京：人民卫生出版社，2011.

［7］王劲力，沈晓康. 阴囊超声检查图解［M］. 昆明：云南科技出版社，2012.

［8］张梅. 超声标准切面图解［M］. 人民军医出版社，2013.

［9］岳林先，陈琴. 阴囊超声诊断 附：睾丸超声造影图谱［M］. 成都：四川科学技术出版社，2013

五、血管超声

（一）颈部血管标准切面及测量

1.颈动脉

（1）颈总动脉、颈内动脉、颈外动脉

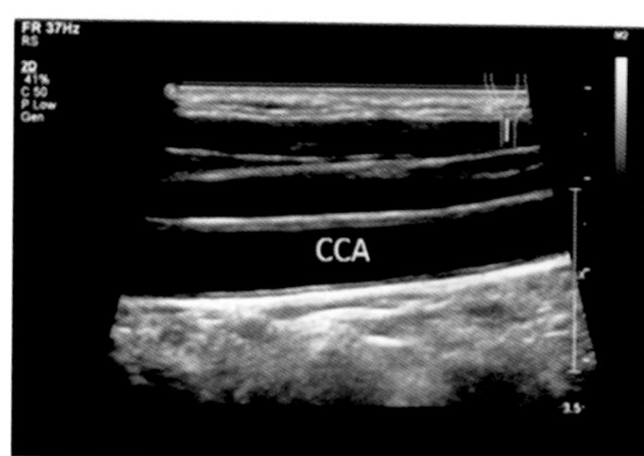

图5-1　颈总动脉纵切面

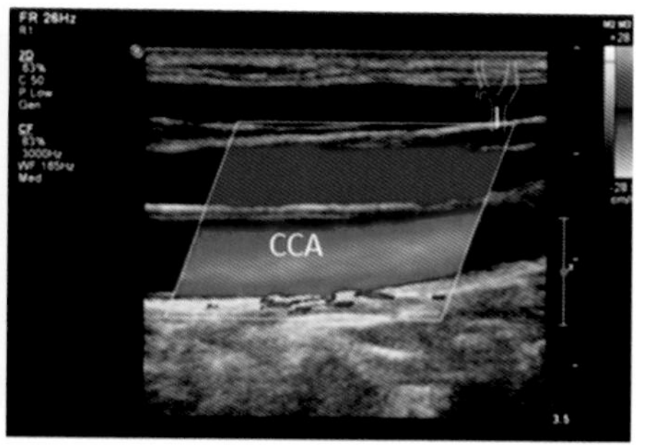

图5-2　颈总动脉彩色多普勒

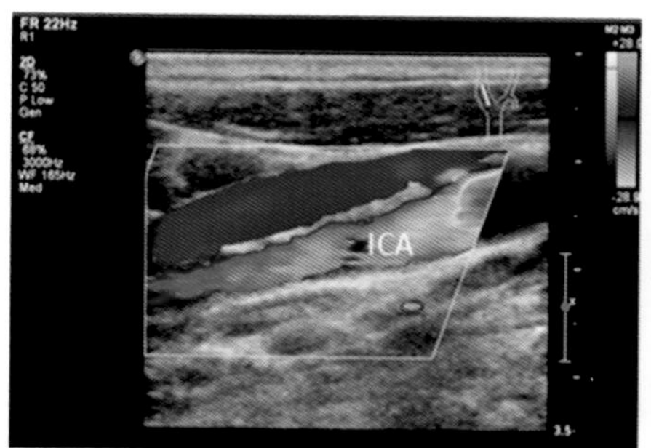

图5-3　颈内动脉彩色多普勒

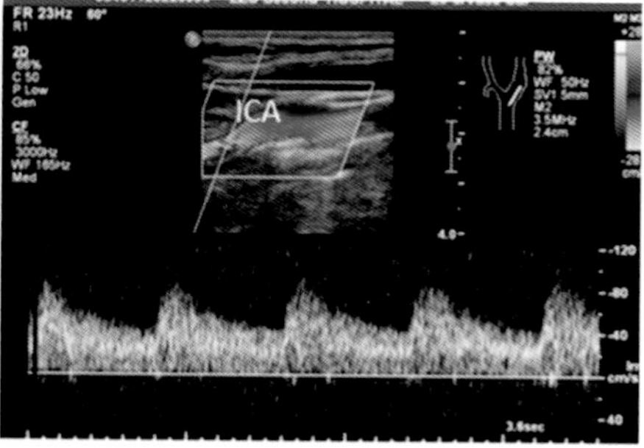

图5-4　颈内动脉频谱多普勒

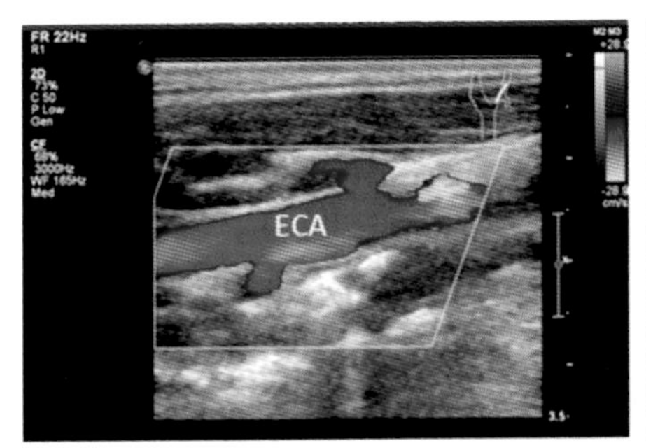

图5-5 颈外动脉彩色多普勒

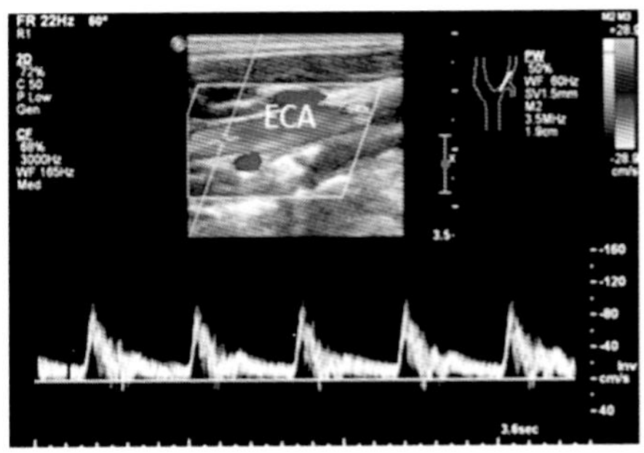

图5-6 颈外动脉频谱多普勒

CCA:颈总动脉 ICA:颈内动脉 ECA:颈外动脉

观察要点:

二维观察颈总动脉及其分支走行、内径是否正常，内中膜厚度，血管壁结构，管腔透声，斑块大小、形态与回声特征，以及对直径狭窄率和面积狭窄率的检测计算；

CDFI用于观察动脉血流的充盈度、方向性、速度分布及责任血管病变的定位；能量多普勒成像可提高极重度狭窄或次全闭塞性病变低速血流检测的敏感度。

颈总动脉、颈内动脉、颈外动脉多普勒频谱特征不同，颈内动脉呈典型低阻型频谱，反映了脑循环的低阻力；颈外动脉呈高阻型频谱，其供应面部和颈部软组织。常应用多普勒频谱搏动性区分颈内动脉和颈外动脉：颈外动脉具有明显搏动性，特别是在收缩晚期有一个很明显的“切迹”，这是因为远段分支动脉搏动造成的，颈内动脉“切迹”不明显。两者舒张期频谱形态也有显著差异：颈内动脉舒张期流速更高且持续存在，颈外动脉流速很低，甚至消失。颈总动脉频谱特征介于两者之间：搏动性低于颈外动脉，舒张期正向血流速度高于颈外动脉，低于颈内动脉。

测量参数及正常值:

内中膜厚度测量：颈总动脉远段（分叉水平下方1.0～1.5 cm的范围），测量内膜上缘至外膜上缘的垂直距离。正常人IMT（颈动脉内膜中层厚度）＜1.0 mm，若1.0 mm≤IMT＜1.5 mm，提示为IMT增厚。

表5–1　颈总动脉、颈内动脉、颈外动脉血流参数

动脉	PSV（cm/s）	EDV（cm/s）	RI
颈总动脉	91.3±20.7	27.1±6.4	0.70±0.05
颈内动脉	67.6±14.3	27.3±6.4	0.59±0.06
颈外动脉	70.9±16.1	18.1±5.1	0.74±0.09

PSV：收缩期峰值流速；EDV：舒张末流速；RI：阻力指数

（2）颈动脉斑块测量：

当IMT≥1.5 mm，凸出于血管腔内或局限性增厚，并高于周围IMT的50%，可定义为动脉粥样硬化斑块形成。斑块的测量及描述应围绕斑块的位置、大小、形态、回声四个方面。

①斑块的大小：以长度（mm）×厚度（mm）表述。凸出管腔的斑块长度为其上下端之间的水平距离，厚度是指斑块表面最高点（顶部）至血管壁外膜上缘的垂直距离。

②斑块的形态：分为规则形、不规则形及溃疡型斑块。

③斑块的回声：分为均质回声和不均质回声斑块。均质回声可进一步分为均质低回声、均质等回声和均质强回声；不均质回声斑块内有20%以上的回声不一致，应进一步描述以哪种回声为主。

④斑块位置的描述：可以纵断切面和横断切面联合扫查以定位斑块的位置。

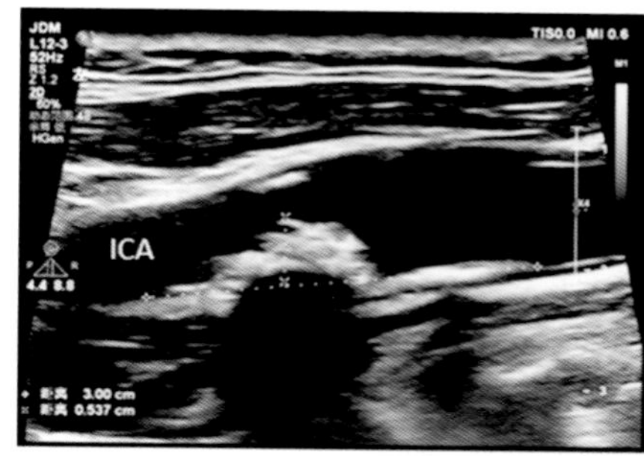

图5–7　颈内动脉纵切显示管腔内斑块

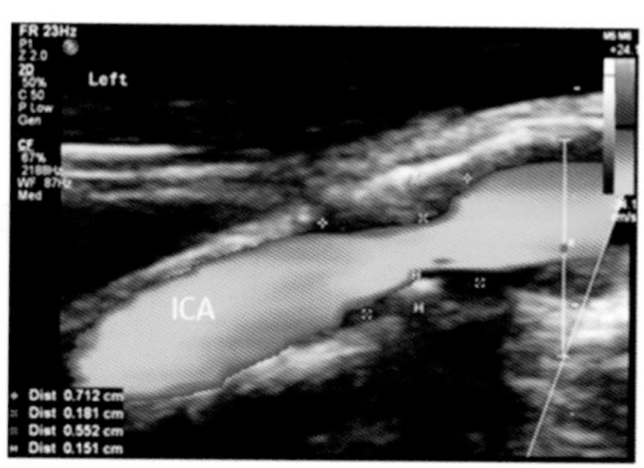

图5–8　颈内动脉纵切显示管腔内斑块伴彩色血流充盈缺损

（3）颈动脉狭窄率超声评价

颈动脉狭窄率=1–（R/D）×100%（NASCET标准），狭窄处原始内径（L）、管腔的残余内径（R）和远端接近正常段的颈内动脉内径（D）。

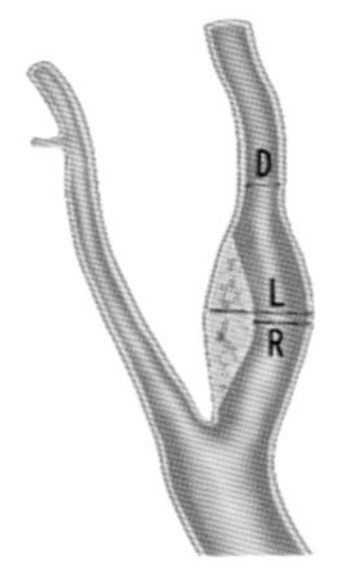

图5-9　颈动脉狭窄测量示意图

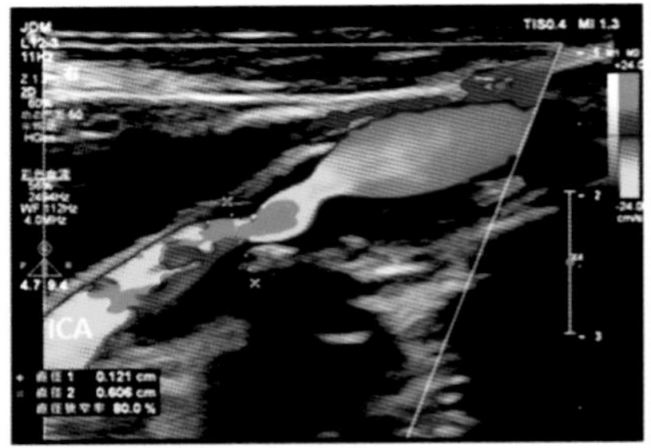

图5-10　颈动脉狭窄测量标准切面

表5-2　颈内动脉狭窄超声诊断标准

狭窄程度	斑块评估	PSV（cm/s）	EDV（cm/s）	PSV_{ICA}/PSV_{CCA}
＜50%（0～49%）	有或无斑块	＜125	＜40	＜2.0
50%～69%	斑块	≥125，＜230	≥40，＜100	≥2.0，＜40
70%～99%	斑块	≥230	≥100	≥4.0
闭塞	斑块或血栓	无血流信号	无血流信号	无血流信号

PSV：收缩期峰值流速；EDV：舒张末流速；CCA：颈总动脉；ICA：颈内动脉

（4）椎动脉

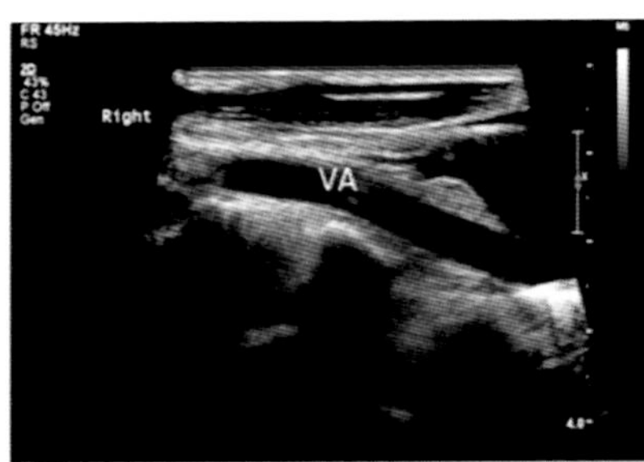

图5-11　椎动脉V1开口处纵切面

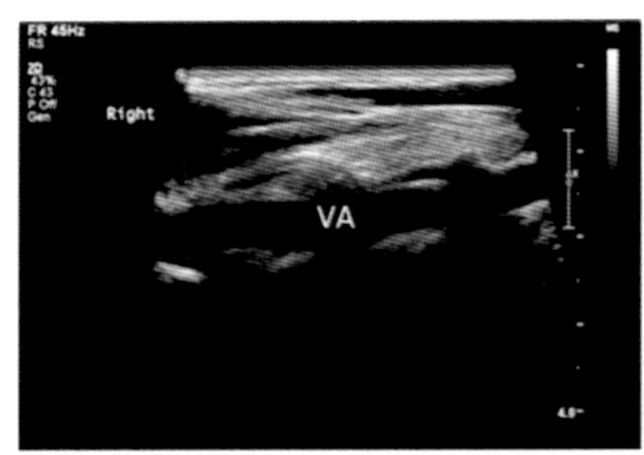

图5-12　椎动脉V2纵切面

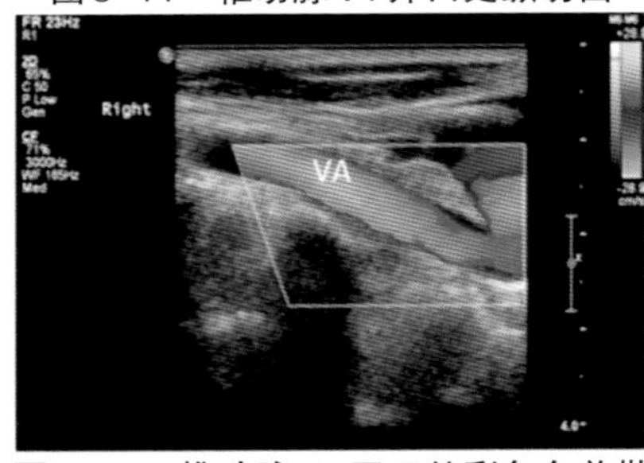

图5-13　椎动脉V1开口处彩色多普勒

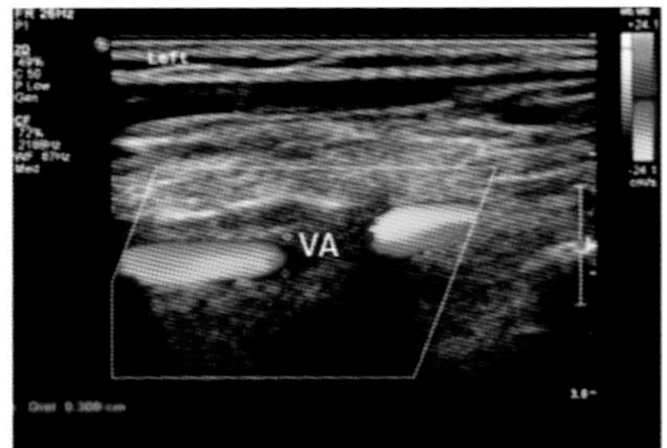

图5-14　椎动脉V2彩色多普勒

VA：椎动脉

观察要点：

二维：显示椎动脉各段，包括颈段（V1段）、椎间段（V2段）、枕段（V3段），并测量V1段（特别是开口处）、V2段的血管内径。CDFI：显示椎动脉彩色血流方向及走形。

脉冲多普勒：显示V1、V2段血流频谱，正常频谱形态与颈内动脉相似，呈低阻型频谱，收缩期峰值流速范围：41～64 cm/s，椎动脉明显狭窄通常发生在椎动脉起始处，当收缩期峰值流速＞108～140 cm/s或非弯曲段收缩期峰值流速比≥2.0时，提示椎动脉开口处直径狭窄≥50%。

2.颈内静脉

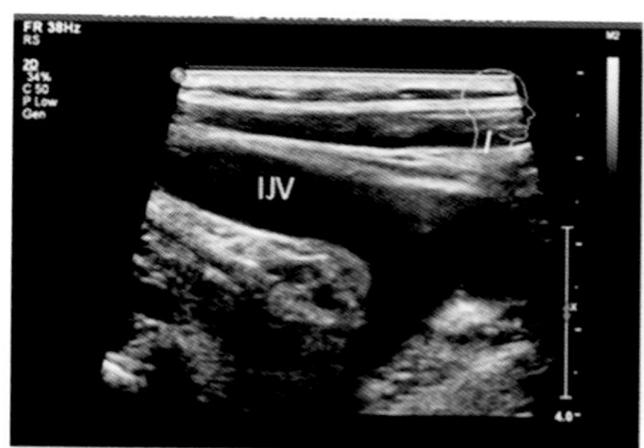

图5–15　颈内静脉J1纵切面

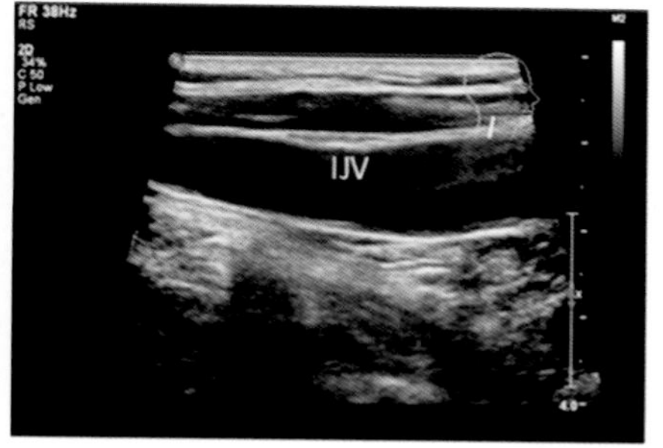

图5–16　颈内静脉J2纵切面

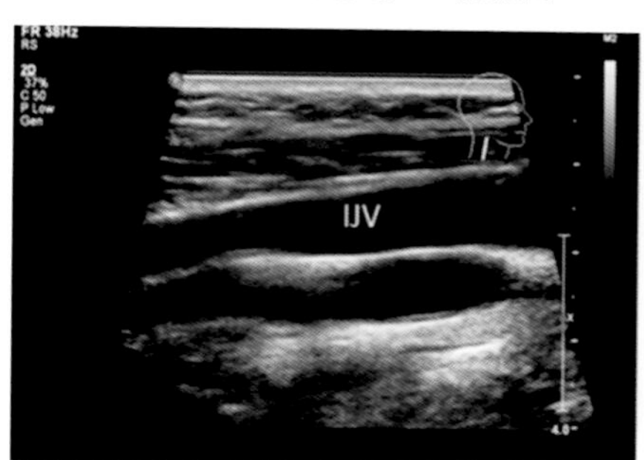

图5–17　颈内静脉纵切面

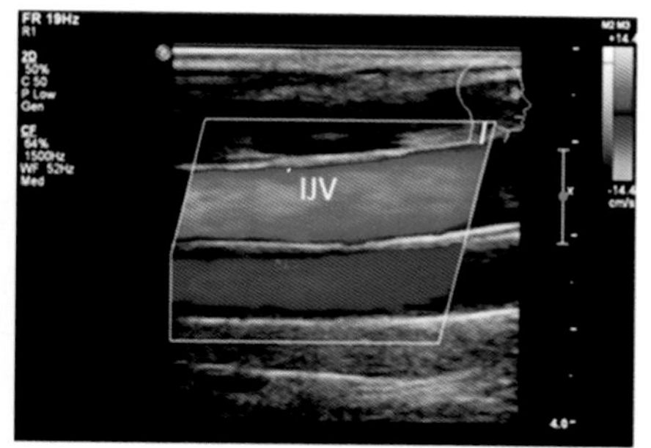

图5–18　颈内静脉彩色多普勒

IJV：颈内静脉

观察要点：

二维显示颈内静脉各段，包括颈内静脉汇入无名静脉处（J1段）、甲状腺上静脉汇入颈内静脉水平处（J2段）、颈总动脉分叉水平至颈内静脉出颅水平（J3段）；CDFI：彩色血流管腔充盈良好；脉冲多普勒：频谱随呼吸有时相性变化。

（二）上肢血管标准切面及测量

1. 上肢动脉

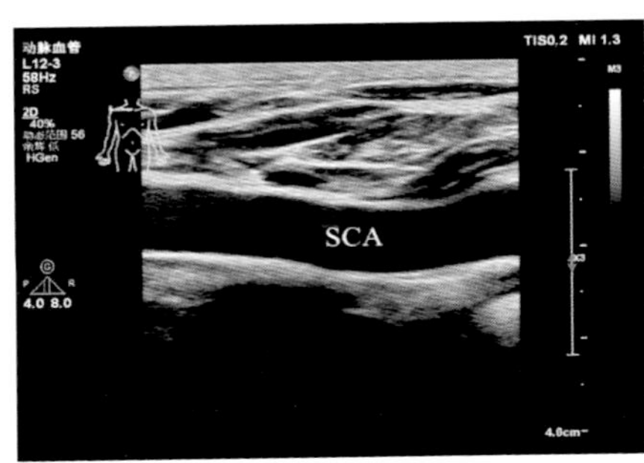

图5-19　锁骨下动脉纵切面

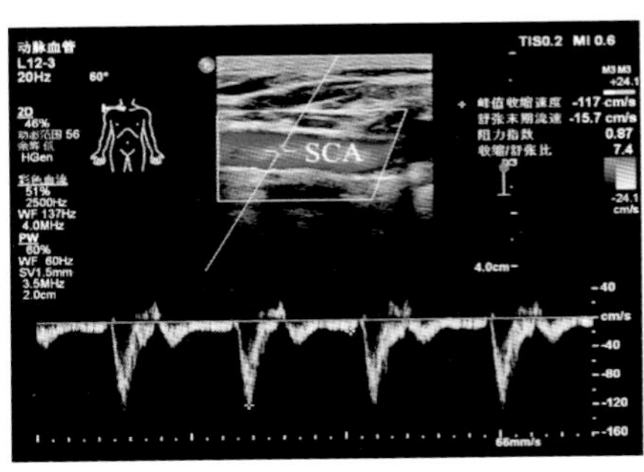

5-20　锁骨下动脉频谱多普勒

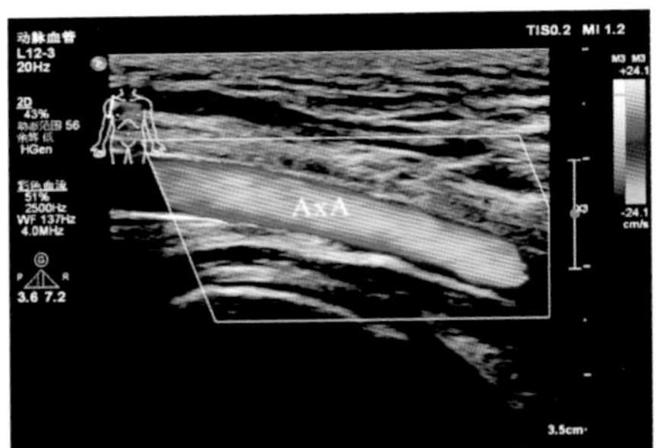

图5-21　腋动脉彩色多普勒

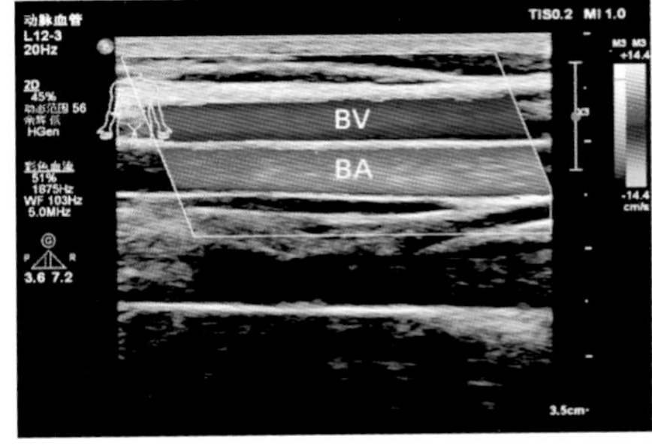

图5-22　肱动脉彩色多普勒

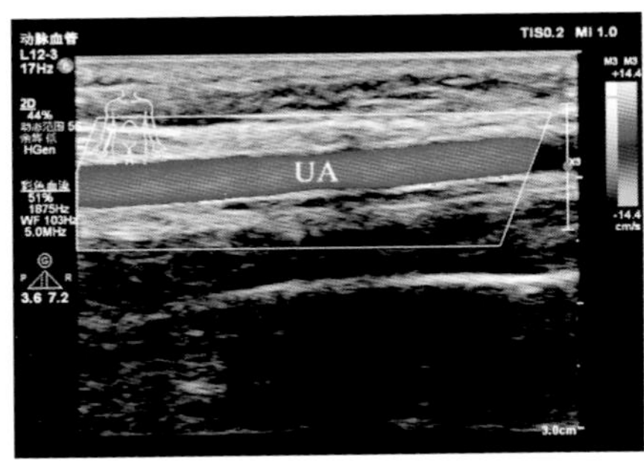

图5-23　尺动脉彩色多普勒

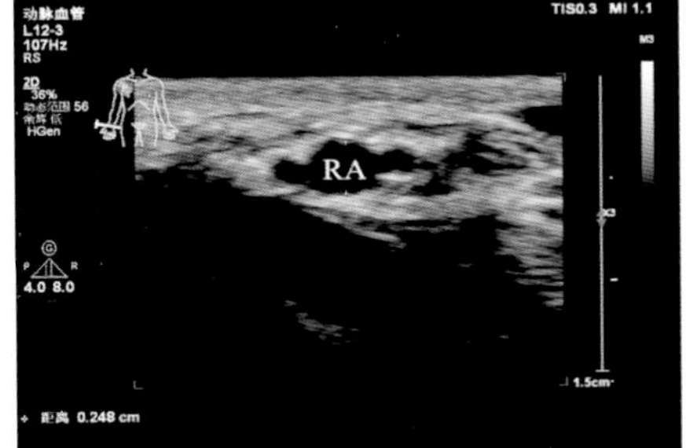

图5-24　桡动脉内径测量

SCA：锁骨下动脉　AxA：腋动脉　BA：肱动脉　BV：肱静脉

UA：尺动脉　RA：桡动脉

观察要点：

①观察锁骨下动脉、腋动脉、肱动脉、桡动脉、尺动脉走行，内径是否正常，内中膜有无增厚，内壁是否光滑、有无斑块，管腔是否通畅，血流充填是否良好，频谱形态及血流速度是否正常，并进行双侧对比。②正常上肢动脉频谱波形呈三相波，但波形会随着环境温度和如握拳等动作而变化，尤其是远心端动脉。③如果双上肢血压相差超过20 mmHg，提示血压较低一侧存在影响血流动力学状态的病变；如血压和波形正常，可认为上肢动脉没有严重的阻塞性疾病。④对于晚期肾病需要进行血液透析的患者，非优势上肢桡动脉、头静脉是自体动、静脉造瘘的首选，超声可用于评价动、静脉情况，需腕部桡动脉内径≥0.20 cm，头静脉内径≥0.25 cm；桡动脉内径测量：桡动脉横切面测量前壁内膜至后壁内膜的距离。另外，要注意是否有动脉钙化，严重钙化会导致通路手术失败。

表5-3　上肢动脉测量参数及正常值

动脉名称	内径（mm）	收缩期峰值流速（cm/s）
锁骨下动脉	5.64±0.79	85±22
腋动脉	3.79±0.64	71±16
肱动脉	3.62±0.65	68±18
桡动脉	2.51±0.49	51±26
尺动脉	3.18±0.44	53±14

2. 上肢深静脉

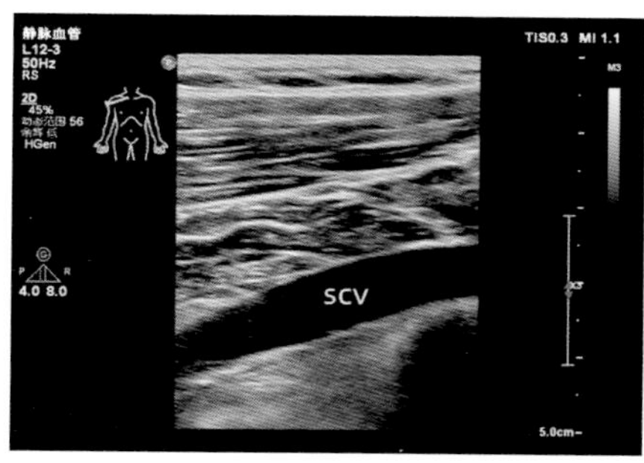

图5-25　锁骨下静脉纵切面

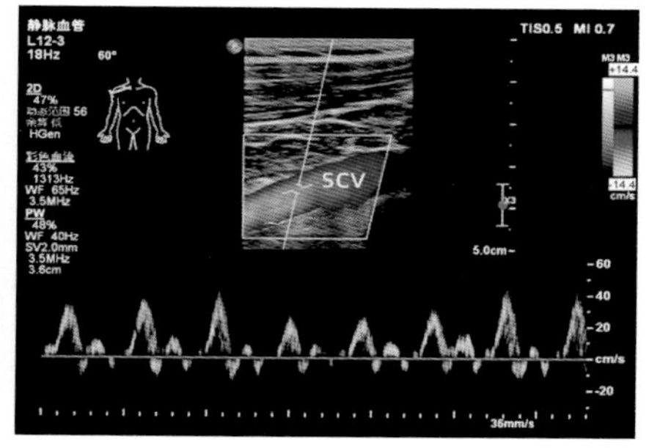

图5-26　锁骨下静脉频谱多普勒

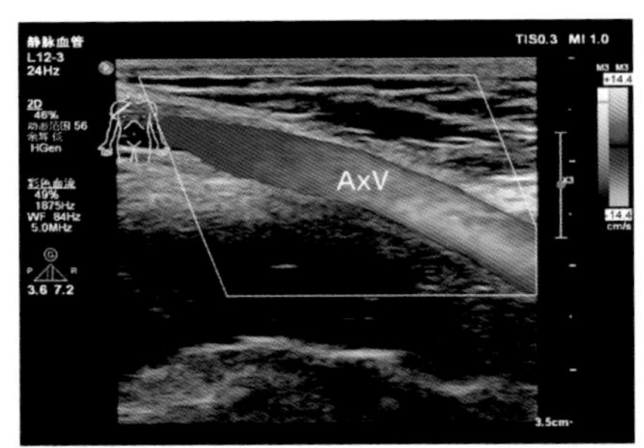

图 5–27　腋静脉彩色多普勒

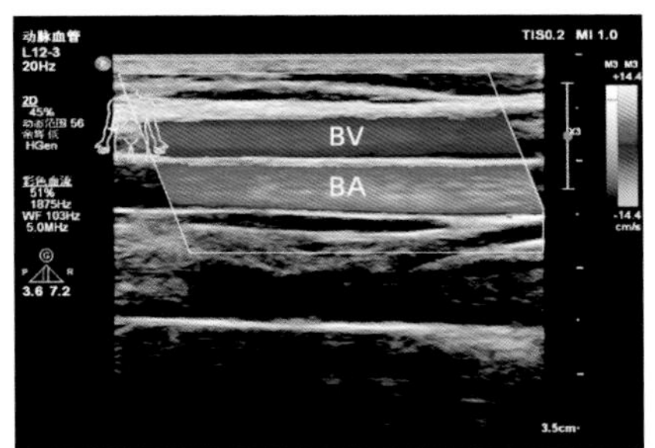

图 5–28　肱静脉彩色多普勒

SCV：锁骨下静脉　AxV：腋静脉　BV：肱静脉　BA：肱动脉

观察要点：

①观察锁骨下静脉、腋静脉、肱静脉、桡静脉及尺静脉走行、内径是否正常，壁有无增厚，管腔是否通畅，有无血栓形成，血流充填是否良好，管腔压缩性是否良好，频谱随呼吸有时相性变化。②锁骨下静脉、腋静脉、肱静脉、桡静脉及尺静脉与同名动脉伴行。

3. 上肢浅静脉

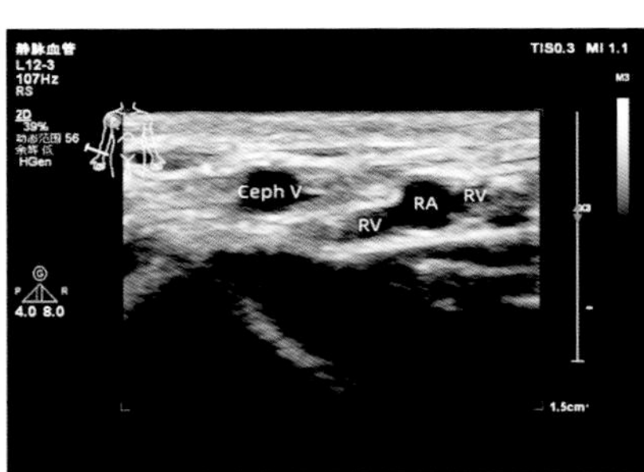

图 5–29　头静脉横切面

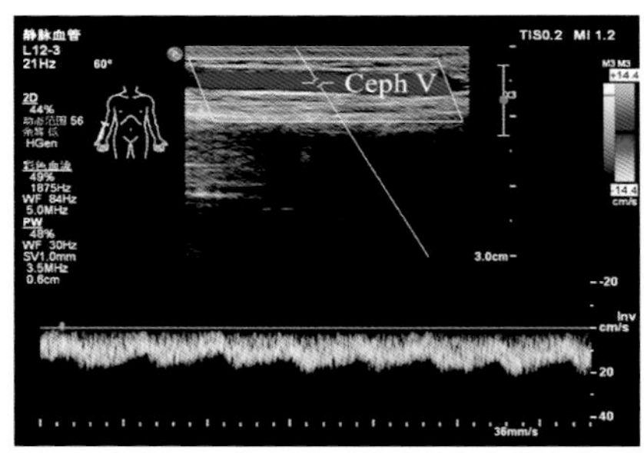

图 5–30　头静脉频谱多普勒

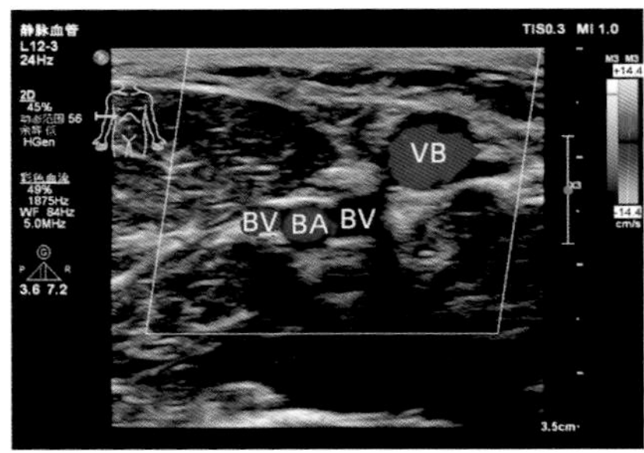

图 5–31　贵要静脉彩色多普勒

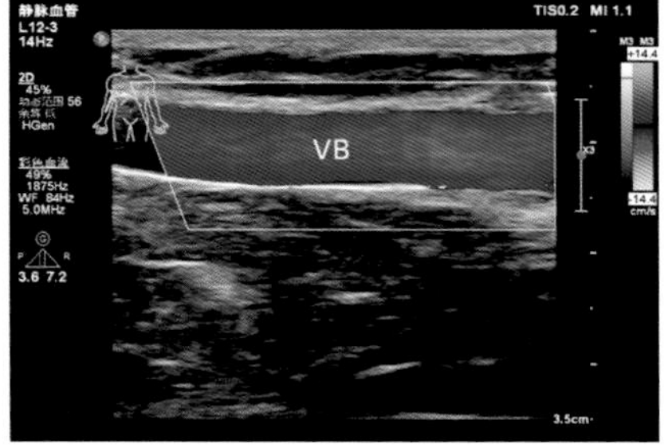

图 5–32　贵要静脉彩色多普勒

Ceph V：头静脉　VB：贵要静脉　RA：桡动脉　RV：桡静脉　BA：肱动脉　BV：肱静脉

观察要点：

①观察头静脉、贵要静脉走行及内径是否正常，壁有无增厚，管腔是否通畅，有无血栓形成，血流充填是否良好，频谱形态有无异常。②浅静脉距离体表较近，检查时要避免用力过大压闭血管，同时可以通过多涂抹耦合剂来获得清晰图像。③头静脉是临床进行静脉输液时常用的静脉之一，也是血液透析患者自体动-静脉瘘常用血管。④贵要静脉常用于PICC置管（Peripherally Inserted Central Venous Catheters，经外周静脉穿刺中心静脉置管）。超声可用于评价PICC管位置是否合适及静脉管腔内是否有血栓形成。

（三）下肢血管标准切面及测量

1.下肢动脉

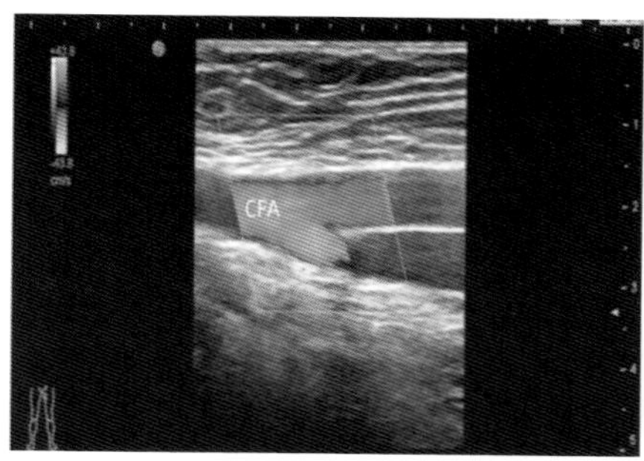

图5-33　股总动脉彩色多普勒

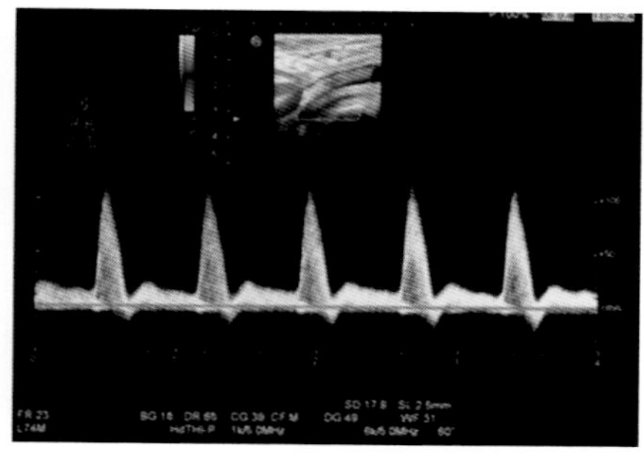

图5-34　股总动脉频谱多普勒

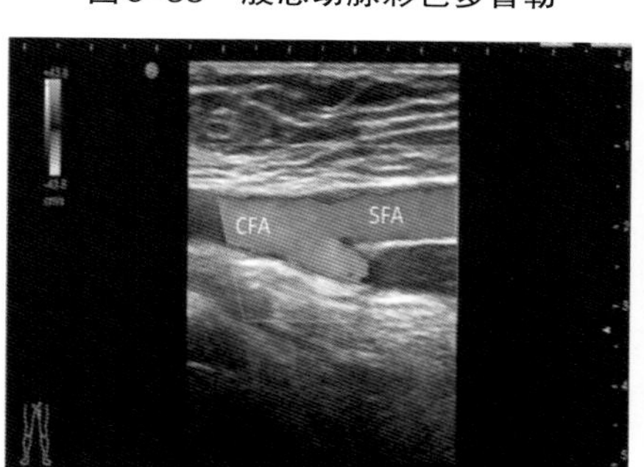

图5-35　股浅动脉近心段彩色多普勒

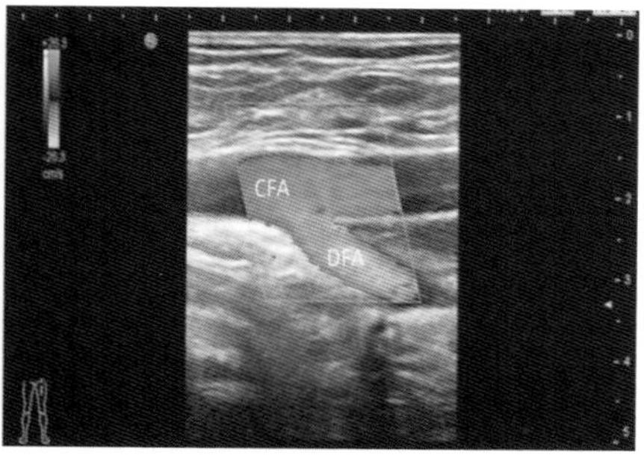

图5-36　股深动脉彩色多普勒

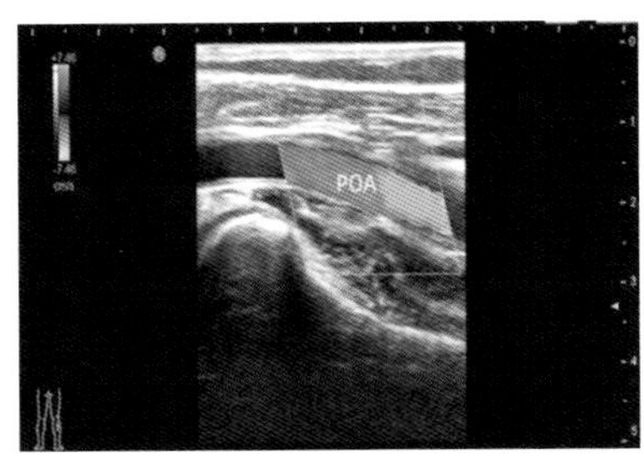

图5-37 腘动脉彩色多普勒

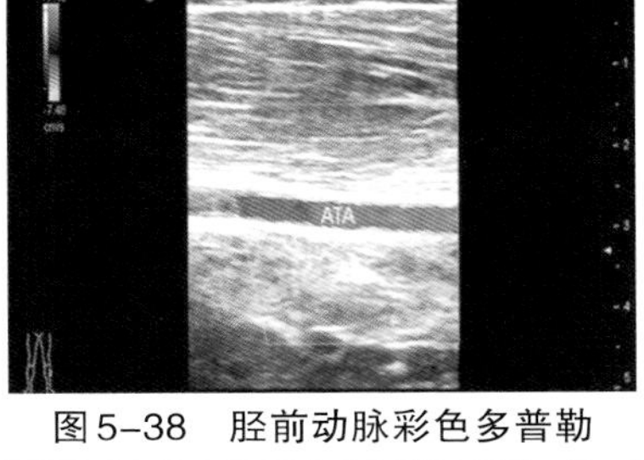

图5-38 胫前动脉彩色多普勒

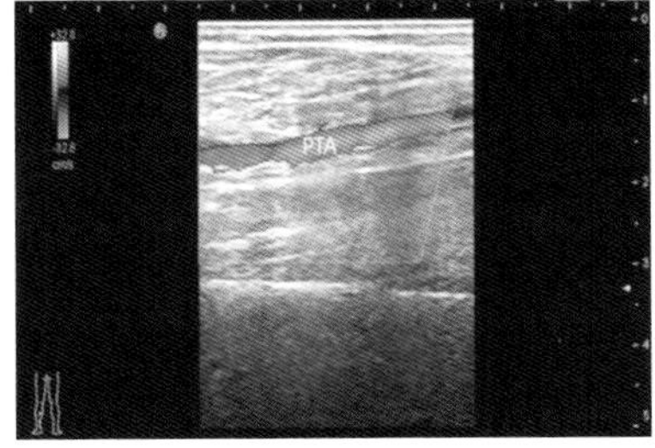

图5-39 胫后动脉彩色多普勒

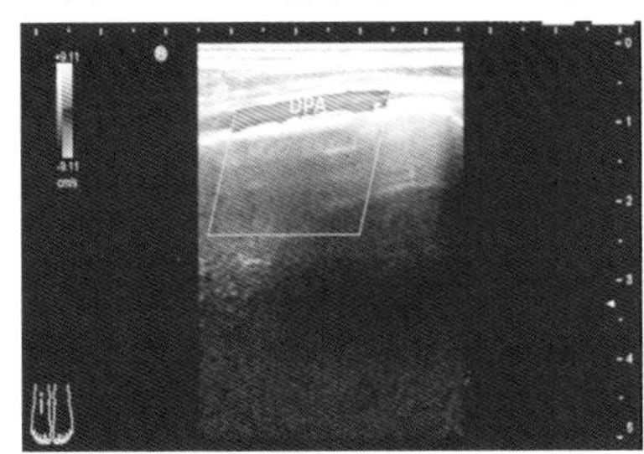

图5-40 足背动脉彩色多普勒

CFA:股总动脉 SFA:股浅动脉 DFA:股深动脉 POA:腘动脉
ATA:胫前动脉 PTA:胫后动脉 DPA:足背动脉

观察要点：

观察下肢动脉走行、内径、内中膜厚度、内壁是否光滑，管腔是否通畅，血流充填情况，频谱形态呈三相型，收缩期快速上升正向尖峰曲线，舒张早期快速下降反向曲线，舒张晚期低速前向小波，频带较窄，频窗清晰。应以较小间隔采集脉冲多普勒频谱；闭塞段远端流速较低，应调整仪器多普勒成像参数以检测低速血流；下肢动脉评估脉冲多普勒测量应包括以下标准位置：股总动脉近端、股深动脉近端、股浅动脉近段、股浅动脉中段、股浅动脉远段、腘动脉、胫后/腓动脉起始段及踝部。

表5-4 下肢动脉测量参数及正常值

动脉	内径(mm)	内中膜厚(IMT)(mm)	收缩期峰值流速(cm/s)
股总动脉	8.2±1.4	0.8±0.1	114±25
SFA 近段	6.0±1.2	0.8±0.1	91±14
SFA 远段	5.4±1.1	0.7±0.1	94±14
腘动脉	5.2±1.1	0.7±0.1	69±14
胫前动脉	2.5±0.3		40±7
胫后动脉	2.5±0.4		42±14
足背动脉	2.2±0.6		35±10.3

SFA：股浅动脉

2. 下肢深静脉

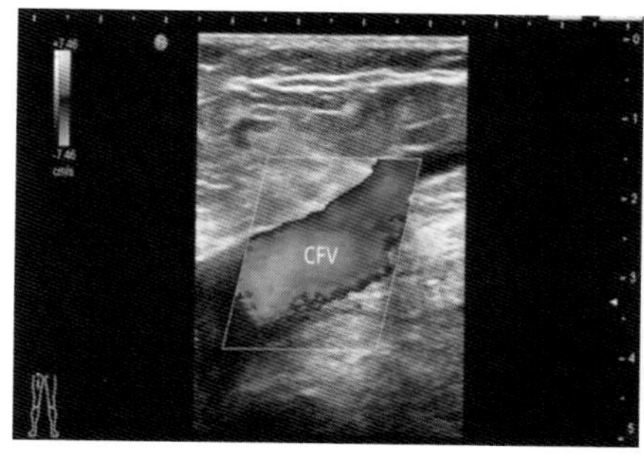

图5-41　股总静脉彩色多普勒

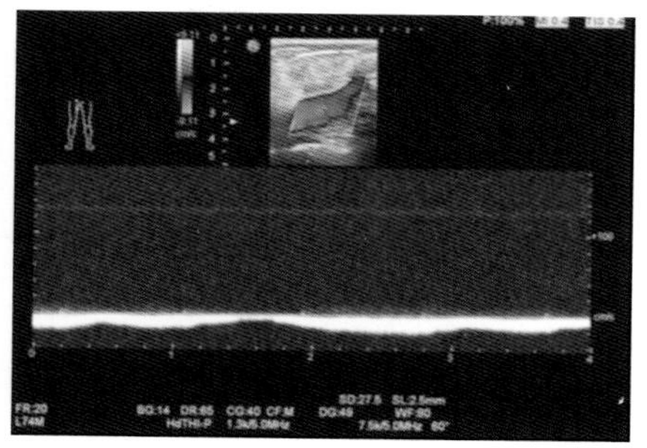

图5-42　股总静脉频谱多普勒

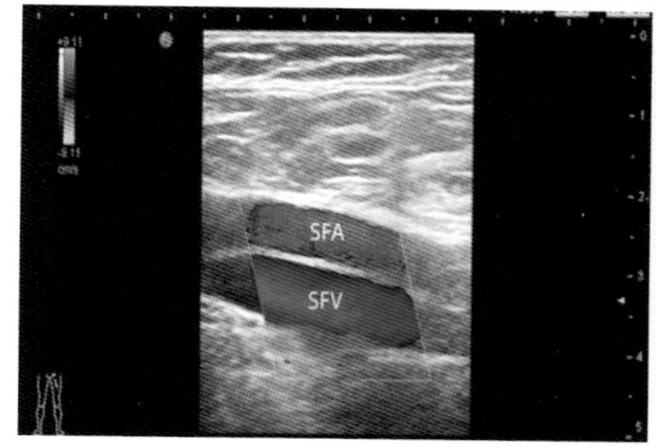

图5-43　股静脉彩色多普勒

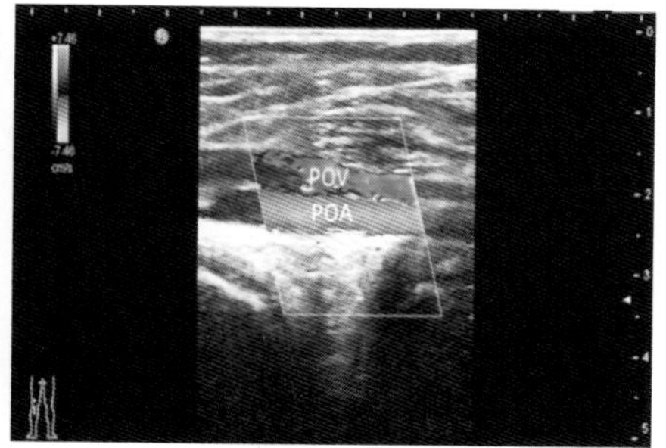

图5-44　腘静脉彩色多普勒

CFV：股总静脉　SFV：股静脉　POV：腘静脉

观察要点：

观察下肢静脉走行、内径、内壁有无增厚，管腔是否通畅，血流充填情况，管腔压缩性。操作手法要轻，切忌重压。如静脉管径明显大于伴行动脉（大于2倍）并且不随呼吸而变化，无压缩性，需排除急性血栓可能。

测量参数及正常值：

正常深静脉频谱是随呼吸运动变化的单相血流（向心血流）。Valsalva试验管腔内血流中断，无血流信号，或极短暂的反流，反流时间一般小于0.5秒。若反流时间大于1秒，提示静脉瓣功能不全，应分别对股总静脉、股静脉及腘静脉瓣膜功能进行评估。

3. 大隐静脉

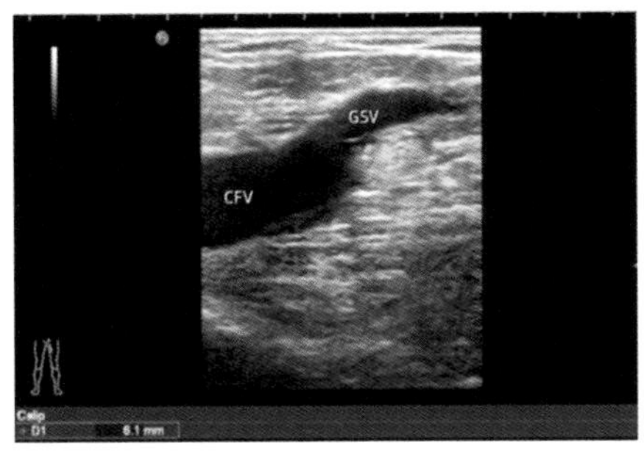

图 5-45　大隐静脉起始段纵切面

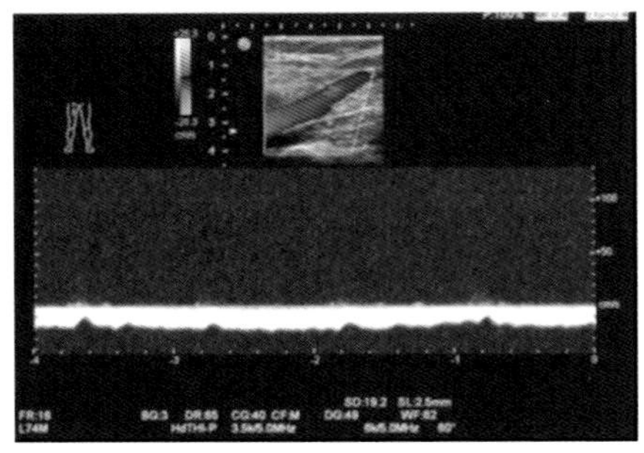

图 5-46　大隐静脉频谱多普勒

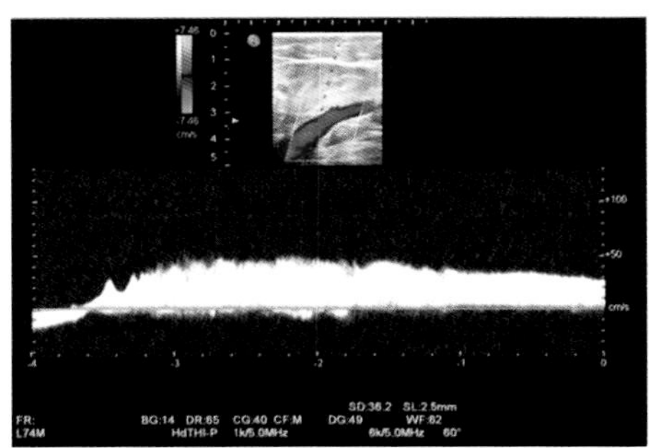

图 5-47　大隐静脉瓣膜关闭功能不全频谱多普勒

观察要点：

观察大隐静脉走行、内径，管壁有无增厚，管腔是否通畅，血流充填情况，管腔压缩性及隐股静脉瓣乏氏试验有无反流。

测量参数及正常值：

正常大隐静脉频谱是随呼吸运动变化的单相血流（向心血流），内径小于6 mm，反流时间大于0.5 s即有临床意义，静脉功能不全应用乏氏试验及挤压试验。

①乏氏法（Valsalva试验）：增加腹内压使静脉血向远侧肢体反流。

操作要点：深吸气后屏气（Valsalva试验）管腔内血流中断，无血流信号，或者出现极短暂的反流。若反流时间大于1 s，提示静脉瓣膜关闭功能不全。

②挤压法：使远端静脉血排空，快速放松，近侧血向远侧反流。

操作要点：医生一手扫查要检查的下肢静脉，另一手挤压被检肢体的远端，此时看到彩色血流为蓝色；快速松开挤压肢体的手，出现红色血流，说明有静脉反流。

（四）腹部血管标准切面及测量

1.腹主动脉

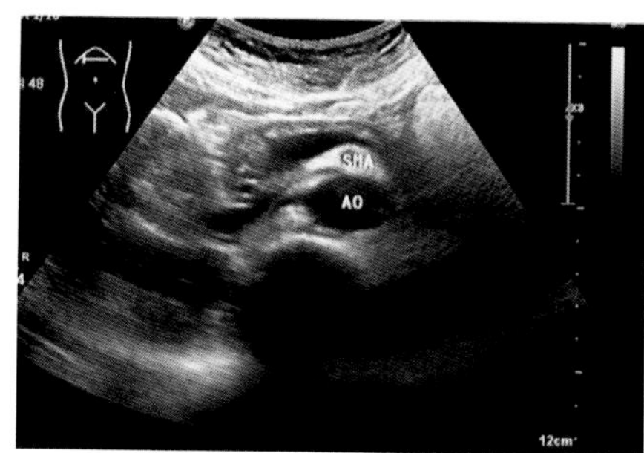

图5-48　腹主动脉横切面

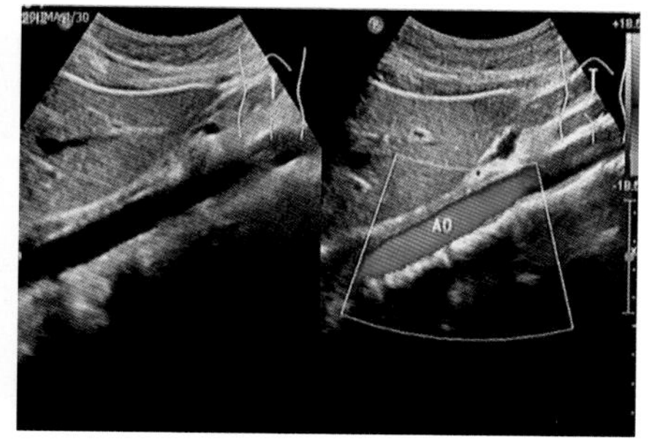

图5-49　腹主动脉纵切面

AO:腹主动脉　SMA:肠系膜上动脉

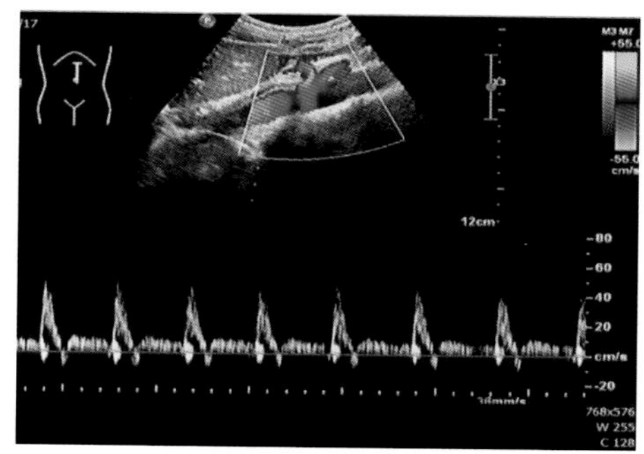

图5-50　腹主动脉频谱多普勒

观察要点：

探头置于剑突下，偏左1 cm处显示腹主动脉，横切和纵切观察腹主动脉全程，观察腹主动脉走行、内径、内中膜厚度、管腔通畅性，血流充填是否良好，频谱形态是否呈三相波。

测量参数及正常值：

腹主动脉内径（mm）：上段20～30；中段16～22；下段13～17。

2.腹主动脉瘤

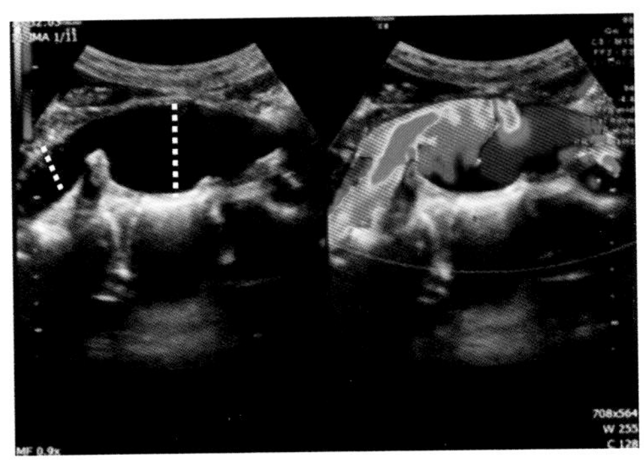

图 5–51　腹主动脉瘤

观察要点：

剑突下腹正中线偏左1～2 cm，扫查腹主动脉，腹主动脉局部呈囊样扩张，管腔直径≥3 cm或与近心段腹主动脉管径之比＞1.5，瘤腔内彩色血流呈“漩涡”状。

3.腹腔动脉

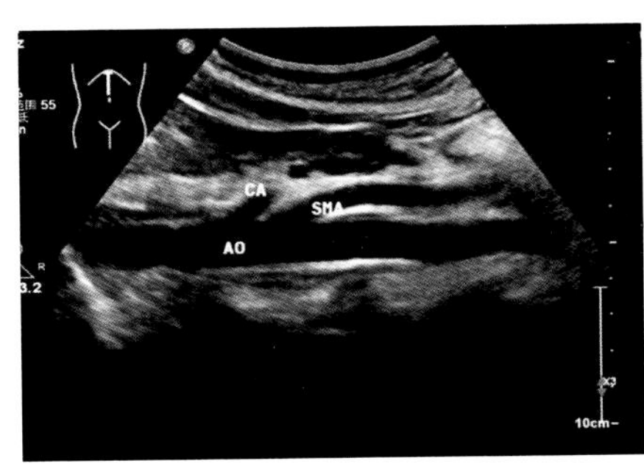

图 5–52　腹腔动脉纵切面

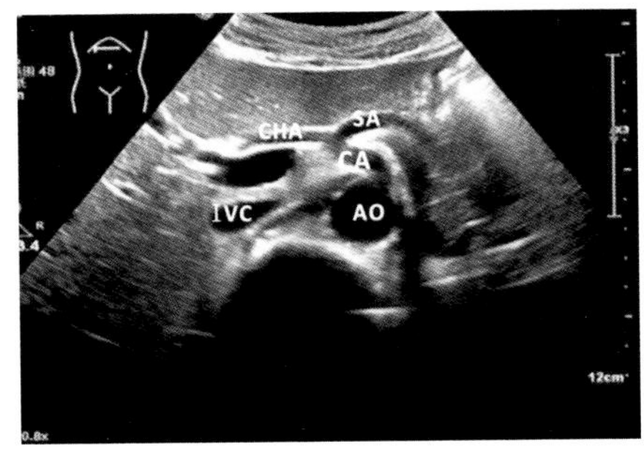

图 5–53　“海鸥”征

AO:腹主动脉　CA:腹腔动脉　SMA:肠系膜上动脉　SA:脾动脉
CHA:肝总动脉　IVC:下腔静脉

观察要点：

剑突下横切，腹腔动脉从腹主动脉分出，继而分出脾动脉和肝总动脉，呈“海鸥”征，观察腹腔动脉走行、内径、内中膜厚度、管腔通畅性，血流充填是否良好。

测量参数及正常值：

腹腔动脉内径（mm）：8～9。

4.肠系膜上动脉

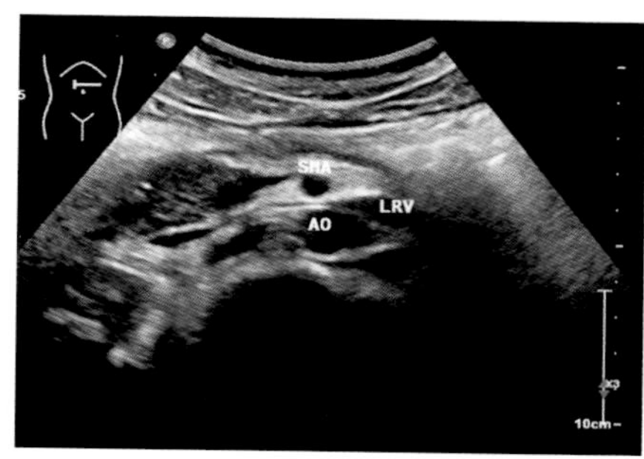

图5-54　肠系膜上动脉横切面

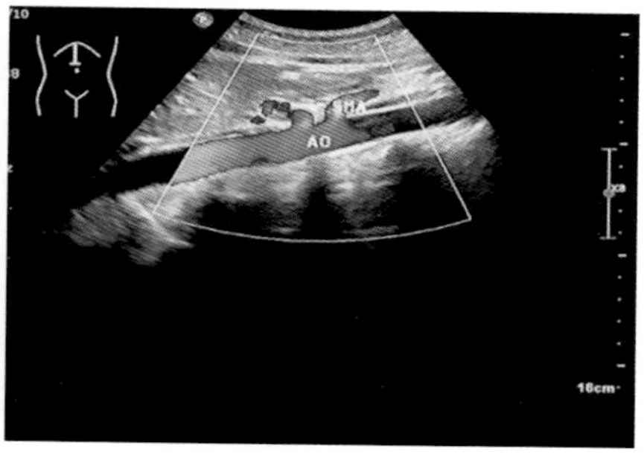

图5-55　肠系膜上动脉彩色多普勒

AO:腹主动脉　SMA:肠系膜上动脉　LRV:左肾静脉

观察要点：

仰卧位，剑突下腹正中线偏左1～2 cm，腹腔动脉下方1 cm处显示肠系膜上动脉自腹主动脉发出。肠系膜上动脉开口处及近段最易发生动脉粥样硬化，引起肠系膜上动脉狭窄，应重点观察。

测量参数及正常值：

肠系膜上动脉内径（mm）：6±0.9。

5.肾动脉

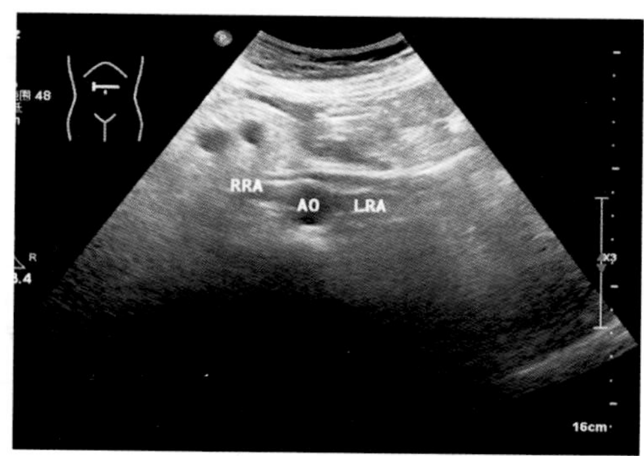

图5-56　左、右肾动脉开口处

LRA:左肾动脉　AO:腹主动脉　RRA:右肾动脉

观察要点：

横切扫查腹主动脉，直至显示左、右肾动脉起始处，左肾动脉难以显示时可取右侧卧位，利用左肾作为透声窗观察左主肾动脉，重点观察主肾动脉起始处及近心段有无狭窄。

测量参数及正常值：

主肾动脉内径（mm）：5～7。

6. 肠系膜下动脉

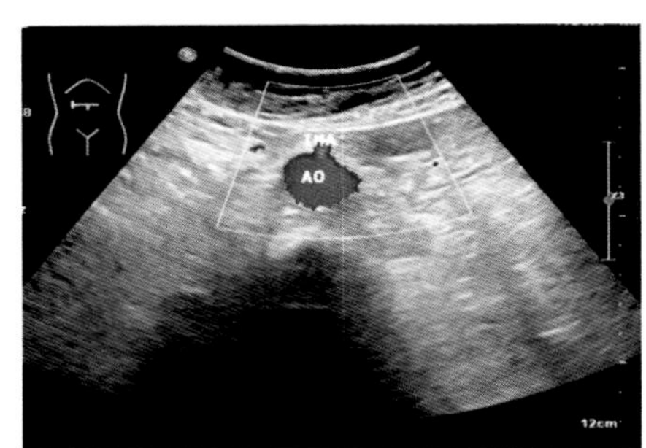

图5–57　肠系膜下动脉开口处

IMA：肠系膜下动脉　AO：腹主动脉

观察要点：

仰卧位，腹主动脉横切扫查，约脐上1 cm处肠系膜下动脉从腹主动脉前侧壁分出，观察肠系膜下动脉管腔通畅性，血流充填是否良好。

测量参数及正常值：

肠系膜下动脉内径（mm）：2.8±0.5。

7. 髂动脉

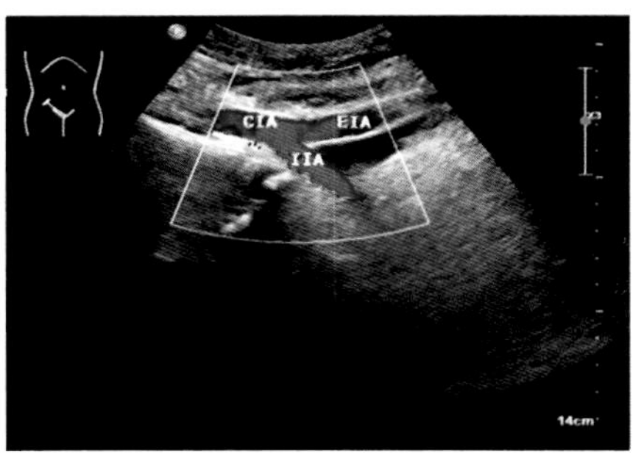

图5–58　髂总动脉、髂外动脉、髂内动脉

CIA：髂总动脉　EIA：髂外动脉　IIA：髂内动脉

观察要点：

仰卧位，横切扫查腹主动脉，约平脐水平分出左、右髂总动脉，继而左、右髂总动脉分别分出髂外动脉、髂内动脉，观察髂动脉走形、内径、内中膜厚度、管腔通畅性，血流充填是否良好。

8.肠系膜上静脉

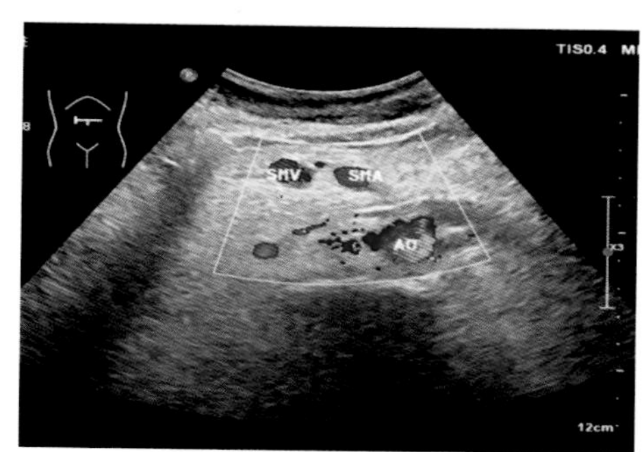

图5-59　肠系膜上静脉

SMV：肠系膜上静脉　SMA：肠系膜上动脉　AO：腹主动脉

观察要点：

仰卧位，横切面显示肠系膜上静脉与脾静脉汇合处，向下横切扫查，于肠系膜上动脉右侧可见伴行的肠系膜上静脉，观察肠系膜上静脉管腔是否通畅，彩色血流充填是否良好。

9.脾静脉

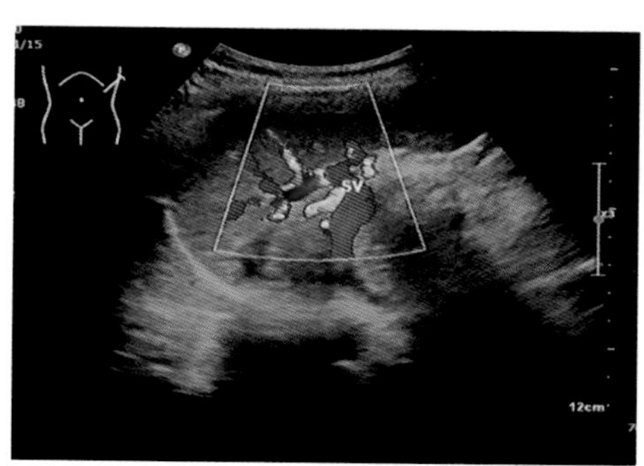

图5-60　脾门处脾静脉

SV：脾静脉

观察要点：

左侧肋间斜切，以脾脏为透声窗，显示脾门处脾静脉，观察脾静脉内径是否正常，有无迂曲扩张，管腔是否通畅，血流充填是否良好。

测量参数及正常值：

脾门处脾静脉内径（mm）：<8。

10. 门静脉

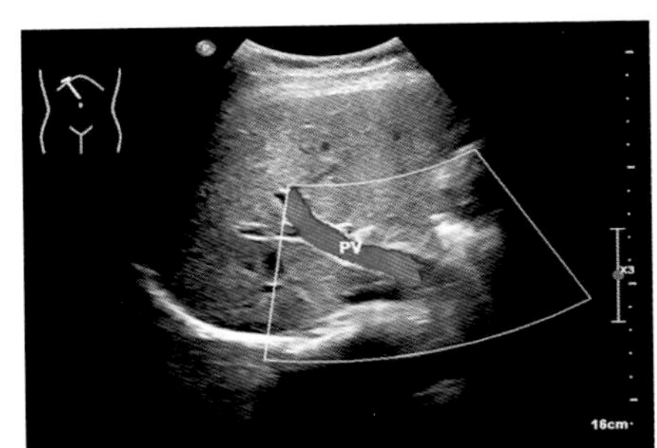

图5-61 门静脉主干

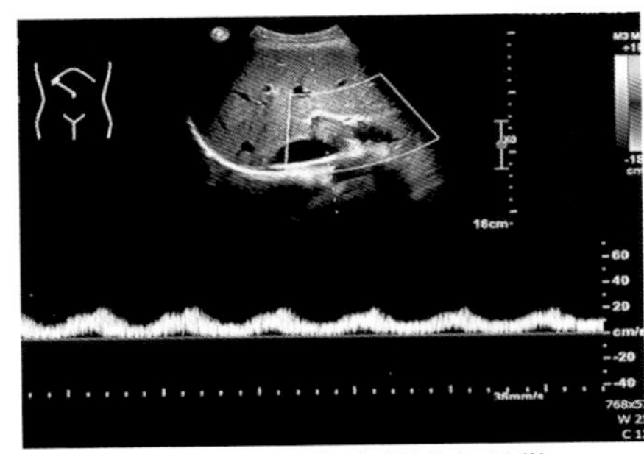

图5-62 门静脉频谱多普勒

PV：门静脉

观察要点：

仰卧位，由脾静脉向肝门方向扫查，或右季肋部以肝为声窗，显示门静脉主干，观察门静脉管腔是否通畅，有无迂曲扩张，频谱形态有无异常。

测量参数及正常值：

门静脉主干内径（mm）：≤13。

11. 下腔静脉

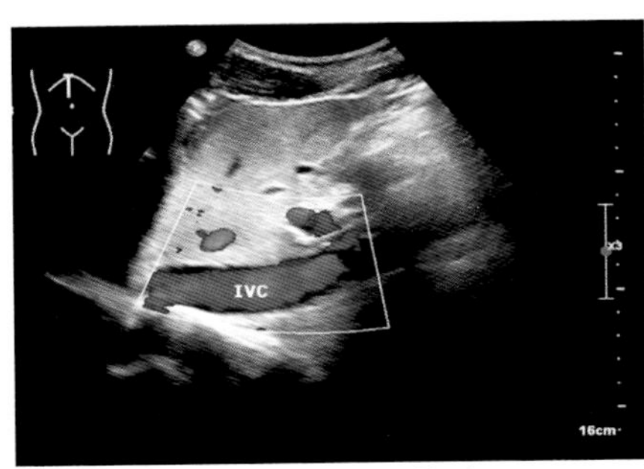

图5-63 下腔静脉

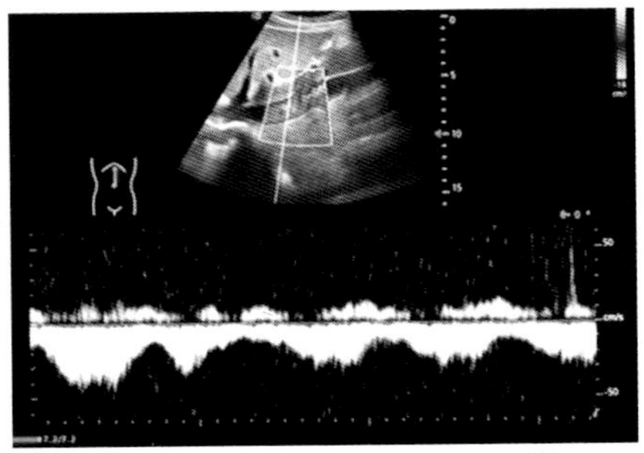

图5-64 下腔静脉频谱多普勒

IVC：下腔静脉

观察要点：

仰卧位，探头置于腹正中线偏右约2 cm，自上而下观察下腔静脉全程，观察下腔静脉管腔是否通畅，彩色血流充填是否良好，频谱形态呈W形。

测量参数及正常值：

表5-5　下腔静脉各段测量参数及正常值

下腔静脉	左右径(mm)	前后径(mm)
肝后段	20～24	10～13
中段(肾动脉水平)	18～21	9～12
下段	17～19	9～11

12.髂静脉

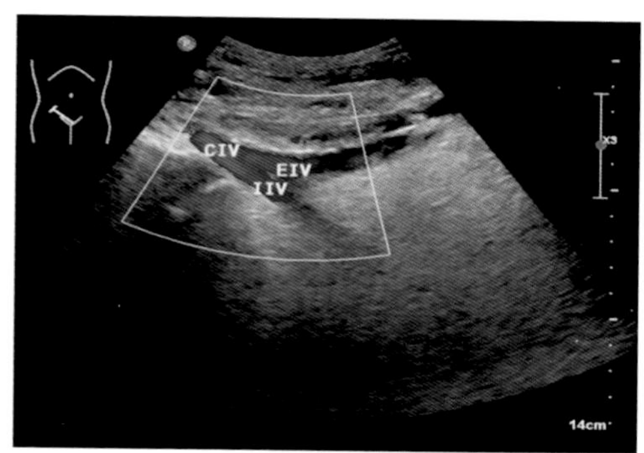

图5-65　髂总静脉、髂外静脉、髂内静脉

CIV:髂总静脉　EIV:髂外静脉　IIV:髂内静脉

观察要点：

仰卧位，下腔静脉横切扫查，约平脐水平分出左、右髂总静脉，继而左、右髂总静脉分别分出髂外静脉、髂内静脉，观察髂静脉管腔内有无异常回声，彩色血流充填是否良好。

13. 胡桃夹现象

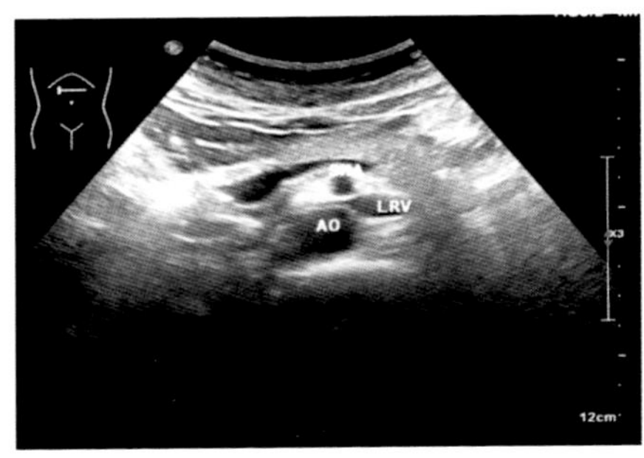

图5-66 左肾静脉

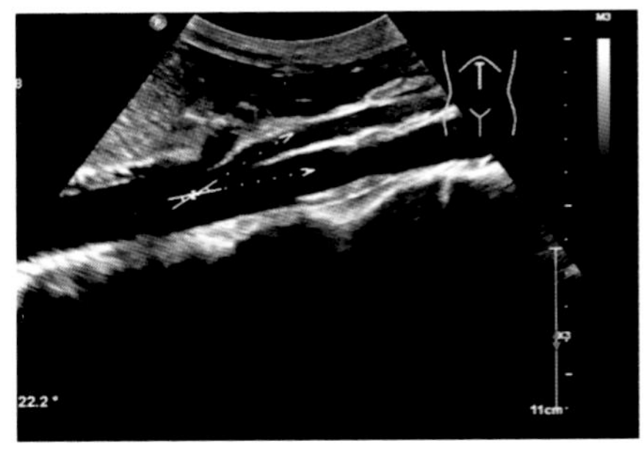

图5-67 肠系膜上动脉与腹主动脉夹角测量

SMA:肠系膜上动脉 AO:腹主动脉 LRV:左肾静脉

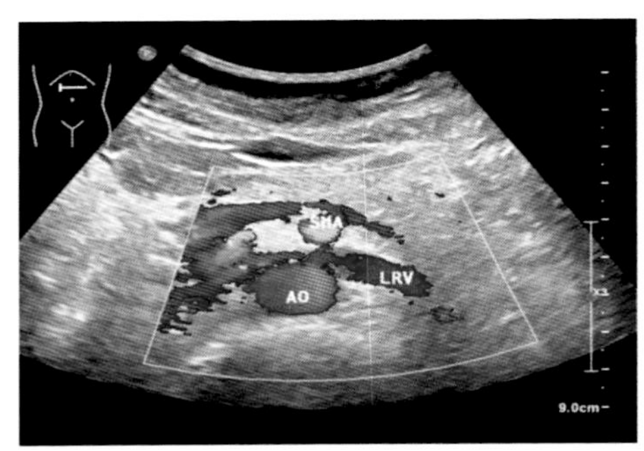

图5-68 左肾静脉彩色多普勒

SMA:肠系膜上动脉 AO:腹主动脉 LRV:左肾静脉

观察要点:

剑突下纵切扫查腹主动脉,至肠系膜上动脉分叉处横切,同时显示肠系膜上动脉及腹主动脉,左肾静脉横穿两者之间,肠系膜上动脉与腹主动脉夹角<30°,左肾静脉受压,近肾门处左肾静脉内径与肠系膜上动脉后左肾静脉内径之比>3,脊柱后伸位15~20min后,左肾静脉明显受压,扩张部位内径为狭窄部位内径的4倍以上;彩色多普勒:左肾静脉呈"花色"血流。

参考文献

［1］华扬，惠品晶，邢瑛琦．中国脑卒中血管超声检查指导规范［J］．中华医学超声杂志（电子版），2015，12（08）：599-610.

［2］贾凌云，华扬，唐煜，等．正常人颈内静脉结构和血流动力学的超声评估［J］．中华超声影像学杂志，2018，27（12）：1025-1029.

［3］国家卫生健康委员会脑卒中防治专家委员会血管超声专业委员会，中国超声医学工程学会浅表器官及外周血管超声专业委员会，中国超声医学工程学会颅脑及颈部血管超声专业委员会．头颈部血管超声若干问题的专家共识（颈动脉部分）［J］．中国脑血管病杂志，2020，17（6）：346-352.

［4］中国超声医学工程学会颅脑及颈部血管超声专业委员会，国家卫健委脑卒中防治工程专家委员会血管超声专业委员会，中国超声医学工程学会浅表器官及外周血管超声专业委员会．腹部及四肢动脉超声若干常见临床问题专家共识［J］．中国超声医学杂志，2020，36（12）：1057-1066.

［5］中国超声医学工程学会浅表器官及外周血管超声专业委员会，国家卫健委脑卒中防治工程专家委员会血管超声专业委员会，中国超声医学工程学会颅脑及颈部血管超声专业委员会．腹部及外周静脉血管超声若干临床常见问题专家共识［J］．中国超声医学杂志，2020，36（11）：961-968.

［6］郭万学，周永昌．超声医学［M］．第6版．北京：人民军医出版社，2012：689-742.

［7］温朝阳，华扬，童一砂，等．血管超声经典教程［M］．第7版．北京：科学出版社，2021：173-218.

［8］郭伟．腹主动脉瘤诊断与治疗指南［J］．中国实用外科杂志，2008，28（11）：916-918.

［9］李建初，蔡胜，张缙熙，等．彩色多普勒超声诊断腹主动脉夹层动脉瘤［J］．中华超声影像学杂志，2000，(05)：48-50.

［10］管娜．胡桃夹综合征诊断治疗进展——基于英国胡桃夹综合征指

南［J］. 中华实用儿科临床杂志，2017，32（23）：1773-1776.

［11］中国医师协会超声医师分会. 血管超声检查指南［J］. 中华超声影像学杂志，2009，18（11）：993-1012.